Gerenciamento

em

Enfermagem

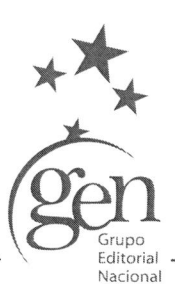

O GEN | Grupo Editorial Nacional – maior plataforma editorial brasileira no segmento científico, técnico e profissional – publica conteúdos nas áreas de ciências sociais aplicadas, exatas, humanas, jurídicas e da saúde, além de prover serviços direcionados à educação continuada e à preparação para concursos.

As editoras que integram o GEN, das mais respeitadas no mercado editorial, construíram catálogos inigualáveis, com obras decisivas para a formação acadêmica e o aperfeiçoamento de várias gerações de profissionais e estudantes, tendo se tornado sinônimo de qualidade e seriedade.

A missão do GEN e dos núcleos de conteúdo que o compõem é prover a melhor informação científica e distribuí-la de maneira flexível e conveniente, a preços justos, gerando benefícios e servindo a autores, docentes, livreiros, funcionários, colaboradores e acionistas.

Nosso comportamento ético incondicional e nossa responsabilidade social e ambiental são reforçados pela natureza educacional de nossa atividade e dão sustentabilidade ao crescimento contínuo e à rentabilidade do grupo.

Gerenciamento

em

Enfermagem

Paulina Kurcgant

Professora Emérita da Escola de Enfermagem da Universidade de São Paulo (EEUSP).
Professora Sênior e Titular do Departamento de Orientação Profissional (ENO) da EEUSP.
Professora Doutora, Livre-docente do Departamento de Orientação Profissional (ENO) da EEUSP.

4ª edição

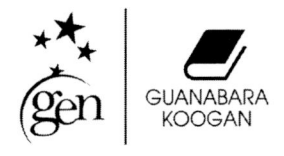

GUANABARA KOOGAN

■ **Atendimento ao cliente: (11) 5080-0751 | faleconosco@grupogen.com.br**

■ Direitos exclusivos para a língua portuguesa
Copyright © 2023 by
Editora Guanabara Koogan Ltda.
Uma editora integrante do GEN | Grupo Editorial Nacional
Travessa do Ouvidor, 11
Rio de Janeiro – RJ – CEP 20040-040
www.grupogen.com.br

■ Capa: Bruno Sales

■ Imagem da capa: ©iStock (cla78 - ID: 1146262539)

■ Editoração eletrônica: Fernanda Matajs

■ Ficha catalográfica

CIP-BRASIL. CATALOGAÇÃO NA PUBLICAÇÃO
SINDICATO NACIONAL DOS EDITORES DE LIVROS, RJ

G317
4. ed.

Gerenciamento em enfermagem / Antônio Fernandes Costa Lima … [et al.] ; [coordenação] Paulina Kurcgant. - 4. ed. - Rio de Janeiro : Guanabara Koogan, 2024.
    28 cm.

    Inclui índice
    ISBN 978-85-277-3943-6

    1. Enfermagem. 2. Serviços de enfermagem - Administração. I. Lima, Antônio Fernandes Costa. II. Kurcgant, Paulina.

22-81198
                  CDD: 610.73
                  CDU: 616-083

Meri Gleice Rodrigues de Souza - Bibliotecária - CRB-7/6439

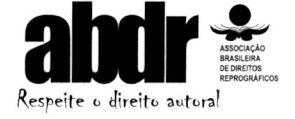

Respeite o direito autoral

Autores

Antônio Fernandes Costa Lima

Enfermeiro/Professor Universitário. Especialista em Ativação de Processos de Mudança na Formação Superior de Profissionais de Saúde pela Escola Nacional de Saúde Pública Sérgio Arouca e Rede Unida. Mestre em Fundamentos de Enfermagem pela Escola de Enfermagem da Universidade de São Paulo (EEUSP). Doutor em Enfermagem pelo Programa Interunidades dos *Campi* de São Paulo e Ribeirão Preto da USP. Professor Associado do Departamento de Orientação Profissional (ENO) da EEUSP. Membro da Associação Brasileira de Enfermagem – Seção São Paulo (ABEn-SP).

Chennyfer Dobbins Abi Rached

Enfermeira. Especialista em Epidemiologia Hospitalar pela Universidade Federal de São Paulo (Unifesp). Mestre em Economia da Saúde pela Unifesp. Doutora em Saúde Coletiva pela Unifesp. Professora Doutora do Departamento de Orientação Profissional (ENO) da Escola de Enfermagem da Universidade de São Paulo (EEUSP).

Daisy Maria Rizatto Tronchin

Enfermeira e Docente. Especialista em Enfermagem Obstétrica pela Universidade Federal de São Paulo (Unifesp) e em Administração Hospitalar e de Serviços de Saúde pela Faculdade de Higiene e Saúde Pública da Universidade de São Paulo (USP). Mestre em Enfermagem pela Escola de Enfermagem da USP (EEUSP). Doutora em Enfermagem pela EEUSP. Professora Associada do Departamento de Orientação Profissional (ENO) da EEUSP.

Fernanda Maria Togeiro Fugulin

Enfermeira. Especialista em Administração de Serviços de Saúde-Administração Hospitalar pela Faculdade de Saúde Pública da Universidade de São Paulo (USP). Mestre em Enfermagem pela Escola de Enfermagem da USP (EEUSP). Doutora em Enfermagem pela EEUSP. Professora Associada (aposentada) do Departamento de Orientação Profissional (ENO) da EEUSP.

Genival Fernandes de Freitas

Professor Universitário em Enfermagem. Especialista em História, Sociedade e Cultura pela Pontifícia Universidade Católica de São Paulo (PUC-SP). Mestre em Ciências pela Universidade de São Paulo (USP). Doutor em Ciências pela USP. Professor Titular do Departamento de Orientação Profissional (ENO) da Escola de Enfermagem da USP (EEUSP). Membro da Academia Brasileira de História da Enfermagem.

Heloisa Helena Ciqueto Peres

Enfermeira/Professora Universitária. Especialista em Informática em Saúde pela Universidade Federal de São Paulo (Unifesp). Mestre em Administração em Serviços de Enfermagem pela Escola de Enfermagem da Universidade de São Paulo (EEUSP). Doutora em Ciências da Saúde pela EEUSP. Professora Titular do Departamento de Orientação Profissional (ENO) da EEUSP. Líder do Grupo de Estudos e Pesquisas de Tecnologia da Informação nos Processos de Trabalho em Enfermagem (Gepete) vinculado ao Conselho Nacional de Desenvolvimento Científico e Tecnológico (CNPq). Membro Titular da Sociedade Brasileira de Informática em Saúde (SBIS). Membro da Associação Brasileira de Enfermagem – Seção São Paulo (ABEn-SP).

Marcelo José dos Santos

Enfermeiro. Especialista em Terapia Intensiva pela Escola de Enfermagem da Universidade de São Paulo (EEUSP). Mestre em Enfermagem pela EEUSP. Doutor em Ciências pela EEUSP. Livre-docente da EEUSP. Professor Associado do Departamento de Orientação Profissional (ENO) da EEUSP.

Maria Cristina Komatsu Braga Massarollo

Enfermeira. Mestre em Enfermagem pela Escola de Enfermagem da Universidade de São Paulo (EEUSP). Doutora em Enfermagem pela EEUSP. Professora Associada (aposentada) do Departamento de Orientação Profissional (ENO) da EEUSP.

Maria Helena Trench Ciampone

Enfermeira Docente. Especialista em Coordenação de Grupos Operativos pelo Centro Latino-Americano de Estudos em Saúde Mental. Mestre em Administração de Serviços de Saúde e Enfermagem pela Escola de Enfermagem da Universidade de São Paulo (EEUSP). Doutora em Psicologia pelo Instituto de Psicologia da USP (IPUSP). Professora Titular (aposentada) da EEUSP. Membro e Professora Titular (aposentada) do Departamento de Orientação Profissional (ENO) da EEUSP.

Maria Madalena Januário Leite

Enfermeira. Mestre em Administração em Enfermagem pela Escola de Enfermagem da Universidade de São Paulo (EEUSP). Doutora em Filosofia de Educação pela Faculdade de Educação da USP. Professora Titular (aposentada) do Departamento de Orientação Profissional (ENO) da EEUSP. Conselheira do Conselho Regional de Enfermagem (Coren-SP), gestão 2021-2023.

Marina Peduzzi

Professora. Especialista em Gestão de Recursos Humanos pela Escola Nacional de Saúde Pública, Fundação Oswaldo Cruz e Organização Pan-Americana da Saúde. Mestre em Enfermagem Psiquiátrica e de Saúde Mental pela Escola de Enfermagem de Ribeirão Preto da Universidade de São Paulo (USP). Doutora em Saúde Coletiva pelo Departamento de Medicina Preventiva e Social da Faculdade de Ciências Médicas da Universidade Estadual de Campinas (Unicamp). Professora Associada Sênior do Departamento de Orientação Profissional (ENO) da Escola de Enfermagem da USP (EEUSP). Membro da Associação Brasileira de Enfermagem (ABEn) e da Associação Brasileira de Saúde Coletiva (Abrasco).

Maristela Santini Martins

Enfermeira. Especialista em Gerenciamento de Serviços de Saúde pela Escola de Enfermagem da Universidade de São Paulo (EEUSP). Especialista em Estomaterapia: Ostomias, Feridas e Incontinências pela EEUSP. Mestre em Enfermagem pelo Programa de Pós-graduação em Enfermagem

(PPGE) da EEUSP. Doutora em Ciências pelo Programa de Pós-graduação em Gerenciamento em Enfermagem (PPGEn) da EEUSP. Professora Doutora do Departamento de Orientação Profissional (ENO) da EEUSP. Líder do Grupo de Pesquisa Qualidade e Segurança em Serviços de Enfermagem e de Saúde (GPQualiS).

Marta Maria Melleiro

Professora Universitária. Mestre e Doutora pela Escola de Enfermagem da Universidade de São Paulo (EEUSP). Professora Associada do Departamento de Orientação Profissional (ENO) da EEUSP.

Patrícia Campos Pavan Baptista

Mestre e Doutora pela Universidade de São Paulo (USP). Professora Titular do Departamento de Orientação Profissional (ENO) da Escola de Enfermagem da USP (EEUSP). Líder do grupo de pesquisa do CNPq de estudos sobre a saúde dos trabalhadores de enfermagem e saúde.

Raquel Rapone Gaidzinski

Enfermeira. Mestre em Ciências pela Universidade Federal do Paraná (UFPR). Doutora em Enfermagem pela Escola de Enfermagem da Universidade de São Paulo (EEUSP). Professora Titular (aposentada) do Departamento de Orientação Profissional (ENO) da EEUSP.

Valéria Castilho

Enfermeira. Mestre e Doutora em Administração em Enfermagem pela Escola de Enfermagem da Universidade de São Paulo (EEUSP). Professora Doutora (aposentada) do Departamento de Orientação Profissional (ENO) da EEUSP.

Valéria Marli Leonello

Enfermeira e Professora. Mestre em Enfermagem pela Escola de Enfermagem da Universidade de São Paulo (EEUSP). Doutora em Ciências pela EEUSP. Professora Associada do Departamento de Orientação Profissional (ENO) da EEUSP. Membro da Rede Brasileira de Educação e Trabalho Interprofissional em Saúde (ReBETIS).

Vanda Elisa Andres Felli

Enfermeira. Mestre em Administração de Serviços de Enfermagem pela Escola de Enfermagem da Universidade de São Paulo (EEUSP). Doutora em Enfermagem pela EEUSP. Livre-docente do Departamento de Orientação Profissional (ENO) da EEUSP.

Vera Lucia Mira

Enfermeira. Especialista em Administração de Serviços de Saúde pela Faculdade de Saúde Pública da Universidade de São Paulo (USP). Especialista em Terapia Floral pela Escola de Enfermagem da USP (EEUSP). Mestre em Ciências da Saúde pelo Programa de Pós-graduação em Enfermagem da EEUSP. Doutora em Ciências da Saúde pelo Programa de Pós-graduação em Enfermagem da EEUSP. Livre-docente do Departamento de Orientação Profissional (ENO) da EEUSP. Pós-doutorado pelo Instituto de Psicologia Social e do Trabalho da Universidade de Brasília (UnB). Professora Associada II da EEUSP.

Prefácio

Prefaciar a quarta edição de um livro é motivador, uma vez que o conhecimento é um dos fatores determinantes que impulsiona o ser humano a manter sua capacidade de enfrentar desafios diante da realidade vivida. Sob esse ponto de vista, a obra em apreço oportuniza aos leitores refletir sobre a prática interprofissional vivenciada nos serviços de saúde, bem como questionar perspectivas e crenças sobre os processos de trabalho da enfermagem e, particularmente, sobre o processo gerencial.

Os autores de todos os capítulos, mantidas suas individualidades e seus valores, têm algo em comum: são docentes, ativos ou aposentados, do Departamento de Orientação Profissional (ENO) da Escola de Enfermagem da Universidade de São Paulo (EEUSP).

O ENO atua no ensino de graduação e pós-graduação *lato sensu* e *stricto sensu*, nas atividades de pesquisa, cultura e extensão universitária, pesquisando e desenvolvendo o conhecimento nas áreas de história e legislação de enfermagem, ética e bioética, educação, pesquisa e gerenciamento em enfermagem, articuladas às políticas nacionais de saúde e educação e às diretrizes da USP e da EEUSP.

A missão precípua do ENO é formar enfermeiros, especialistas, docentes e pesquisadores com competência técnica, ético-política e socioeducativa para o exercício da enfermagem, valorizando a educação interprofissional e interdisciplinar, a integralidade e a liderança. Objetiva, também, produzir e difundir conhecimentos nas áreas citadas, contribuindo para o avanço científico da profissão.

Os temas abordados nos capítulos refletem o interesse dos autores em compartilhar com o leitor suas investigações e preocupações na construção do conhecimento essencial ao gerenciamento em enfermagem, colaborando, assim, para a qualidade da assistência em saúde. Trazem aos leitores abordagens integradas referentes às suas vivências na prática assistencial, gerencial, no ensino e na pesquisa, que refletem o compromisso com valores éticos, humanísticos, culturais e de respeito à liberdade de pensamento, com base nas diferentes leituras da realidade. Refletem, ainda, os valores éticos, humanísticos, culturais e o respeito à liberdade de pensamento referentes às diversas leituras de uma mesma realidade. Esses valores têm sido mantidos com o empenho de todos que dividem esse legado no ENO.

A presente edição inclui, atualiza e expande os temas abordados nas anteriores, cuja motivação, desde a primeira publicação, é construir uma referência para o ensino da administração em enfermagem no contexto brasileiro.

Os desafios atuais, no cenário da saúde e da educação no Brasil, requerem reflexões contínuas à luz da impermanência, da incerteza, da complexidade e da ambiguidade dos cenários político, econômico e social que impactam diretamente na gestão dos serviços de saúde e no gerenciamento dos serviços de enfermagem. Essa realidade, concreta, impõe a necessidade de efetiva educação permanente dos profissionais para atuarem, de modo crítico e comprometido, com o bem maior: a vida.

Maria Helena Trench Ciampone

Sumário

Gerenciamento em Enfermagem

Cultura e Poder nas Organizações de Saúde

Paulina Kurcgant ◆ Maria Cristina Komatsu Braga Massarollo ◆
Chennyfer Dobbins Abi Rached

INTRODUÇÃO

Neste capítulo, pretende-se tecer reflexões sobre dois elementos constitutivos da estrutura de toda organização que objetiva a produção de bens ou a prestação de serviços: a cultura e o poder. Esses elementos fazem parte da estrutura informal das organizações e, assim, diferentemente dos que constituem a estrutura formal (como organogramas, regulamentos, manuais de técnicas e procedimentos), não são explicitados ou visualizados de maneira concreta e documental.

Como fatores da estrutura informal perpassam toda a dinâmica organizacional, concretizando-se nas relações interpessoais, nas quais a subjetividade, a intersubjetividade, os valores e as crenças individuais, bem como os interesses particulares e institucionais, constituem a argamassa que dá textura e, principalmente, significado ao trabalho que ali se desenvolve.

Os valores são um conjunto de princípios morais e éticos construídos desde o nascimento; os valores guiam a conduta humana, revelam o código, o comportamento do indivíduo ou do grupo. As experiências vivenciadas trazem a crença, portanto; a crença é aquilo em que se acredita e como se percebe a realidade, por isso, é individual. O comportamento do indivíduo traz a manifestação externa das crenças que podem ser conscientes ou inconscientes.

Nesse sentido, os valores guiam os comportamentos, permitem o olhar para as necessidades e apresentam as motivações de cada pessoa. A compreensão desse processo auxilia na gestão individual e da equipe.

É também nesse contexto que está alicerçada a missão da organização, bem como as políticas e propostas que regem a dinâmica organizacional. Essas pontuações mostram a importância de se considerar, para o entendimento de uma realidade organizacional, tanto a estrutura formal quanto a estrutura informal da organização.

Entretanto, como aspectos abstratos e de difícil apreensão, a cultura e o poder podem ter sua existência facilmente negada ou minimizada quando são tratados problemas, dificuldades ou conflitos organizacionais. Por outro lado, quando considerados como integrantes das políticas e determinantes das práticas institucionais, tanto podem ser adotados como ferramentas que ajudam a corrigir os desvios e a propor alternativas mais adequadas à vida organizacional, quanto podem ser usados como instrumentos de força e de dominação.

Na verdade, para uma efetiva compreensão da realidade organizacional, é necessário captar o maior número possível de elementos constitutivos, tanto da estrutura formal quanto da informal, e analisá-los de forma conjunta, ou seja, correlacioná-los, avaliando regulamentos, regimentos, organogramas, manuais, padrões culturais específicos, processos e relações de poder que determinam a dinâmica organizacional. De outro modo, pode haver reducionismo na leitura e na assimilação dessa realidade.

Assim, parece ser necessário, em um primeiro momento, o entendimento do que é "cultura" para a melhor compreensão do significado de "cultura organizacional" e sua relação com "poder organizacional".

Para antropólogos, a cultura pode ser vista como um instrumento a serviço das necessidades biológicas e psicológicas dos seres humanos, como mecanismo adaptativo-regulatório que une os indivíduos em estruturas sociais, ou, ainda, como cognições compartilhadas. Na antropologia contemporânea de Lévi-Strauss (1958) e Geertz (1973), os seres humanos vivem em um universo de significados que decodificam sem cessar e que estão longe de serem universais. A cultura fornece às sociedades e às nações um referencial que possibilita aos seres humanos atribuir um sentido ao mundo no qual vivem. Esse fenômeno é também denominado "cultura nacional". Uma característica da cultura é que deve ter algum nível de continuidade. Entretanto, segundo Lévi-Strauss (1958), a existência de uma continuidade cultural nada tem a ver com a evolução de uma sociedade. A cultura não é uma qualidade, e sim um contexto, um sistema de relações. A cultura é moldada pela história, por hábitos, formas de convívio com um determinado grupo, tornando-se um guia de comportamento em sociedade.

Por outro lado, toda cultura é caracterizada por alguma forma de oposição. Um exemplo disso é a cultura do perde/ganha, quando valores atribuídos ao ganhador estimulam a competição em determinada área. Sem dúvida, porém, como aspecto cultural, será estimulada a competição, estabelecidos os critérios valorativos e determinadas as posições hierarquizadas em outras áreas. A oposição aos valores culturais vigentes é denominada "contracultura" e mobiliza outros interesses, originando novos elementos constitutivos da cultura.

Para fins de propostas gerenciais, é preciso reconhecer a cultura da organização, uma vez que o desempenho dos recursos humanos constitui, sem dúvida, o elemento determinante do sucesso ou insucesso de qualquer proposta. Por outro lado, são as pessoas que viveram e que vivem o cotidiano organizacional que, interagindo, criam e modelam a cultura organizacional.

Nesse sentido, as organizações, como partes constitutivas de uma totalidade social, compartilham o mesmo contexto cultural da sociedade em que estão inseridas, podendo ser consideradas como subculturas dessa sociedade e, assim, serem estudadas a partir de traços das culturas nacionais. Entretanto, para fins de apreensão e análise, uma subcultura organizacional pode ser considerada como uma cultura, uma vez que as organizações são sistemas sociais artificiais e diferentes de outras culturas.

Fleury e Fisher (1989), estudiosas da cultura, adicionaram, ao significado de "cultura organizacional", a dimensão política, conceituando-a como:

> [...] um conjunto de valores e pressupostos básicos expressos em elementos simbólicos que auxiliam na legitimação dos valores da empresa e consequentemente na sua capacidade de ordenar, atribuir significações e de construir a identidade organizacional, tanto agem como elemento de comunicação e consenso como podem ocultar e instrumentalizar relações de dominação.

Assim, é possível sintetizar que culturas, subculturas e contraculturas constituem um universo de valores, crenças, princípios, práticas, pressupostos básicos, ritos, rituais, cerimônias, mitos, heróis, lendas e outros símbolos que estabelecem e concretizam as relações e interações humanas nas organizações.

CULTURA ORGANIZACIONAL

O processo de investigação da cultura de uma organização coloca-se como uma categoria empírica metodológica importante para o desvelamento de aspectos formadores da identidade organizacional. Entende-se por identidade organizacional os elementos das estruturas formal e informal que caracterizam, são peculiares, próprios de uma organização e que a diferenciam de outras organizações (FLEURY; SAMPAIO, 2002).

Schein (2016) considera que a cultura pode ser assimilada em diferentes níveis: nível dos artefatos visíveis; nível dos artefatos que governam o comportamento das pessoas; e nível dos pressupostos inconscientes. No âmbito dos artefatos visíveis, estão a divisão e a utilização da área física, a maneira como as pessoas se vestem, os padrões de comportamento adotados, os conteúdos documentais; enfim, tudo o que é visível. Nesse nível, os artefatos são de fácil apreensão, mas de difícil compreensão, uma vez que a lógica que rege esses comportamentos não é facilmente entendida. No nível dos valores que governam o comportamento das pessoas estão as informações a respeito da organização, que podem ser obtidas por meio da análise de documentos e de depoimentos de pessoas-chave da organização. Esses valores relatados pelos sujeitos podem ser considerados apenas os valores manifestos da cultura, ou seja, o que eles consideram ser o motivo de seu comportamento, podendo ser, entretanto, idealizações ou racionalizações pessoais, embora as razões subjacentes a esses comportamentos permaneçam escondidas ou inconscientes.

No âmbito dos pressupostos inconscientes estão os que determinam como as pessoas percebem, pensam e sentem. À medida que os valores compartilhados pelo grupo conduzem a determinados comportamentos, e estes, por sua vez, mostram-se adequados para solucionar problemas, o valor é gradualmente transformado em um pressuposto inconsciente sobre como tudo realmente é.

Assim, um grupo com a mesma capacitação tecnológica e desenvolvendo as mesmas atividades no convívio contínuo pode desenvolver cultura própria. Isso explica a existência de diferentes culturas, próprias de distintos grupos profissionais, interagindo em uma mesma organização.

A cultura organizacional não está relacionada exclusivamente com as ações e com os comportamentos dos trabalhadores, mas também com a forma estratégica como direciona a organização para o alcance dos objetivos/metas.

Schein (2016) retrata o contexto do comportamento dos grupos de uma organização como um desafio à compreensão de diferentes linguagens, bem como à aceitação da cultura de cada grupo. Nas instituições de saúde, a compreensão da cultura organizacional demanda uma comunicação eficaz com indivíduos de outras culturas, o que facilita o respeito às crenças, aos valores e aos métodos de planejamento do cuidado, promovendo a articulação e a coerência nas atividades que ali se desenvolvem (SHARIFI; ADIB-HAJBAGHERY; NAJAFI, 2019).

A sensibilidade cultural auxilia os enfermeiros a entenderem como as atitudes e os pontos de vista dos pacientes afetam as formas do cuidado, bem como o comportamento do paciente com relação à própria saúde. Para prestar um cuidado seguro, eficaz e de qualidade, os enfermeiros devem estar cientes e sensíveis às diversas crenças individuais associadas ao processo saúde-doença, como influências religiosas, valores, junto a outros fatores culturais e socioeconômicos que podem influenciar as condutas individuais e coletivas sobre saúde (SHARIFI; ADIB-HAJBAGHERY; NAJAFI, 2019).

Por outro lado, a presença de uma ideologia hegemônica nas culturas organizacionais pode ser evidenciada nas práticas sociais e nas manifestações simbólicas das organizações. Essa ideologia é que permite, a todos os membros da instituição, a articulação e a coerência nas atividades que ali se desenvolvem.

Os fundadores ou idealizadores de uma organização têm uma função importante na construção da identidade organizacional, assumindo um papel mítico e imprimindo, muitas vezes, nessa construção seus valores pessoais. O resgate de momentos de crises, dificuldades, fracassos e sucessos também fornece elementos para a apreensão dos valores aceitos ou questionados pelos grupos.

Rituais, cerimônias e festas também mostram como se dão as relações no trabalho, quais os padrões de comportamento aceitos e quais são os valores e as crenças subjacentes aos fatos, às datas e aos acontecimentos que são valorizados a ponto de serem reproduzidos e comemorados.

A assimilação da cultura de uma organização, no entanto, não é tarefa fácil porque a cultura não é um fenômeno estático. A dimensão psicossocial da organização é dinâmica, uma vez que cada membro se transforma continuamente, percebendo, interagindo e modificando a realidade em que vive e atua. Assim, o sentir, o pensar e o agir individuais estão perpassados de intenções e interesses próprios de cada um. Esse universo particular, quando analisado coletivamente, permite, além da apreensão da cultura da organização, a apreensão dos processos e das relações de poder determinantes e imanentes da dinâmica organizacional.

PODER NAS ORGANIZAÇÕES

A relação estreita entre cultura e poder pode ser entendida pelo caráter relacional que também é atribuído ao poder nas organizações. A cultura afeta o modo como o *status* e o poder são conceituados, quem os atinge e quais são suas consequências (TORELLI *et al.*, 2020).

Nas organizações de saúde, a estrutura formal estabelece os níveis hierárquicos dos serviços e dos agentes sociais, indicando, pelas diferentes posições no desenho organizacional, as relações de poder entre os cargos. Um ponto importante a considerar é que os poderes exercidos nas organizações guardam as diferenças culturais das sociedades nas quais essas organizações estão inseridas.

Como guardam os mesmos valores, crenças e ideologias da cultura organizacional, os mecanismos de poder também agem como elementos de manutenção do *status quo* e como reforço da identidade organizacional.

Para Srour (2012), cientista social, toda coletividade abriga diferenças sociais e exige mediações para manter a convivência e organizar os interesses e as atividades coletivas. Essas mediações são atividades de gestão, traduzidas por processos de controle, articulação, arbitragem e deliberação; falar de poder é falar de uma relação de forças, mesmo que assimétricas. Assim, nenhum agente está destituído de alguma parcela de poder, ou de contrapoder, que resista e produza efeitos sobre o poder vigente.

CULTURA E PODER NAS ORGANIZAÇÕES DE SAÚDE

A análise da cultura e do poder nas organizações de saúde parte da necessidade de se compreender melhor como se dão as relações de trabalho nessas organizações; como ocorrem as relações indivíduo/organização, indivíduo/grupo, indivíduo/indivíduo; o relacionamento entre os diferentes grupos profissionais e o relacionamento da organização, enquanto grupo culturalmente consensual, com a sociedade em que se insere. As organizações de saúde têm estruturas formais próprias e pertencentes a um mesmo segmento do trabalho humano. Desse modo, a missão dessas organizações, as atividades que ali são desenvolvidas, os recursos humanos e materiais adotados, bem como as demandas da sociedade que justificam a existência dos serviços de saúde, estabelecem um perfil organizacional próprio.

A análise organizacional exige, de quem gerencia, liderança, autoconhecimento, conhecimento do comportamento humano, prontidão emocional para lidar com as diferenças de interesses e de projetos e efetivo envolvimento com o pessoal, resgatando valores, crenças, hábitos, costumes, potencialidades, necessidades e expectativas que permeiam e determinam os relacionamentos (BASS, 2008).

O conhecimento desses elementos tem trazido mudanças de paradigma no setor saúde, com relações mais participativas e compartilhadas entre os membros das equipes de saúde, sendo constitutivo da capacitação ético-política, dando consistência à formação de vínculos e de compromissos pessoais e institucionais. Esse resgate é paradoxal se for considerado que a formação de vínculos, bem como a do comprometimento com o trabalho, é desejável e valorizada na área de saúde.

Como consequência das mudanças valorativas e culturais, ocorrem transformações nos processos e nas estruturas de poder, sendo um dos focos de investigação os antecedentes estruturais do poder (PAZ; NEIVA, 2014). Assim, as estruturas formais passam a ter desenhos mais flexíveis e menos centralizadores com o achatamento vertical e o alargamento horizontal dos níveis hierárquicos.

Informalmente, o poder é redistribuído, e as relações de poder passam a ser mais igualitárias. Mais do que as modificações na estrutura formal, são as transformações na estrutura informal. Sem dúvida, não se pode ignorar ou subestimar a eficácia dessas forças, uma vez que a instância organizacional detém o poder do uso dos instrumentos administrativos, tanto no que se refere às pessoas quanto aos recursos. Por outro lado, não se pode ignorar a importância das forças da contracultura e do contrapoder na transformação dessa realidade.

As forças de contracultura e de contrapoder são mais efetivas quando o grupo que detém menor poder está capacitado ético-politicamente para perceber a realidade de maneira contextualizada. Assim, a tomada de consciência da importância de cada um nos processos de trabalho, da necessidade de participação de todos nas decisões que dizem respeito à vida na instituição, da necessidade de atualização técnico-científica e da eficiência da responsabilidade compartilhada, bem como o entendimento dos interesses e das intencionalidades do grupo em oposição, são elementos integrantes das forças de contrapoder.

A relação cultura/poder nas instituições de saúde é regida por um forte aparato disciplinar, que, em geral, é justificado pela responsabilidade que reveste as atividades que ali são desenvolvidas. Entretanto, muitas vezes, o controle como elemento sempre presente no gerenciamento em saúde recai sobre os agentes que desenvolvem essas atividades, sob a égide da responsabilidade individual em detrimento da responsabilidade coletiva.

A obediência a horários preestabelecidos, protocolos, procedimentos, programas e propostas assistenciais, bem como a ênfase na responsabilidade individual têm uma importância própria da dimensão técnica e diferentes significados de acordo com interesses dos grupos. Muitas vezes, a responsabilidade dos resultados é igualmente compartilhada pelos diferentes níveis decisórios e agentes que militam na instituição. Entretanto, o poder e a autonomia, compatíveis com essa responsabilidade, nem sempre são igualmente compartilhados. Assim, regulamentos, regimentos, normas, diretrizes e políticas são formalmente explicitados e valorizados pelas instituições, tornando-se efetivo instrumental no gerenciamento do pessoal.

Para Fleury e Fisher (1989), a regulamentação é um instrumento eficaz de poder, pois define a "normalidade" no que se refere a comportamento. Assim, homogeneíza todos, ocasionando a classificação e a hierarquização. Outro valor considerado nas instituições de saúde diz respeito à dimensão técnico-científica. Esse valor é compatível com a valorização que o mundo atual atribui ao conhecimento científico e à apropriação de novas tecnologias. Assim, propostas grupais e institucionais que visam à capacitação e à atualização técnico-científica dos agentes são valorizadas tanto pelos profissionais quanto pelas instituições.

Por outro lado, todas as propostas de desenvolvimento e de capacitação técnico-científica guardam um significado ético-político. Como já considerado neste capítulo, a escolha de conteúdos programáticos, as diferentes estratégias adotadas e a avaliação dos resultados não são frutos do acaso, pois visam influenciar e direcionar o desempenho humano na instituição.

Programas de orientação para recém-admitidos, além de orientá-los sobre direitos e deveres, função e atividades específicas, missão e estrutura organizacional, resultam, muitas vezes, e de acordo com os interesses do grupo de poder, em propostas modelares, ou seja, definidoras dos comportamentos aceitos na instituição. Frequentemente, os agentes que operacionalizam as propostas de capacitação o fazem de modo alienado, sem se dar conta de que, subjacente às escolhas feitas nesse nível decisório, está a intencionalidade de agentes de outros níveis decisórios para a conformação de comportamentos desejados.

Sem a pretensão de esgotar as diferentes possibilidades de reflexão sobre cultura e poder nas organizações de saúde, uma última consideração diz respeito às relações que se dão entre os diferentes sujeitos sociais que prestam serviços na instituição e os que recebem esses serviços.

A simbologia própria do ambiente, a área física, os equipamentos, as vestimentas, a linguagem adotada pelo grupo que assiste e o sigilo de que se reveste o uso das tecnologias, das intervenções e dos registros conformam-se, para quem é assistido, como um espaço no qual a determinação dos direitos e dos deveres de ambos os grupos é prerrogativa do grupo que assiste. Na verdade, a maneira como se estabelecem as relações de poder entre os diferentes agentes que assistem se repete nas relações entre o grupo que assiste e o grupo assistido. Entretanto, essa relação é intensificada pelo poder de controle exercido pelo grupo que assiste e pela fragilidade em que se encontra o grupo assistido.

No contexto da realidade brasileira, a participação e o controle da sociedade, ou melhor, dos sujeitos sociais assistidos nas instituições de saúde, ainda são um horizonte a ser alcançado.

PODER NAS RELAÇÕES MULTIPROFISSIONAIS

Explicar o complexo processo das relações profissionais exige uma reflexão sobre os fatores que ajudam no entendimento desse fenômeno. Nessa direção, serão discutidos elementos que integram o gerenciamento de recursos humanos em saúde e outros que permeiam as relações entre profissionais, como o poder, a cultura e as políticas institucionais.

O enfoque nesses tópicos objetiva a capacitação do enfermeiro na formação de competências ético-políticas e socioeducativas, por serem estas as menos trabalhadas pelos profissionais, mas as que melhor demarcam o espaço ocupado e as relações entre os trabalhadores.

O enfermeiro, no que se refere à dimensão técnico-científica, desenvolve seu trabalho no campo da saúde, compondo um serviço coletivo, uma vez que existe a divisão do trabalho tanto entre os diferentes elementos da equipe de enfermagem (enfermeiro, técnico e auxiliar de enfermagem) quanto entre os profissionais que assumem distintas áreas de atuação e que compõem a equipe de saúde (médico, enfermeiro, nutricionista, psicólogo, fisioterapeuta, fonoaudiólogo, entre outros).

Um aspecto importante a ser considerado nessa divisão de trabalho é que, além de os diferentes profissionais assumirem diversas áreas de atuação, sendo cada um referente a um saber e a um fazer específico, esse trabalho é marcado por desigualdades nas relações de poder que ocorrem entre os diferentes profissionais, o que caracteriza a existência de uma divisão técnica e social do trabalho.

Outro ponto a ser considerado diz respeito a como se dá a relação entre esses profissionais e entre eles e a organização.

Na enfermagem, a precariedade dos vínculos empregatícios, como ocorre na terceirização, a má remuneração do trabalhador, a dupla jornada de trabalho e a sobrecarga de trabalho, entre outras causas, interferem e/ou determinam "como" se dão e explicam, em parte, "o como" ocorrem as relações técnicas e sociais no trabalho. Nesse contexto, as organizações têm estruturas formais (organogramas) que explicam como se estabelecem as relações de poder na organização, uma vez que evidenciam como poucos agentes detêm grande poder decisório restando, para grande número de agentes operacionais, uma pequena parcela de poder.

Para Felli e Peduzzi (2005), as transformações no mundo do trabalho levam à existência de novos mecanismos de gestão e à exigência de novos perfis profissionais que atendam às demandas organizacionais com maior produtividade em menor tempo.

Para essa prática, os profissionais terão de assumir responsabilidades tanto no que se refere à capacitação técnica quanto às demandas que deverão encaminhar à organização para que as mudanças ocorram.

Quanto aos novos mecanismos de gestão no âmbito da organização, há a possibilidade de maior integração e articulação no trabalho desenvolvido entre os diferentes profissionais e entre os profissionais da mesma área. Essa proposta caracteriza a formação e a efetivação de equipes, tornando necessária uma explicitação melhor dos conceitos de "trabalho em grupo" e de "trabalho em equipe".

Sem dúvida, nessa área da saúde, as pesquisas ainda se encontram no plano discursivo, do sentir e do pensar, enquanto o cotidiano vivido é algo concreto, que, para ser transformado, precisa de ações.

INFLUÊNCIA DA TECNOLOGIA NA CULTURA DAS ORGANIZAÇÕES

A Revolução Industrial trouxe uma preocupação para o ser humano, no sentido de ser "substituído" por máquinas. Relatos da época descrevem que essas mudanças e percepções vieram ao encontro de uma força de trabalho desinteressada, desanimada, e para muitos trabalhadores, principalmente os que eram considerados "chão de fábrica", o processo de trabalho acabou perdendo o sentido.

Na área da saúde, essas percepções foram menos intensas, uma vez que o capital humano é mais valorizado e as incorporações tecnológicas, como as cirurgias robóticas, os protocolos clínicos, os alertas, a telessaúde (consulta assistida a distância), os registros eletrônicos de saúde, complementam as estratégias de cuidados na saúde.

A implementação de informações em sistemas eletrônicos auxilia o processo de trabalho do enfermeiro na melhoria da comunicação junto à equipe de enfermagem e multidisciplinar, bem como junto ao paciente e à família, favorecendo a segurança do cuidado. O uso de inteligência artificial tem favorecido o julgamento clínico e a capacitação do enfermeiro, promovendo a melhora da assistência à saúde (SENSMEIER, 2019).

Assim, a incorporação tecnológica vem modificando a forma como os indivíduos se relacionam, compreendem ou mesmo "enxergam" o mundo, bem como as expectativas referentes ao mercado de trabalho e ao modo de consumir saúde.

Entretanto, no contexto da organização, o que determinará os benefícios, os significados e a importância das tecnologias serão as condições criadas por fatores organizacionais, como ambiente cultural e estrutura organizacional, em que o conhecimento é desenvolvido e adotado pelos recursos humanos, sendo esse o elemento principal dessa estrutura (ERDURMAZLI, 2020).

Nesse aspecto, vale lembrar que, na educação, classificam-se como tecnologias simbólicas as que se relacionam "às formas de comunicação interpessoais desde o surgimento da escrita e da fala"; como tecnologias físicas as que são as inovações relacionadas com a biologia, a física, a química, por exemplo, equipamentos hospitalares; e como tecnologias organizadoras as referentes às maneiras como os indivíduos se relacionam com o mundo, como estão organizados os diversos sistemas produtivos, por exemplo, a "gestão da qualidade total" (TAJRA, 2019). Assim, as tecnologias referem-se a um processo amplo, que vai além de ferramentas ou aparatos tecnológicos.

A tecnologia é diferente da inovação, uma vez que, para inovar, pode-se utilizar a tecnologia, mas não se pode afirmar que toda inovação é tecnológica. Inovar significa mesclar novas formas de trabalho, processos, novos materiais ou mesmo tecnologias para produzir, de maneira diferente, o que se faz. É possível considerar que a inovação compreenda sempre o ganho na otimização das ações, dos processos, do desempenho, com foco na promoção efetiva da qualidade.

Os significados simbólicos das tecnologias são afetados pelas percepções de cada indivíduo sobre o uso de determinada tecnologia, o que direciona para comportamentos específicos (ERDURMAZLI, 2020).

A inovação em saúde objetiva desenvolver sistemas, políticas, tecnologias, produtos, métodos e serviços que direcionem para uma melhor qualidade de vida nos âmbitos individual e/ou coletivo.

Nesse contexto, "cultura da inovação em saúde" tem sido um termo adotado como um caminho a seguir, e para que uma organização tenha sucesso nesse percurso, faz-se necessário desenvolver uma cultura de engajamento entre a força de trabalho e a instituição de saúde. A essência do engajamento está no fato de o indivíduo sentir-se parte da organização, responsável pela existência dela e capaz de mudar o contexto cultural, pois pode modificar a si mesmo, assim como o contexto cultural pode modificá-lo.

BIBLIOGRAFIA

BASS, B. M. **The bass handbook of leadership**: theory, research and managerial applications. New York: Free Press, 2008.

ERDURMAZLI, E. **Effects of information technologies on organizational culture**: a discussion based on the key role of organizational structure. 2020. doi: 10.5772/intechopen.92986.

FELLI, V. E. A.; PEDUZZI, M. O trabalho gerencial em enfermagem. *In*: KURCGANT, P. (coord.). **Gerenciamento em enfermagem**. Rio de Janeiro: Guanabara Koogan, 2005.

FLEURY, M. T. L.; FISHER, R. M. (coords.). **Cultura e poder nas organizações**. São Paulo: Atlas, 1989.

FLEURY, M. T. L; SAMPAIO, J. R. Uma discussão sobre cultura organizacional. **As pessoas na organização**. São Paulo: Gente, 2002.

GEERTZ, C. **The interpretation of cultures**. New York: Basic Books, 1973.

LÉVI-STRAUSS, C. **Antropologie structurale**. Paris: Plon, 1958.

PAZ, M. G. T.; NEIVA, E. R. Configurações do poder organizacional. *In*: SIQUEIRA, M. M. (org.). **Novas medidas do comportamento organizacional**: ferramentas de diagnóstico e de gestão. Porto Alegre: Artmed; 2014.

SCHEIN, E. H. **Organizational culture and leadership**. 5. ed. 2016.

SENSMEIER, J. Cultivating a culture of innovation. **Journal of Nursing Management**, v. 50, n. 11, p 6-12, nov. 2019. doi: 10.1097/01.NUMA.0000602800.19443.68.

SHARIFI, N.; ADIB-HAJBAGHERY, M.; NAJAFI, M. Cultural competence in nursing: A concept analysis. **International Journal of Nursing Studies**, v. 99, nov. 2019. doi: 10.1016/j.ijnurstu.2019.103386.

SROUR, R. H. **Poder, cultura e ética nas organizações**. 3. ed. Rio de Janeiro: Elsevier, 2012.

TAJRA, S. F. **Informática na educação**: o uso de tecnologias digitais na aplicação das metodologias ativas. 10. ed. São Paulo: Érica, 2019.

TORELLI, C.J. *et al.* Power and status across cultures. **Current Opinion in Psychology**, v. 33, p. 12-17, jun. 2020. doi: 10.1016/j.copsyc.2019.05.005. Epub 2019 Jun 27.

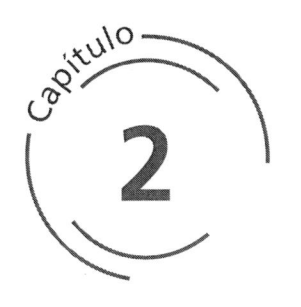

Maria Cristina Komatsu Braga Massarollo ◆
Marcelo José dos Santos ◆ Maristela Santini Martins

Ética e Gerenciamento em Enfermagem

INTRODUÇÃO

A ética deve ser considerada parte essencial da política de uma organização e de caráter imprescindível para seu desenvolvimento e crescimento, uma vez que a opção por valores que humanizam o processo de trabalho e a relação com os clientes traz benefícios para a própria instituição e para a sociedade.

Na área da saúde, essa preocupação vai além, pois o foco da atenção são pessoas que necessitam de assistência, e a natureza da atividade desenvolvida pode provocar consequências irreversíveis, e até fatais, quando realizadas inadequadamente. Soma-se a essa situação o contexto de recursos humanos, materiais, físicos e financeiros acentuadamente limitados, em que as condições de trabalho nem sempre são as mais favoráveis, e a assistência, muitas vezes, é prestada em uma situação de risco, tanto para a clientela quanto para os profissionais. Devem ser lembradas, ainda, as inúmeras situações de desrespeito aos direitos dos usuários pelas ações e pelos serviços de saúde.

Essa constatação deixa patente que o gerenciamento como função integrante das instituições de saúde envolve uma dimensão ética, uma vez que as decisões nesse âmbito afetam não somente o serviço em que uma decisão é tomada, mas também a instituição, os trabalhadores, os usuários, os familiares e a comunidade. Como afirma Srour (2000), as decisões gerenciais não são inócuas ou isentas, pois carregam um enorme poder de irradiação pelos efeitos que provocam nos agentes dos ambientes interno e externo, que mantêm vínculo com a organização, evidenciando que as questões éticas são inerentes ao processo administrativo.

Nas instituições de saúde, outros fatores concorrem para a evidência da dimensão ética do gerenciamento: o reconhecimento do poder de interferência dos profissionais de saúde na vida dos usuários dos serviços; o surgimento de novas realidades decorrentes dos avanços científicos e tecnológicos, que trazem muitos benefícios e conflitos para a humanidade; a pluralidade moral existente na sociedade, não havendo normas únicas para resolver as diversas situações; as características da clientela, especialmente a condição vulnerável dos usuários dos serviços de saúde; e a precariedade do sistema de saúde, que acarreta dificuldades de acesso e provoca deficiências na assistência. Entretanto, para que haja a valorização das questões éticas no gerenciamento, é imprescindível reconhecer que elas existem e qual o seu significado nesse contexto. Para a solução de um conflito, deve-se considerar a avaliação do fato de maneira reflexiva e ponderada.

Uma reflexão ética indaga criticamente sobre a consistência e a coerência dos valores que norteiam as ações, buscando sua fundamentação para que tenham significado autêntico nas relações sociais (RIOS, 1995). A tarefa da ética é a procura e o estabelecimento das razões que justificam "o que deve ser feito", e não "o que pode ser feito"; logo, a ética pode ser considerada uma questão de indagação, e não de normatização do que é certo e do que é errado. Os atos éticos devem ser livres, voluntários e conscientes (RIBEIRO, 1996). Assim, ética é a reflexão crítica sobre o comportamento humano, no sentido de interpretar, discutir e problematizar os valores, os princípios e as regras morais, à procura do "bom" para a vida em sociedade (ZOBOLI; FORTES, 2002).

Uma ética pensada para todos os seres humanos é uma abstração, pois cada cultura, raça, grupo e até mesmo cada pessoa tem sua maneira de compreender e articular o sentido da vida humana, evidenciando a existência de diversos valores e princípios que justificam o posicionamento perante várias situações (OLIVEIRA, 1995). Desse modo, as questões éticas podem ser analisadas sob diferentes perspectivas para uma tomada de decisão.

FATORES QUE INTERFEREM NAS DECISÕES ÉTICAS

Diversos fatores influenciam a tomada de decisão, que podem ser: individuais, profissionais, organizacionais, ambientais, sociais, políticos, econômicos, éticos e legais.

De acordo com Ferrell *et al.* (2001), os principais fatores que interferem nas tomadas de decisões éticas são: a identificação da gravidade da questão, os aspectos individuais, a cultura organizacional, os terceiros significativos e a oportunidade, que são inter-relacionados e que influenciam as avaliações éticas.

A **gravidade da questão ética** diz respeito à importância de que esta se reveste para quem vai tomar a decisão. Assume caráter pessoal e temporal, no sentido de serem levados em conta valores, crenças, necessidades, características especiais da situação e pressões pessoais diante das situações que se apresentam, influenciando a dimensão da sensibilidade. Por esse motivo, as questões éticas podem ser interpretadas de maneiras distintas por diferentes indivíduos.

Nash (2001) aborda a necessidade de as pessoas adquirirem habilidade para reconhecer e articular o componente ético de um problema, complementando que nem sempre a questão ética é identificada, na medida em que, muitas vezes, as pessoas não param para pensar na presença desse aspecto nas diferentes situações.

Por outro lado, a ocorrência frequente de infrações éticas gera o risco de pessoas, organizações e sociedade se surpreenderem cada vez menos com esses acontecimentos, perdendo a capacidade de indignação e passando a não avaliar adequadamente a gravidade da situação.

Como citado, os **aspectos individuais** comportam, entre outros: idade, sexo, metas, interesses, necessidades e conjunto de valores, crenças e convicções pessoais. Esse conjunto de valores, crenças e convicções – assumidos por meio do desenvolvimento cultural e social e, por conseguinte, passíveis de mudança de pessoa para pessoa e na mesma pessoa ao longo do tempo – é de importância crucial nas tomadas de decisões éticas, pois ajuda a compreender as decisões de um indivíduo na organização e ainda explica por que as pessoas tomam decisões diferentes em situações semelhantes. Nas organizações, esse conjunto pode ser influenciado também pela cultura organizacional e, principalmente, pela sensibilização relativa à dimensão ética.

Assim, as pessoas podem ser culturalmente diferentes e ter valores distintos, além de poderem interpretar diferentemente as situações e diversificar suas decisões concernentes às mesmas questões éticas, demonstrando que podem usar enfoques distintos para tomar decisões.

A **cultura organizacional** pode ser concebida como um conjunto de valores, convicções, objetivos, normas, rituais e meios de resolver problemas compartilhados por seus membros.

Como reflete os objetivos e os valores da instituição, a cultura tem um papel fundamental; afinal, quanto mais valorizada a dimensão ética na cultura da organização, mais provável a valorização dessa dimensão por seus membros. Por conseguinte, a reação da organização, nem sempre efetiva e eficaz perante os casos de infrações éticas, faz com que muitos considerem a dimensão ética um aspecto que não merece atenção no desenvolvimento de suas ações.

Muitas vezes, os funcionários esforçam-se para cumprir as políticas e regras da instituição, porém se essa não explicita quais são suas normas e o que é esperado do funcionário, não promovendo qualquer tipo de sensibilização para a dimensão ética da atuação, dificulta o cumprimento por eles. Nesse sentido, é importante explicitar quais são os valores da instituição no tocante à cultura organizacional, uma vez que, se a organização não define e não informa quais são as condutas esperadas, cada indivíduo estabelece as suas. Assim, deve haver a preocupação de promover e manter a sensibilização para a dimensão ética da atuação profissional, possibilitando que comportamentos éticos sejam a prática corrente na instituição.

Outro elemento bastante imbricado com a cultura organizacional e que exerce grande interferência na ética organizacional é o poder. Exercer poder é uma das maneiras de influenciar as decisões, incluindo as de cunho ético. O *status* e o poder de membros da organização relacionam-se diretamente com o volume de pressão que podem exercer sobre os subordinados para que se conformem às suas expectativas. Uma pessoa em posição hierárquica superior pode exercer pressão sobre os subordinados para que cumpram suas ordens, mesmo quando os valores deles colidem com os seus. Embora o poder em si não seja ético ou antiético, seu uso pode criar conflitos dessa natureza.

Os **terceiros significativos** são aqueles que exercem influência sobre o indivíduo ou grupo de trabalho, tais como colegas, outros profissionais, superiores, subordinados, entre outros, e que produzem forte impacto nas decisões dos trabalhadores no dia a dia. A pessoa que convive muito próximo de quem não valoriza condutas éticas tem maior probabilidade de agir do mesmo modo no seu cotidiano. Na verdade, acredita-se que terceiros significativos podem mudar o sistema de valores inicial do indivíduo, e essa mudança, temporária ou permanente, parece mais pronunciada quando o terceiro significativo é um superior hierárquico. Além disso, elementos de posições hierárquicas mais elevadas podem produzir um efeito negativo na conduta ética dos subordinados, quando dão maus exemplos ou deixam de realizar a supervisão. Outro aspecto a ser considerado é a pouca experiência da pessoa no âmbito profissional, pois, quanto menos experiente, maior a possibilidade de ser influenciada.

A **oportunidade** diz respeito às circunstâncias que podem impedir ou incentivar a conduta ética. Relaciona-se com o contexto imediato do trabalho do indivíduo: onde trabalha, com quem trabalha e a natureza do trabalho. Algumas vezes, a cultura organizacional propicia a oportunidade, quando "apoia" decisões tomadas com a finalidade de aproveitar possibilidades de maximizar benefícios para a organização. A reação de estímulo, indiferença ou repressão da organização com relação ao comportamento dos indivíduos pode incentivar ou inibir a repetição do mesmo tipo de conduta.

Uma conclusão importante é que a tomada de decisão de natureza ética não depende estritamente dos valores e das crenças dos indivíduos, mas também das organizações, que, por intermédio das suas culturas, constituem influência importante sobre o comportamento dos seus membros.

Nash (2001) reforça a necessidade de um posicionamento ético, firme e claro por parte dos dirigentes da organização, explicitando a importância do respeito pelos outros, da habilidade de reconhecer o lugar do outro e do senso de compromisso com as pessoas (honestidade, justiça, cumprimento da palavra). Ele acrescenta que esses aspectos não derivam de um cálculo teórico, e sim de um traço de caráter pessoal.

No processo decisório do trabalho em saúde, a ética tem sido associada ao conceito de competência, sendo chamada de "competência ética", que pode ser entendida como força de caráter, que é o desejo de fazer o bem; consciência ética, atrelada à sensibilidade para identificar um problema ético; habilidade de julgamento moral, que é um atributo de quem é autônomo na forma de pensar e agir, sem fixação moral ou formas automáticas de ação; e vontade de fazer o bem, atributo de quem decide agir em benefício de outras pessoas (KULJU *et al.*, 2016).

Para Lechasseur (2018), o desenvolvimento da competência ética passa por etapas. Inicialmente, está relacionado com o conhecimento ético, entendido como a combinação de conhecimentos filosóficos teóricos e práticos, tendo em conta os contextos e os indivíduos envolvidos; e com a sensibilidade ética, que possibilita o reconhecimento de um possível problema ou de um aspecto ético nas situações. Esses fatores sustentam a reflexão ética, que exige a consideração de várias alternativas, possibilitando a tomada de decisão ética, que resulta em uma escolha razoável e responsável entre as alternativas disponíveis, ou seja, ações e comportamentos éticos, motivados para o bem e para o respeito aos outros.

ÉTICA NO GERENCIAMENTO E RESPONSABILIDADE

O comportamento ético dos profissionais concretiza-se na medida em que eles contam com a sustentação dada pela cultura da organização e a consonância no desenvolvimento do trabalho técnico. Por outro lado, a conduta dos dirigentes não pode justificar as atitudes inadequadas ou a passividade dos profissionais diante das situações (CAMPOS, 1994). Assumir posturas éticas na atuação profissional conduz à identificação de responsabilidades em diversos âmbitos, entre estes, o individual, o grupal e o organizacional. As instituições precisam discutir qual a responsabilidade de cada profissional, de cada equipe, de cada serviço e da própria organização.

A responsabilidade individual é inalienável a cada um pelo que faz. Todo cuidado e sensibilidade são importantes para tomar uma decisão em uma organização, pois muitos são afetados pelo modo como se processa a tomada de decisão e por aquilo que se decide (LEISINGER; SCHMITT, 2001).

Falar em responsabilidade pressupõe também falar em liberdade, pois ambas são parceiras inseparáveis. A prática da liberdade exige mais que um olhar superficial e imaturo para a realidade em que se vive. Exige olhar reflexivo e autonomia pessoal, porque o indivíduo que exerce a liberdade se responsabiliza pelos próprios atos, colocando como questão ética fundamental o compromisso com relação à decisão tomada (PONCE, 2000). Nesse sentido, compreender o que se passa no mundo depende do grau de maturidade de cada pessoa, de como ela trabalha com as diferenças e os conflitos do cotidiano e de outras variáveis que estão contidas em sua história de vida (FERNANDES, 2001).

A ética supõe que as pessoas tenham liberdade e poder para considerar as diferentes posições diante das situações que se apresentam, analisar os aspectos favoráveis e desfavoráveis das distintas possibilidades de ação, e fazer a escolha. Assim, para a pessoa fazer uma escolha, além de ter conhecimento da situação, dos valores e das crenças presentes, é importante conhecer as normas jurídicas e o código de ética profissional, uma vez que o desconhecimento não exime da responsabilidade.

A não assunção da responsabilidade pela organização pode dificultar ou impossibilitar a postura ética do profissional. A organização interfere na postura ética do profissional, ao não prover condições que dependem dela e, por conseguinte, são de sua responsabilidade, para que o profissional desenvolva suas atividades, respeitando direitos e princípios éticos.

ÉTICA E CONTEXTO DO GERENCIAMENTO EM ENFERMAGEM

Gerenciar em enfermagem pressupõe a tomada de decisões, que depende do grau de autonomia do gerente de enfermagem e como se dá sua relação com as pessoas e com a própria política da instituição, para desenvolver eticamente seu processo de trabalho. Nos serviços de enfermagem, a cultura e o poder da organização também condicionam a forma de apreensão e de valoração dos acontecimentos a partir das relações que se estabelecem no cotidiano.

Deve-se ressaltar que o perfil do gerente e sua postura na tomada de decisões afetam significativamente os resultados dessas decisões, principalmente no que tange às inovações referentes à assistência, ao ensino e ao incentivo à pesquisa, bem como à abertura de novos espaços de atuação do enfermeiro.

Muitas são as questões éticas relacionadas com o gerenciamento em enfermagem, as quais, frequentemente, assumem a dualidade entre aquilo que pode ser feito e aquilo que deve ser realizado. Existem valores morais diversos; contudo, a prática da enfermagem depende dos recursos disponíveis para acessar as escolhas. Muitas vezes, há limites, e a deliberação diante do que fazer, do que é prioridade e de menor risco, fica condicionada a processos predeterminados, oriundos das condições de trabalho.

A reflexão ética na prática profissional é um processo de aprendizagem permanente que requer a participação dos envolvidos em determinada situação, circunstância ou problema; afinal, todos devem trabalhar as questões éticas em suas atividades cotidianas. Há grandes conflitos e desafios enfrentados no dia a dia do gerenciamento em enfermagem. Uma situação bastante frequente é o desrespeito aos direitos dos usuários dos serviços de saúde, apesar da existência de instrumentos legais e deontológicos que respaldam esses direitos e dos debates ocorridos sobre o tema. Nesse contexto, reside a questão ética, que é a necessidade da convicção pessoal e da adesão institucional a valores e princípios, traduzidos em medidas administrativas para que esses direitos sejam respeitados, devendo ser identificado, na cultura da instituição, qual o valor conferido aos direitos dos usuários dos serviços de saúde. Na prática profissional, principalmente em instituições hospitalares, o enfermeiro tem diversas oportunidades de facilitar e manifestar o respeito pelos direitos dos pacientes (TREVIZAN *et al.*, 2002). Uma questão que se apresenta é o quanto a obediência às normas e rotinas institucionais prevalece sobre o respeito aos direitos dos usuários.

Na prática assistencial, uma ocorrência comum é o não reconhecimento, por parte dos profissionais, da autonomia dos usuários dos serviços de saúde, que se refere ao poder de tomar decisões relativas a sua saúde, seu bem-estar, seu tratamento e, enfim, sua vida mediante seus valores, suas crenças, necessidades, expectativas e prioridades. Liberdade e competência são condições fundamentais para a manifestação da autonomia. Um dos fatores dificultadores é a assimetria de poder existente entre os profissionais e os usuários. Nesse sentido, é preciso que os profissionais não apenas reconheçam esse direito, mas também possibilitem a aquisição de competência por esses usuários, por meio de estratégias que aumentem o poder desse grupo vulnerável para que as escolhas sejam feitas mediante as possibilidades oferecidas. A competência dos usuários poderá ser adquirida com os esclarecimentos necessários a tomadas de decisões, inclusive as relativas à prática de enfermagem.

O reconhecimento da autonomia do paciente pressupõe também a aceitação de que, muitas vezes, a decisão tomada pelo usuário poderá ser diferente daquela que possivelmente o profissional tomaria.

Ao mesmo tempo que ocorrem avanços científicos e tecnológicos tão intensos, muitas vezes, na prática assistencial, vive-se o conflito e a angústia de ter de decidir qual o paciente, entre os que precisam, ocupará o leito disponível, ou, entre os pacientes graves, qual receberá a única vaga da unidade de terapia intensiva (UTI). Os parcos recursos da saúde impõem a situação de ter de escolher, com sérias implicações éticas, como distribuir os recursos cada vez mais escassos para uma demanda progressivamente maior. A decisão deve ser criteriosamente fundamentada, com a participação das pessoas envolvidas.

Outra preocupação existente no gerenciamento em enfermagem diz respeito ao risco de a assistência à saúde ser desumanizada e despersonalizada com o crescente desenvolvimento e incorporação tecnológicos. Esse risco parece ser maior nas instituições que têm como foco o paradigma técnico-científico, centrado no conhecimento científico e na eficiência técnica, com ênfase na tecnologia de ponta e na especialização. Em instituições assim caracterizadas, observa-se a tendência em tratar a doença, e não a pessoa (MARTIN, 2003). Nesse sentido, não deve ser permitido que o ser humano seja tratado como uma mera máquina a ser consertada, sendo esquecidas suas dimensões psíquica, social, cultural e espiritual.

Uma situação que, com frequência, provoca conflito aos profissionais, remetendo a uma reflexão ética, é a assistência aos pacientes terminais, ou seja, aqueles para os quais foram esgotadas as possibilidades terapêuticas de cura ou prolongamento da vida de maneira digna. Com os avanços tecnológicos, torna-se cada vez mais difícil o estabelecimento do limite de introdução de suportes, e encaminhar o doente para a UTI acaba se tornando uma atitude automática. A conduta de não intervir dificilmente é tomada tranquilamente diante dessa realidade. A preocupação da enfermagem deve ser a de manter a dignidade, a tranquilidade e o alívio do paciente até o fim de seus dias.

Para o enfrentamento dessas situações, muitas vezes são necessários posicionamentos nos quais existem conflitos de valores, prioridades diferentes e compromissos diversos relacionados com o indivíduo, a família, a sociedade e a profissão. Muitas dessas questões éticas, que frequentemente expressam profundos problemas, não têm uma resposta pronta, que possa ser encontrada nos códigos de ética ou nas leis (DAVIS, 1999), requerendo reflexão e discussão ética que possibilitem uma tomada de decisão.

São diversos os métodos de tomada de decisão diante de conflitos éticos (THOMASMA, 1978; DRANE, 1988; JONSEN; TOLMIM, 1988; GRACIA, 1991; BEAUCHAMPS; CHILDRESS, 2002). Nas instituições de saúde, em que há comissões de ética, essas podem ser solicitadas para dar suporte à tomada de decisão que envolve aspectos éticos. Os gerentes de enfermagem podem se beneficiar da possibilidade da consulta a especialistas ou comitês de ética ao se depararem com problemas éticos, pois esses podem trazer contribuições para a análise (AITAMAA *et al.*, 2019) e evitar que o sistema de valores de um indivíduo coloque empecilhos ao exame de todas as alternativas possíveis (MARQUIS; HUSTON, 1999).

Assim, é desejável que os gerentes estimulem a participação dos profissionais nas comissões de ética de enfermagem e nas comissões de bioética, que podem contribuir para a reflexão e a solução de conflitos éticos relativos à prática profissional.

Outro enfoque que deve ser ressaltado quando se trata de ética e gerenciamento em enfermagem é o referente à administração de recursos humanos, pois os vários instrumentos do processo de trabalho de administrar (dimensionamento, recrutamento, seleção e distribuição de pessoal, educação continuada, supervisão e avaliação de desempenho) englobam uma dimensão ética.

No contexto da distribuição de pessoal, Farias (2015) identifica algumas situações causadoras de conflito. Entre estas, está a confecção de escala de enfermagem, que visa manter uma assistência segura e de qualidade, concomitantemente ao desejo de atender às solicitações de folgas da equipe e à distribuição exequível da carga de trabalho, dentro das limitações laborais dos profissionais que compõem o quadro de enfermagem. A autora acrescenta, ainda, que há situações em que a instituição exerce pressão para que ocorra redução no quadro de pessoal; nesse cenário, o enfermeiro se vê obrigado a estabelecer critérios para selecionar os membros que serão desligados.

CONSIDERAÇÕES FINAIS

As questões éticas fazem parte do cotidiano do gerenciamento em enfermagem. O conhecimento da situação, o uso dos instrumentos éticos e legais, e o reconhecimento dos valores, das crenças e das convicções presentes nas situações propiciam tomadas de decisões respaldadas por preceitos éticos, fortalecendo o compromisso profissional. Os profissionais de enfermagem devem adotar uma postura ética e, de modo reflexivo, buscar conhecimento, trabalhando conflitos éticos que emergem no processo de trabalho, e participar dos processos decisórios.

Assim, quanto mais reflexões e discussões éticas ocorrerem na prática profissional, quanto mais participação houver no processo decisório, quanto mais valorização dessa dimensão houver na cultura do serviço e da organização, e quanto maior for a sensibilização das pessoas perante as questões éticas, mais os profissionais tomarão decisões respeitando os princípios fundamentados na ética.

BIBLIOGRAFIA

AITAMAA, E. *et al.* Ethical problems in nursing management: a cross sectional survey about solving problems. **BMJ Health Services Research**, v. 19, p. 417, 2019. doi: 10.1186/s12913-019-4245-4.

BEAUCHAMPS, T. L.; CHILDRESS, J. F. **Princípios de ética biomédica**. São Paulo: Loyola, 2002.

CAMPOS, G. W. S. A ética e os trabalhadores de saúde. **Saúde em Debate**, v. 43, p. 60-3, 1994.

DAVIS, A. J. Las dimensiones éticas del cuidar en enfermería. **Enfermería Clínica**, v. 9, n. 1, p. 21-8, 1999.

DRANE, J. F.: Ethical workup guides clinical decision making. **Health Progress**, v. 69, p. 64-7, 1988.

FARIAS, D. E. C. S. **Conflitos éticos no gerenciamento de enfermagem**: da percepção à tomada de decisão. 2015. Tese – Universidade de São Paulo, São Paulo, 2015.

FERNANDES, M. F. P. Postura ética e a interação grupal. **Revista Nursing**, v. 36, p. 20-3, 2001.

FERRELL, O. C.; FRAEDRICH, J.; FERRELL, L. **Ética empresarial**: dilemas, tomadas de decisões e casos. 4. ed. Rio de Janeiro: Reichmann & Affonso, 2001.

GRACIA, D.: **Procedimientos de decisión en ética clínica**. Madrid: Eudema, 1991.

JONSEN, A. R.; TOLMIN, S. E.: **The abuse of casuistry**. Berkeley: University of California, 1988.

KULJU, K. *et al*. Ethical competence: a concept analysis. **Nursing Ethics**, v. 23, n. 4, p. 401-12, 2016.

LECHASSEUR, K. *et al*. Ethical competence: an integrative review. **Nursing Ethics**, v. 25, n. 6, p. 694-706, 2018.

LEISINGER, K. M.; SCHMITT, K. **Ética empresarial**: responsabilidade global e gerenciamento moderno. Rio de Janeiro: Vozes, 2001.

MARQUIS, B. L.; HUSTON, C. J. **Administração e liderança em enfermagem**: teoria e aplicação. 2. ed. Porto Alegre: Artes Médicas Sul, 1999.

MARTIN, L. M. A ética e a humanização hospitalar. **O Mundo da Saúde**, v. 27, n. 2, p. 206-18, 2003.

NASH, L. L. **Ética nas empresas**. São Paulo: Makron Books, 2001.

OLIVEIRA, M. A. **Ética e práxis histórica**. São Paulo: Ática, 1995.

PONCE, B. J. **Ética e vida social**. Guia de estudos e manual de trabalho (marco curricular) para professores de fundamentos de filosofia e sociologia. São Paulo: Fundação Bradesco, 2000.

RIBEIRO, R. J. Ética é uma questão de indagações. **Cremesp**, v. 16, n. 108, 1996.

RIOS, T. A. Ética e utopia. *In*: MARTINI, A. *et al*. **O humano, lugar do sagrado**. São Paulo: Olho d'Água, 1995.

SROUR, R. H. **Ética empresarial**. Rio de Janeiro: Campus, 2000.

THOMASMA, D. Training in medical ethics: an ethical work-up. **Forum on Medicine**, v. 1, p. 36-40, 1978.

TREVIZAN, M. A. *et al*. Aspectos éticos na ação gerencial do enfermeiro. **Revista Latino-Americana de Enfermagem**, v. 10, n. 1, p. 85-9, 2002.

ZOBOLI, E. L. C. P.; FORTES, P. A. C. Ética e gestão em serviços de saúde. *In*: CIANCIARULLO, T. I.; CORNETTA V. K. **Saúde, desenvolvimento e globalização**: um desafio para os gestores do terceiro milênio. São Paulo: Ícone, 2002.

Trabalho Gerencial em Enfermagem

Marina Peduzzi ◆ Valéria Marli Leonello ◆
Vanda Elisa Andres Felli

INTRODUÇÃO

Ao analisar o contexto atual do trabalho de enfermagem, propõe-se explorar como os enfermeiros vêm exercendo o gerenciamento, quais as tendências e quais as potencialidades. É certo que a conceituação adotada nas edições anteriores ainda se mantém atual, visto que o trabalho do enfermeiro continua se caracterizando por sua dupla dimensão, assistencial e gerencial, e o trabalho da enfermagem, assim como os demais trabalhos em saúde, é impactado e se reorganiza em consequência à globalização e às políticas de recorte neoliberais implantadas no Brasil a partir dos anos 1990 e intensificadas desde meados da década de 2010.

Desde sua implantação, em 1990, o Sistema Único de Saúde (SUS) enfrenta restrições, como o subfinanciamento, a desvalorização dos trabalhadores de saúde e a fragmentação público-privada, que dificultam sua consolidação como sistema de saúde público, universal, integral, com participação social e qualidade (TEIXEIRA; PAIM, 2018). O cenário de crise financeira mundial, iniciado em 2008 com cortes significativos no financiamento dos sistemas de saúde de todo o mundo, também teve impactos no Brasil, especialmente com a financeirização da saúde, "que vai mais além da privatização da saúde na infraestrutura, produção e consumo de serviços e gestão do sistema [...]" alcançando "[...] uma articulação público-privada específica, via empresas, que realizam a intermediação da assistência, ou seja, instituições financeiras que administram planos de saúde e se inserem no jogo especulativo das bolsas de valores" (TEIXEIRA; PAIM, 2018).

Esse contexto continuará a impactar a força de trabalho em saúde, bem como a reorganização dos processos de trabalho, entre estes o de enfermagem. Nesse sentido, cabe destacar a análise do trabalho de enfermagem apresentada por Souza (2016) com base em pesquisa empírica desenvolvida em três hospitais com modelos de gestão distintos (administração pública, terceirização para organizações sociais de direito privado e iniciativa privada), que mostra as características de trabalho relacional da enfermagem orientado para o cuidado sob a organização pós-fordista do capitalismo financeirizado, acarretando intenso desgaste físico e psicológico, e, eventualmente, erros.

Souza (2016) apresenta crítica à interpretação do trabalho da enfermagem como estritamente taylorista com dominação desse modelo de gestão no gerenciamento da enfermagem, visto sua característica relacional da qual decorrem a impossibilidade de execução dos procedimentos prescritos de forma totalmente padronizada e a mediação necessária com a situação vivenciada pelo paciente. O autor também questiona a caracterização da relação entre enfermeiro e profissionais de enfermagem de nível médio, como gerente e trabalhadores manuais, pois, de um lado, o enfermeiro também executa procedimentos técnicos mais complexos, e de outro lado, algumas atividades de enfermeiros e profissionais de nível médio são intercambiáveis. Cabe lembrar da ocorrência, em diversos estabelecimentos de saúde e em várias regiões do país, de plantões noturnos em que os profissionais de enfermagem de nível médio de formação atuam sem a supervisão e o apoio de enfermeiro. A relação de trabalho entre enfermeiros técnicos e auxiliares de enfermagem não expressa, portanto, estritamente as relações de gerentes e supervisores, com trabalhadores que executam apenas ações prescritas.

Segundo Souza (2016), em todas as formas de gestão do trabalho da enfermagem são aplicados preceitos da acumulação flexível, tanto no setor público quanto no privado, com "enxugamento das estruturas visando a eficiência; o uso da pressão da demanda de atendimento sobre os empregados; formas sofisticadas e, muitas vezes, subjetivas de controle e vigilância" (SOUZA, 2016). Assim, o modelo de organização pós-fordista na modalidade de fluxo tensionado está presente no processo de trabalho da enfermagem de agentes, enfermeiros e profissionais de enfermagem de nível médio, e pode ser observado na relação desproporcional entre, de um lado, o número de pacientes e o grau de complexidade do cuidado, e de outro lado, a quantidade de profissionais em geral abaixo do necessário, segundo as normas de dimensionamento de pessoal de enfermagem preconizadas pelos Conselhos Regionais de Enfermagem (SOUZA, 2016) e a literatura sobre o tema.

O modelo de racionalização do trabalho e de gestão pós-fordista, segundo análise de Souza (2016), gera sobrecarga e intensificação do trabalho da enfermagem, dadas: a relação desproporcional entre a quantidade de trabalhadores e a demanda de trabalho; a violência no trabalho, com descontrole emocional dos pacientes e acompanhantes e histórico de agressões aos trabalhadores; e a autoculpabilização dos profissionais de enfermagem, que tendem a interiorizar a pressão da demanda mesmo diante da inadequação ou da ausência de condições mínimas de trabalho.

Essas tensões vieram à tona no contexto da pandemia da covid-19, nos anos de 2020 e 2021, que colocou holofotes em antigos problemas relacionados com a gestão do trabalho e da educação no setor saúde. Ao mesmo tempo que a pandemia mostrou, de um lado, a importância dos trabalhadores de saúde e, entre eles, dos profissionais de saúde – denominação atribuída àqueles que têm formação específica para atuar na assistência e no cuidado à saúde –, bem como sua execução por equipes de saúde e não por profissionais independentes atuando isoladamente, por outro lado, foram evidenciadas as difíceis condições de trabalho usuais com: inadequação ou ausência de materiais, particularmente de equipamentos de proteção individual (EPIs); quadro de pessoal incompleto ou com composição profissional inadequada perante o perfil dos pacientes; sobrecarga de trabalho e dobras de plantão, entre outras (SOARES *et al.*, 2020). Nesse cenário, o Conselho Internacional de Enfermagem (International Council of Nurses – ICN) e o Conselho Federal de Enfermagem (Cofen) registraram e divulgaram o expressivo número de infecções e de adoecimentos entre os trabalhadores de enfermagem, que registraram o maior número de óbitos entre os trabalhadores de saúde durante a pandemia (SOARES *et al.*, 2020). Segundo publicação do Cofen de 31 de março de 2021, em pouco mais de 1 ano, o Brasil registrou a morte de 699 trabalhadores de enfermagem, vítimas da covid-19, o que correspondia, à época, a um quarto dos óbitos de profissionais de enfermagem em todo o mundo (BRASIL, 2020) – triste estatística que mostra a expressiva contribuição da enfermagem brasileira no enfrentamento da pandemia e as condições inadequadas em que atua.

Estudo recente (SOUZA *et al.*, 2021) apresenta análise do trabalho e da força de trabalho de enfermagem, no cenário internacional e no Brasil, e resgata que sua profissionalização, em meados do século XIX na Inglaterra, ocorreu submetida ao processo de assalariamento nos países capitalistas centrais, com a proletarização industrial. Sabe-se que esse processo é acompanhado da divisão social e técnica do trabalho em saúde e na enfermagem que ocorreu na transição da manufatura artesanal para a grande indústria, e especificamente no campo da saúde, no processo de reforma e de transformação do hospital de lugar de abrigo para espaço de tratamento e cura. "A enfermagem foi uma das ocupações que protagonizou a inserção feminina no mercado de trabalho" (SOUZA *et al.*, 2021).

Com base na análise documental de tendências internacionais e dados secundários de pesquisas realizadas no Brasil, Souza *et al.* (2021) apontam que a enfermagem nacional segue as tendências internacionais, que mantêm intensa divisão social e sexual de trabalho; baixos salários; presença limitada ou ausência em cargos de direção e posições relevantes nas organizações de saúde, órgãos governamentais e de políticas públicas; exposição à violência e ao assédio no trabalho; sobrecarga e intensificação do ritmo de trabalho, que acarretam sofrimento e adoecimento dos profissionais.

O breve contexto histórico de profissionalização da enfermagem no século XIX e na contemporaneidade diz respeito ao trabalho gerencial de enfermagem, visto que este, assumido majoritariamente pelos enfermeiros, tem por objetos a organização do trabalho e os trabalhadores de enfermagem (FELLI; PEDUZZI, 2010), e por finalidade assegurar as condições necessárias para a atividade-fim, que constitui a execução da assistência e do cuidado de enfermagem. Cabe destacar que a assistência de enfermagem é realizada pelo conjunto dos profissionais de enfermagem da unidade ou do serviço de saúde, incluídos os enfermeiros, assim como os auxiliares e os técnicos de enfermagem também participam de atividades gerenciais relacionadas com o gerenciamento de material, entre outras (LIMA, 2018).

O Brasil mantém ao longo de quase 4 décadas um crônico desequilíbrio na composição da força de trabalho de enfermagem entre o percentual de enfermeiros e de profissionais de enfermagem com formação de nível médio, visto que no início dos anos 1980 os enfermeiros representavam 8,5%, e no ano de 2021 chegavam a 24,5% do total de trabalhadores de enfermagem (BRASIL, 2020). Em novembro de 2021, o Brasil registrava um contingente de 2.575.390 trabalhadores de enfermagem: 632.522 (24,5%) enfermeiros, 1.942.435 (75,4%) técnicos e auxiliares de enfermagem, e 433 (0,02%) obstetrizes (BRASIL, 2020).

No cenário mundial e na região das Américas, a distribuição é, respectivamente, de 69 e 59% de enfermeiros e 22 e 37% de profissionais de enfermagem de nível médio. O total de trabalhadores de enfermagem representa 59% dos trabalhadores de saúde no mundo e 56% nas Américas (CASSIANI *et al.*, 2020).

No Brasil, o persistente perfil da força de trabalho de enfermagem, com apenas 24,5% de enfermeiros, justifica, em parte, sua forte presença em atividades gerenciais, tanto na enfermagem quanto em serviços de saúde.

Estudos apontam a participação expressiva de enfermeiros na gestão das secretarias de saúde municipais, da coordenação da Atenção Básica (AB), na gerência de unidade e no gerenciamento do cuidado na Atenção Primária à Saúde (APS), dada sua formação na área de administração e gerência no curso de graduação, sua competência para comunicação e interação com profissionais de outras áreas, sua perspectiva interprofissional, mas também sua adesão aos modelos tradicionais de gestão e atenção à saúde – predominantemente o taylorista e o biomédico –, e o seu destacado posicionamento a favor do cumprimento de normas e regras sem questionamento (CARVALHO *et al.*, 2014).

Sabe-se também que a maioria dos enfermeiros assume atividades gerenciais tanto da assistência de enfermagem quanto de serviços e unidades assistenciais na Atenção Especializada.

No Brasil, a intensa participação dos enfermeiros nas atividades de cunho gerencial e o quadro da gestão do trabalho descrito anteriormente evidenciam a necessidade de debate e de mudanças no processo de trabalho gerencial dos enfermeiros – do modelo de gestão tradicional centralizado e vertical para o modelo de gestão compartilhada e participativa (BERNARDES *et al.*, 2011; BERNARDES *et al.*, 2015).

O modelo de gestão compartilhada ou colegiada se apoia na descentralização da organização por meio da implantação de unidades funcionais autônomas, com menos hierarquia, mais tomada de decisão compartilhada e trabalho em equipe. Estudo que acompanhou o processo de implantação desse modelo de gestão em um hospital mostrou que não houve participação dos trabalhadores de enfermagem na construção da proposta, e que esta foi implementada de forma autoritária, com capacitação incipiente dos profissionais envolvidos na mudança e o desligamento, por parte da instituição, após a instalação do novo modelo, do gestor que havia coordenado o processo. Tudo isso prejudicou a adesão dos trabalhadores, embora a experiência tenha tido repercussões que intensificaram a comunicação e a tomada de decisão compartilhada entre os profissionais e equipes, e, sobretudo, repercussões positivas na assistência aos usuários do serviço (BERNARDES *et al.*, 2011).

Outro estudo apresenta análise da implantação do modelo de gestão participativa e mostra que seus resultados reiteram as dificuldades de os gestores promoverem o envolvimento dos profissionais e das equipes no planejamento e na implementação dos novos processos de comunicação, distribuição do poder e tomada de decisão mais compartilhada. Isso tende a acarretar resistências dos profissionais de enfermagem e de saúde às mudanças propostas e a dificultar, sobretudo, a adoção da atenção centrada nas necessidades dos pacientes e das famílias, almejada pela gestão participativa, colegiada e compartilhada (BERNARDES *et al.*, 2015).

O processo de construção do SUS, no Brasil, desde meados dos anos 1980, busca a promoção da mudança epistemológica, política e ética da racionalidade de gestão dominante na rede de serviços de saúde, bem como a implantação de modelos de gestão colegiada, participativa e centrada em equipes de saúde (CAMPOS, 2021). O autor refere que, nesse processo, são reconhecidas as contribuições do planejamento ascendente com a participação de trabalhadores, usuários e da população. No entanto, ainda não há um modelo seguro e efetivo que articule a participação horizontal da base com algum grau de centralização vertical que assegure alcançar os objetivos do SUS e que evite o risco de estabelecimentos de saúde, colegiados e equipes de trabalho se perderem em discussões infindáveis e em particularidades (CAMPOS, 2021).

Entende-se que um novo modelo de gestão em saúde e em enfermagem está em construção, com um consenso amadurecido, embora ainda permeado por divergências, que se referem à necessidade de buscar a maior participação de todos os atores sociais envolvidos – gestores, trabalhadores de saúde, usuários e população, bem como estudantes e professores –, visto que o SUS também constitui espaço de aprendizado teórico e prático que contribui na formação dos profissionais de saúde e de enfermagem. As características da cogestão e da gestão participativa, anteriormente assinaladas, são: constituição e funcionamento de um sistema de colegiados que assumem a responsabilidade pela gestão em diversos níveis, desde a direção geral da instituição, a coordenação de cada unidade de produção e a coordenação de áreas e de equipes de saúde (CAMPOS, 2021; BERNARDES *et al.*, 2015; BERNARDES *et al.*, 2011; PINTO *et al.*, 2014). Interessante assinalar que a proposta de gestão colegiada pressupõe que os colegiados sejam instâncias de deliberação que atuem levando em consideração os vários grupos de interesse envolvidos (gestores, trabalhadores, usuários e população), com negociações permanentes e que apoiem as unidades de produção de atenção à saúde, constituídas pelas equipes de saúde, que, por sua vez, requerem autonomia e responsabilização pelos cuidados de saúde aos usuários, famílias e comunidades (CAMPOS, 2021).

Apesar da ampla contribuição, muitas vezes os enfermeiros não são identificados como pessoas-chave, como partes interessadas nas políticas de saúde. Por isso, a Organização Mundial da Saúde (OMS) (WHO, 2020) propôs estratégias de fortalecimento dos trabalhadores e do trabalho da enfermagem no cenário global e declarou em 2020 o ano dos profissionais de enfermagem.

Na perspectiva de organizar o processo assistencial, novas tendências vêm sendo discutidas, como a prática com base em evidências e a enfermagem de prática avançada, que ampliam a prática clínica do enfermeiro. A liderança vem sendo retomada como ferramenta importante, não apenas para a organização da assistência, como também para o efetivo gerenciamento do cuidado. Essas tendências implicam a ampliação do papel gerencial do enfermeiro. A literatura, portanto, possibilita observar a tendência de ampliação da dupla dimensão do processo de trabalho de enfermagem e do enfermeiro – assistencial e gerencial –, e, nessa segunda vertente, o gerenciamento do cuidado.

Outra tendência que impacta o trabalho gerencial do enfermeiro e que ganha destaque a partir dos anos 2000 (IOM, 2015) é o reconhecimento do caráter interprofissional das práticas de saúde e da educação dos profissionais de saúde e de enfermagem, acentuada pela mudança dos perfis demográfico, epidemiológico e alimentar das populações nos diversos países e pela complexidade crescente das necessidades de saúde e da rede de serviços de saúde (PEDUZZI *et al.*, 2020; WHO, 2010; FRENK *et al.*, 2010).

Essas mudanças provocaram, ao longo das últimas décadas, a ampliação do escopo de prática das profissões da saúde, no sentido de criar condições para atuação de cada área profissional com todas as respectivas competências previstas na formação. Isso ocasionou maior sobreposição das fronteiras das áreas e a configuração de competências colaborativas (THISTLETHWAITE *et al.*, 2014). As competências colaborativas, que têm potencial para enfrentar e minimizar a fragmentação dos serviços e o isolamento das práticas profissionais, foram definidas por um grupo de estudo canadense e podem ser consideradas referência também para o contexto do SUS no Brasil, a saber: comunicação interprofissional, atenção centrada no paciente, clareza do trabalho e papel dos diferentes profissionais, dinâmica de funcionamento da equipe, liderança colaborativa e resolução de conflitos interprofissionais (CIHC, 2010).

Orchard (2010) aponta que os profissionais de enfermagem são o maior grupo nos sistemas de saúde de vários países e estão quase sempre inseridos em equipes de saúde, de modo que farão diferença se saírem de seu isolamento e da reiteração da ordem institucional e mudarem efetivamente o foco de seu trabalho para as necessidades dos pacientes, dos familiares e da comunidade. Os autores destacam que isso significa estimular a participação dos pacientes, familiares e da comunidade na tomada de decisão sobre seu plano de cuidado, de maneira também compartilhada com os demais profissionais da equipe. Outro estudo também destaca a contribuição dos enfermeiros na maior sinergia do trabalho em equipe e melhor tomada de decisão sobre o cuidado dos pacientes, visto que esses profissionais são reconhecidos como um centro de recepção e divulgação de informações nos diversos serviços de saúde (PROPP *et al.*, 2010).

Nesse sentido, é preciso acompanhar as tendências atuais de ampliação da dupla face do processo de trabalho de enfermagem, especialmente do enfermeiro, para que sejam orientadas segundo os princípios e as diretrizes do SUS; ou seja, mudança do modelo de atenção à saúde orientado às necessidades de usuários e da população, portanto delineado segundo a atenção centrada na pessoa, a prática colaborativa e a educação interprofissional, bem como mudanças do modelo de gestão e gerenciamento participativo e compartilhado (BERNARDES *et al.*, 2011; BERNARDES *et al.*, 2015).

PROCESSO DE TRABALHO GERENCIAL DO ENFERMEIRO

Muitas críticas são feitas à gestão e ao gerenciamento exercidos pelo enfermeiro, especialmente pelo apego exagerado do profissional às normas institucionais e às rotinas dos serviços, com objetivos desvinculados da assistência ao paciente, que são identificadas como burocracia.

Ao abordar o processo gerencial em enfermagem em outra direção, consideram-se as concepções de Castellanos *et al.* (1989), Gomes *et al.* (1997), e Felli e Peduzzi (2010), que não se identificam com a burocracia, na medida em que têm como finalidade a assistência a indivíduos, famílias e população. Estudos salientam que o papel gerencial do enfermeiro é reconhecido e valorizado pelos demais membros da equipe de saúde, uma vez que ele exerce inúmeras atividades que o tornam necessário e indispensável para garantir o desenvolvimento do trabalho coletivo envolvido no cuidado do paciente (LIMA, 2018; PROPP *et al.*, 2010; ORCHARD, 2010).

Pesquisa sobre a experiência dos enfermeiros no exercício do trabalho gerencial (LANZONI *et al.*, 2015) identificou que os participantes distinguiram o gerenciamento da unidade e o gerenciamento do cuidado. O gerenciamento da unidade estava vinculado a ações burocráticas e ao que denominaram "cuidado indireto", que se refere a assegurar recursos para a assistência de enfermagem; por sua vez, o gerenciamento do cuidado estava vinculado diretamente à assistência e demandava a interação entre enfermeiro, equipe de enfermagem e pacientes (LANZONI *et al.*, 2015). Os autores destacam a necessidade de definição teórico-conceitual e de apreensão pelos enfermeiros do conceito de gerenciamento do cuidado, e que esse constitui um dos desafios para qualificar o processo gerencial do profissional de enfermagem.

Christovam *et al.* (2012) apresentaram análise crítica da dicotomia que os enfermeiros expressam ao referir sua prática profissional entre cuidar e gerenciar, e desenvolveram pesquisa com base no método de construção conceitual que resultou na proposta de um novo conceito, denominado "gerência do cuidado de enfermagem no contexto hospitalar". A opção específica pela prática hospitalar foi justificada pela identificação de que "os trabalhos que apresentavam uma definição mais clara e objetiva da gerência do cuidado abordavam questões sobre a gerência em saúde coletiva" (CHRISTOVAM *et al.*, 2012). Segundo as autoras:

> A gerência do cuidado de enfermagem em sua concepção teórica envolve uma relação dialética entre o saber-fazer gerenciar e o saber-fazer cuidar, [...] articula os saberes da gerência e do cuidado, possibilitando a existência de uma interface entre os dois objetos na prática profissional (CHRISTOVAM *et al.*, 2012).

Destacam que o conceito de gerência do cuidado de enfermagem abrange a dimensão ontológica de ajuda ao ser humano e caracteriza-se pelos elementos *conhecimento* e *complexidade*. A dimensão técnica e da tecnologia da gerência do cuidado de enfermagem é constituída por conhecimento, ferramentas e habilidades necessários para a organização do trabalho de enfermagem e para assegurar condições indispensáveis para alcançar os objetivos institucionais.

A literatura na área de gestão e gerenciamento em enfermagem mantém a interpretação predominante acerca da existência da dupla dimensão do processo de trabalho do enfermeiro – assistencial e gerencial –, bem como do processo de articulação entre ambas as dimensões, que leva à constituição da gerência do cuidado de enfermagem ou gerenciamento do cuidado (TREVISO *et al.*, 2017; LANZONI *et al.*, 2015; CHRISTOVAM *et al.*, 2012; FELLI; PEDUZZI, 2010; HAUSMANN; PEDUZZI, 2009).

É importante ressaltar que, no contexto legal, o gerenciamento exercido pelo enfermeiro foi instituído pela Lei do Exercício Profissional (Lei nº 7.498/1986), em 1986 (BRASIL, 1986), que dispõe que as ações gerenciais são privativas do enfermeiro. Em 2018, a Resolução nº 573/2018, do Conselho Nacional de Saúde, do Ministério da Saúde (BRASIL, 2018), ampliou o leque de competências na formação dos enfermeiros, direcionando-as para o reconhecimento dos princípios, das diretrizes e das políticas de saúde vigentes, assim como para a coordenação das ações de gerenciamento do cuidado em enfermagem. Essas competências direcionam as ações gerenciais dos enfermeiros e se referem a: gestão do cuidado, ações gerenciais de diagnóstico; planejamento, organização, logística; monitoramento e avaliação no processo de trabalho em enfermagem; liderança e articulação da equipe de enfermagem; relações interpessoais mediadas pelo diálogo em respeito ao outro; comunicação e acolhimento como tecnologias indispensáveis do processo de trabalho da enfermagem; dimensionamento dos recursos humanos, físicos, materiais, de informação e de tecnologia para o cuidado de enfermagem; e utilização das tecnologias de comunicação e informação, todas ações executadas com base em evidências científicas, princípios humanísticos, políticos e ético-legais.

GERENCIAMENTO DO CUIDADO: CONCEITOS E AÇÕES

Hausmann e Peduzzi (2009) identificam que o gerenciamento do cuidado se refere ao momento no qual há a articulação entre os processos de trabalho gerencial e assistencial para atender às necessidades dos pacientes, da equipe de enfermagem e da instituição (Figura 3.1). As autoras apontam, ainda, a sistematização da assistência de enfermagem (SAE) como um instrumento importante para o gerenciamento do cuidado. Outros estudos (TREVISO *et al.*, 2017; LANZONI *et al.*, 2015; CHRISTOVAM *et al.*, 2012; ROSSI; SILVA, 2005) adotam concepção semelhante que corrobora o gerenciamento do cuidado como constitutivo do trabalho gerencial do enfermeiro.

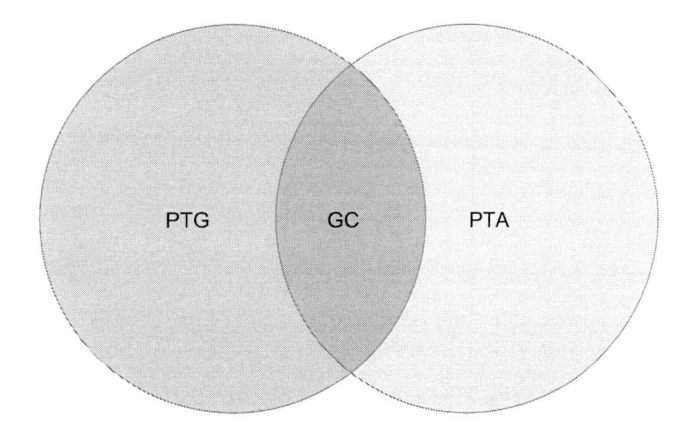

Figura 3.1 Representação gráfica do gerenciamento do cuidado. Adaptada de Hausmann (2006). PTG: processo de trabalho gerencial; GC: gerenciamento do cuidado; PTA: processo de trabalho assistencial.

O conceito de gerenciamento do cuidado é abstrato e dinâmico, e depende de a intencionalidade das ações estarem ou não voltadas para a assistência aos pacientes e às famílias. Nesse sentido, diferencia-se do conceito de gerenciamento propriamente dito.

Santos *et al.* (2013), em uma revisão integrativa sobre as práticas de enfermeiros na gerência do cuidado em enfermagem, observaram que há poucas definições na produção científica sobre o gerenciamento do cuidado porque ainda há um foco grande no gerenciamento dos serviços, associado a ações de "previsão, aquisição, transporte, recebimento, armazenamento, conservação, distribuição e controle" (SANTOS *et al.*, 2013).

Por outro lado, as definições encontradas pelos autores, referentes ao gerenciamento do cuidado, relacionam-se com uma prática mais ampla, a qual envolve ações de cuidado, educativas e de pesquisa que resultam em benefício do paciente; logo, o gerenciamento do cuidado deve ser centrado no paciente e em suas necessidades. Observa-se também que é um processo "intransferível e exige um critério profissional que, desde o planejamento até a execução, responda aos padrões éticos, jurídicos e técnico-científicos que só se alcançam com uma formação superior" (SANTOS *et al.*, 2013).

Para Rodrigues e Lima (2004), o enfermeiro é o profissional da equipe de enfermagem mais preparado para a tomada de decisões, com segurança na avaliação dos pacientes, preocupando-se em prover e oferecer as condições necessárias para uma assistência de qualidade. Os autores também concluíram que a multiplicidade do trabalho do enfermeiro faz dele uma referência não somente para a equipe de enfermagem, mas também para os demais trabalhadores que compõem a equipe de saúde. Isso porque são os profissionais que detêm o conjunto mais amplo de informações relacionadas com a assistência prestada ao paciente.

Rossi e Silva (2005) analisam que o enfermeiro ocupa os espaços de decisão estratégicos para a garantia do cuidado. As autoras destacam que esse posicionamento perante a organização do trabalho é o que realmente caracteriza o gerenciamento do cuidado do enfermeiro.

Christovam *et al.* (2012), referidos anteriormente, elaboraram uma definição teórica sobre gerência do cuidado de enfermagem em contextos hospitalares e concluíram que, nesse âmbito de prática profissional, as ações relacionam-se com os cuidados direto e indireto realizados pelo enfermeiro de maneira articulada com o objetivo de garantir um cuidado sistematizado e de qualidade aos pacientes. As autoras definem que, entre as ações, é necessário um conjunto de instrumentos gerenciais, como coordenação, supervisão, comunicação, observação e delegação. Por sua vez, Santos *et al.* (2013) identificam outro conjunto de ações relacionadas com o gerenciamento do cuidado desenvolvido pelos enfermeiros: dimensionar a equipe de enfermagem; exercer liderança no ambiente de trabalho; planejar a assistência de enfermagem; educar/capacitar a equipe de enfermagem; gerenciar os recursos materiais; coordenar o processo de realização do cuidado; realizar o cuidado e/ou procedimentos mais complexos; e avaliar o resultado das ações de enfermagem (SANTOS *et al.*, 2013).

Observa-se, portanto, que há ainda, na própria literatura nacional, um caminho a ser percorrido no que se refere ao consenso sobre o conceito de gerenciamento do cuidado.

Entretanto, defende-se que, para além de uma nova denominação ou conceito, o "gerenciamento do cuidado" precisa se tornar exequível como parte do trabalho dos enfermeiros que compõem a rede de serviços em saúde no Brasil.

CONSIDERAÇÕES FINAIS

Apresentou-se o trabalho gerencial do enfermeiro mediante as várias possibilidades que esse processo encerra. É certo que são necessárias efetivas políticas sociais e de saúde, de recursos humanos e institucionais para que o trabalho gerencial e o gerenciamento do cuidado sejam executados com todo o seu potencial. O processo de trabalho gerencial constitui a dimensão do trabalho de enfermagem, particularmente do enfermeiro, que contribui para assegurar, simultaneamente, a qualidade da assistência de enfermagem e de atenção à saúde, e, como tal, contém a possibilidade de contribuir para as mudanças almejadas tanto do modelo assistencial quanto do modelo de gestão participativa e compartilhada. Esse é o grande desafio que os profissionais de enfermagem, em parceria com os demais profissionais de saúde, têm pela frente.

BIBLIOGRAFIA

BERNARDES, A. *et al.* Implementation of a participatory management model: analysis from a political perspective. **Journal of Nursing Management**, v. 23, p. 888-897, 2015.

BERNARDES, A. *et al.* Modelo de gestão colegiada e descentralizada em hospital público: a ótica da equipe de enfermagem. **Revista Latino-Americana de Enfermagem**, v. 19, n. 4, 8 telas, 2011.

BRASIL. Conselho Federal de Enfermagem (Cofen). **Enfermagem em números** [Internet]. Brasília: Cofen, 2020. Disponível em: http://www.cofen.gov.br/enfermagem-em-numeros. Acesso em: 15 nov. 2021.

BRASIL. Conselho Federal de Enfermagem (Cofen). **Lei nº 7.498, de 25 de junho de 1986**. Dispõe sobre a regulamentação do exercício da Enfermagem e dá outras providências. Brasília, 9 de julho de 1987. Disponível em: http://www.cofen.gov.br/lei-n-749886-de-25 -de-junho-de-1986_4161.html. Acesso em: 30 set. 2021.

BRASIL. Ministério da Saúde. Conselho Nacional de Saúde. **Resolução nº 573, de 31 de janeiro de 2018**. Institui as Diretrizes Curriculares Nacionais do Curso de Graduação Bacharelado em Enfermagem. Brasília. Disponível em: https://conselho.saude.gov.br/ resolucoes/2018/Reso573.pdf. Acesso em: 30 set. 2021.

CAMPOS, G. W. S. El AntiTaylor: un método para gobernar instituciones de salud con la producción de libertad y compromiso. *In*: CAMPOS, G. W. S. **Gestión en salud**: en defensa de la vida. 1. ed. Buenos Aires: EDUNLa Cooperativa, 2021. Cap. 4, p. 51-62.

CANADIAN INTERNATIONAL HEALTH COLLABORATION (CIHC). **A national interprofissional competence framework**. Vancouver: Canadian Interprofessional Health Collaborative, 2010. Disponível em: www.mcgill.ca/ipeoffice/ipe-curriculum/cihc-framework. Acesso em: 11 ago. 2022.

CARVALHO, B. G. *et al.* Gerência de unidade básica de saúde em municípios de diferentes portes: perfil e instrumentos gerenciais utilizados. **Revista da Escola de Enfermagem da USP**, v. 48, n. 5, p. 907-914, 2014.

CASSIANI, S. H. B. *et al.* La situación de la enfermería en el mundo y la Región de las Américas en tiempos de la pandemia de COVID-19. **Revista Panamericana de Salud Pública**, v. 44, p. e64, 2020. doi: 10.26633/RPSP.2020.64.

CASTELLANOS, B. E. P. *et al.* Desafios da enfermagem para os anos 90. *In*: Congresso Brasileiro de Enfermagem, 41. 1989. Florianópolis. **Anais...** Florianópolis: ABEn, 1989. p. 147-169.

CHRISTOVAM, B. P.; PORTO, I. S.; OLIVEIRA, D. C. Gerência do cuidado de enfermagem em cenários hospitalares: a construção de um conceito. **Revista da Escola de Enfermagem da USP**, v. 46, n. 3, p. 734-741, 2012.

FELLI, V. E. A.; PEDUZZI, M. Trabalho gerencial em enfermagem. *In*: KURCGANT, P. (coord.). **Gerenciamento em enfermagem**. Rio de Janeiro: Guanabara Koogan, 2010.

FRENK, J. *et al.* Health professionals for a new century: transforming education to strengthen health systems in an interdependent world. **Lancet**, v. 376, n. 9756, p. 1923-1958, 2010.

GOMES, E. L. R. *et al.* Dimensão histórica da gênese e incorporação do saber administrativo na enfermagem. *In*: ALMEIDA, M. C. P.; ROCHA, S. M. M. (orgs.). **O trabalho de enfermagem**. São Paulo: Cortez, 1997. p. 229-250.

HAUSMANN, M.; PEDUZZI, M. Articulação entre as dimensões gerencial e assistencial do processo de trabalho do enfermeiro. **Texto & Contexto – Enfermagem**, v. 18, n. 2, p. 258-265, 2009.

INSTITUTE OF MEDICINE (IOM). **Measuring the impact of interprofessional education on collaborative practice and patient outcomes**. Washington, D.C.: National Academy Press, 2015.

LANZONI, G. M. M. *et al.* Tornando-se gerente de enfermagem na imbricada e complexa fronteira das dimensões assistencial e gerencial. **Revista Eletrônica de Enfermagem**, v. 17, n. 2, p. 322-332, 2015.

LIMA, A. M. V. **Caracterização das ações de enfermagem na atenção primária à saúde na perspectiva do trabalho em equipe e prática colaborativa interprofissional**. 2018. Dissertação. Escola de Enfermagem, Universidade de São Paulo, São Paulo, 2018.

ORCHARD, C. A. Persistent isolationist or collaborator? The nurse's role in interprofessional collaborative practice. **Journal of Nursing Management**, v. 18, p. 248-257, 2010.

PEDUZZI, M. *et al*. Trabalho em equipe: uma revisita ao conceito e a seus desdobramentos no trabalho interprofissional. **Trabalho, Educação e Saúde**, v. 18, s1, p. e0024678, 2020. doi: 10.1590/1981-7746-sol00246.

PINTO, I. C. M. *et al*. Organização do SUS e diferentes modalidades de gestão e gerenciamento dos serviços e recursos públicos de saúde. *In*: PAIM, J. S.; ALMEIDA-FILHO, N. (org.). **Saúde coletiva**: teoria e prática. 1. ed. Rio de Janeiro: MedBook, 2014. Cap. 17, p. 231-243.

PROPP, K. M. *et al*. Meeting the complex needs of the health care team: identification of nurse-team communication practices perceived to enhance patient outcomes. **Qualitative Health Research**, v. 20, n. 1, p. 15-18, 2010. Disponível em: http://qhr.sagepub.com/content/20/1/15. Acesso em: 14 mar. 2012.

RODRIGUES, F. C. P.; LIMA, M. A. D. S. A multiplicidade de atividades realizadas pelo enfermeiro em unidades de internação. **Revista Gaúcha de Enfermagem**, v. 25, n. 3, p. 314-322, 2004.

ROSSI, F. R.; SILVA, M. A. D. Fundamentos para processos gerenciais na prática do cuidado. **Revista da Escola de Enfermagem da USP**, v. 39, n. 4, p. 460-468, 2005.

SANTOS, J. L. G. *et al*. Práticas de enfermeiros na gerência do cuidado em enfermagem e saúde: revisão integrativa. **Revista Brasileira de Enfermagem**, v. 66, n. 2, p. 257-263, 2013.

SOARES, C. B.; PEDUZZI, M.; COSTA, M. V. Os trabalhadores de enfermagem na pandemia Covid-19 e as desigualdades sociais. [editorial]. **Revista da Escola de Enfermagem da USP**, v. 54, p. e03599, 2020. doi: 10.1590/S1980-220X2020ed0203599.

SOUZA, H. S. O processo de trabalho em enfermagem sob o fluxo tensionado. *In*: SOUZA, H. S.; MENDES, A. (org.). **Trabalho e saúde no capitalismo contemporâneo**: enfermagem em foco. Rio de Janeiro: DOC Saberes, 2016. p. 87-111.

SOUZA, H. S. *et al*. A força de trabalho de enfermagem brasileira frente às tendências internacionais: uma análise no Ano Internacional da Enfermagem. **Physis: Revista de Saúde Coletiva**, v. 31, n. 1, p. e310111, 2021.

TEIXEIRA, C. F. S.; PAIM, J. S. A crise mundial de 2008 e o golpe do capital na política de saúde no Brasil. **Saúde Debate**, v. 42, esp. 2, p. 11-21, 2018.

THISTLETHWAITE, J. E. *et al*. Competencies and frameworks in interprofessional education: a comparative analysis. **Academic Medicine**, v. 89, n. 6, p. 869-875, jun. 2014. doi: 10.1097/ACM.0000000000000249.

TREVISO, P. *et al*. Competências do enfermeiro na gestão do cuidado. **Revista Administração de Saúde**, v. 17, n. 69, 2017. doi: 10.23973/ras.69.59.

WORLD HEALTH ORGANIZATION (WHO). **Framework for action on interprofessional education & collaborative practice**. Geneva: WHO, 2010.

WORLD HEALTH ORGANIZATION (WHO). **State of the world's nursing 2020**: investing in education, jobs and leadership. Geneva: WHO, 2020.

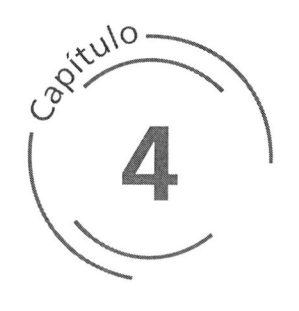

Capítulo

4

Planejamento e Processo Decisório como Instrumentos do Trabalho Gerencial

Maria Helena Trench Ciampone ♦ Daisy Maria Rizatto Tronchin ♦ Marta Maria Melleiro

INTRODUÇÃO

Discorrer sobre o tema planejamento e processo decisório, na atualidade, requer considerar razões e fatos históricos, que demandam revisão de conceitos, referenciais, modelos, estratégias e métodos.

A partir de análise sociológica de grande impacto, Bauman, em 2007, lança mão da metáfora de "liquidez" para expressar o dinamismo do processo de mudanças que vem ocorrendo em diferentes âmbitos na esfera mundial, marcando a transição entre a modernidade e a fase atual denominada pós-modernidade. Aponta questões importantes que servem como ponto de partida para refletir acerca do planejamento e do processo decisório como instrumentos do trabalho gerencial, em função dos constantes desafios impostos pelo macrocontexto aos indivíduos e às organizações (BAUMAN, 2007).

No entender de Basílio (2010), em primeiro lugar, a metáfora da passagem do estado "sólido" para o estado "líquido" justifica-se tendo em vista a impermanência. As rápidas mudanças no cenário global imprimem às organizações uma transição nas instituições que asseguravam racionalidade, repetição de padrões norteadores do planejamento e decisões capazes de conduzir a metas e objetivos previsíveis para um patamar de obsolescência. Isso porque a estabilidade deixou de ser parâmetro para condução tanto do planejamento dos projetos no âmbito individual quanto dos referentes ao mundo do trabalho nas organizações e sociedades. Em segundo lugar, assinala para a incerteza como questão fundamental, que permeia o trabalho na atualidade. Considera que, no mundo globalizado, a sociedade não é mais protegida pelo Estado, ou pelo menos é improvável que se confie na proteção oferecida por este, em função da exposição dele às forças sobre as quais não se tem controle e não se espera ou pretende recapturar e subjugar.

Em terceiro lugar, a fragilidade dos laços inter-humanos, que antes teciam uma rede de segurança digna de amplo e contínuo investimento de tempo e esforço, sacrifica interesses individuais imediatos, e esses laços tornam-se cada vez mais temporários. A sociedade é tratada como uma "rede" e não como uma "estrutura": é compreendida e encarada como uma matriz de conexões e desconexões aleatórias e de um volume, essencialmente, infinito de permutações possíveis.

Em quarto lugar, considera-se o colapso de se poder pensar, planejar e agir a longo prazo, em função do desaparecimento ou enfraquecimento das estruturas sociais nas quais cenários podem ser traçados. E, por fim, em quinto lugar, a responsabilidade em resolver os dilemas gerados por circunstâncias voláteis e, constantemente, instáveis tende a ser transferida aos indivíduos – dos quais se espera que sejam livres para fazer escolhas e que suportem plenamente as consequências destas.

Explicando esse mesmo contexto, surge, também, um termo que tem sido amplamente utilizado para caracterizar o mundo contemporâneo: VUCA, uma sigla em inglês formada pela primeira letra das palavras *volatility* (volatilidade), *uncertainty* (incerteza), *complexity* (complexidade) e *ambiguity* (ambiguidade). Esses quatro vocábulos são usados para descrever o mundo em que vivemos, caracterizado por mudanças rápidas, fluido/volátil, incerto, complexo e ambíguo.

O conceito de volatilidade ou fluidez está associado à velocidade com a qual as mudanças acontecem. A relação do ser humano com o meio tem mudado diariamente, e isso ocorre em razão das novas formas de comunicar-se e de relacionar-se. Nesse sentido, é possível compreender o significado da expressão: "A crescente convicção de que a mudança é a única coisa permanente e a incerteza a única certeza."

A incerteza é fato devido ao estado constante de mudanças das situações. É possível afirmar, sem medo de errar, que o mundo se tornou um lugar de muitas incertezas. Assim, mesmo tendo uma quantidade sem precedentes de dados, não necessariamente todos esses serão informações úteis para prever cenários futuros. É preciso ser capaz de analisá-los.

A ambiguidade diz respeito a tudo que apresenta obscuridade, podendo ter diferentes sentidos. O que há diante desse constructo são possibilidades e caminhos nebulosos perante a projeção de diferentes contextos e cenários, exigindo, portanto, a capacidade de prospecção.

Os impactos observáveis no dia a dia são:

- O mundo VUCA interfere em absolutamente todas as decisões que são tomadas nas empresas, as quais necessitam ser tomadas com rapidez e, muitas vezes, envolve riscos
- Há dificuldade em planejar a longo prazo, uma vez que os cenários podem mudar rapidamente e em curto espaço de tempo
- Há necessidade em aderir a novas tecnologias, que sofrem maiores impactos de fatores externos em função da globalização
- É preciso criar experiências satisfatórias para clientes internos e externos para poder atender as demandas e manter a resolutividade
- É indispensável atualizar as políticas internas para que não perpetuem cultura e comportamentos ultrapassados e negativos
- Há a exigência em administrar o ambiente, no qual diferentes gerações atuam conjuntamente (*baby boomers, X, Y* ou *millennials e gen.Z*).

Estudiosos no assunto afirmam que as melhores decisões são tomadas quando se detém o conhecimento acerca dos componentes organizacionais e se percorre todas as fases do processo decisório (LOUSADA; VALENTIM, 2011; CONSENTINO *et al.*, 2020).

Assim, este capítulo tem por finalidade sensibilizar os profissionais de saúde que ocupam posições de coordenação ou gestão de serviços ou de setores específicos para oportunidades de intervenção e de transformação da realidade, por meio do exercício do planejamento sistematizado e da análise de problemas, transcorrendo um processo decisório cuidadoso sem ignorar nenhuma de suas etapas essenciais. Por experiência, é sabido que, quanto mais urgente é a situação, mais pressionada a pessoa fica para fazer escolhas que resolvam os problemas e, dessa forma, a tendência é abreviar o processo, sobretudo na definição e explicação, busca e escolha de alternativas.

Isso posto, defende-se a ideia de que a análise de problemas se constitui de uma série de processos, que podem ser aprendidos para serem empregados como instrumentos do processo de trabalho gerencial. Esses processos favorecem decisões qualificadas dos profissionais de saúde e gestores de modo participativo, ouvindo todos os envolvidos na situação e escolhendo ações que obtenham o máximo êxito na resolução de problemas, com menor custo e com o mínimo de desvantagens ou riscos.

Nesse cenário, o planejamento do processo decisório é determinante para o gerenciamento de conflitos e para possíveis negociações entre os envolvidos. Para tanto, almeja-se explicitar as bases conceituais e metodológicas, além das características dos processos de tomada de decisão e de planejamento, segundo as perspectivas normativa e estratégica, discutindo as implicações dessas duas abordagens para o gerenciamento dos serviços de saúde.

O planejamento e o processo decisório, certamente, são temas basilares na vida do ser humano contemporâneo, sobretudo em três situações: como instrumento/atividade dos processos de gestão das organizações; como impulsionador de práticas sociais transformadoras; e como método de ação governamental no que se refere à produção de políticas (CONSENTINO *et al.*, 2020).

Sob essa ótica, o planejamento como instrumento do processo de trabalho gerencial pode ser definido como a arte de fazer escolhas e de elaborar planos para favorecer um processo de mudança. Quando se pensa em planejamento, a primeira ideia que se associa é a de conformação de uma ação no futuro. No intuito de abordar e refletir acerca do planejamento no processo de trabalho na área da saúde, formulou-se a seguinte questão: O planejamento tem permitido o alcance dos resultados que desejamos? Se a reposta a essa indagação for afirmativa, é possível deduzir que há governabilidade com relação ao processo de trabalho. Caso contrário, será importante indagar por que o planejamento não tem possibilitado seguir a direção desejada.

É evidente que transformar a realidade não é tarefa simples; desse modo, a função do planejamento impõe uma série de variáveis que condicionam o êxito dos propósitos.

O planejamento é um processo contínuo, que visa possibilitar uma postura ativa dos gestores de uma organização na sua relação com os usuários/cidadãos e com o meio em que atuam. Como a realidade é dinâmica, não há planos definitivos e fechados, sendo necessário considerar as incertezas deles, deixando margens para os imprevistos

(ALMEIDA *et al.*, 2001). Para esses autores, um plano não pode ser visto como um produto final, e sim deve constituir-se em um instrumento aberto, que permita aos gestores explicitarem os resultados que se deseja alcançar, como os responsáveis pelas ações, e em que tempo estas poderão ser realizadas.

Nesse aspecto, torna-se imprescindível manter um diálogo constante entre todos os envolvidos na situação, para que o planejamento e as ações sejam responsivos à realidade. No processo do trabalho gerencial em enfermagem, o planejamento figura como uma das atividades privativas dos enfermeiros, em virtude da divisão social e técnica do trabalho, relacionando-se ao gerenciamento dos serviços e, consequentemente, ao planejamento da assistência de enfermagem.

Desse modo, o planejamento passa a ser reduzido à sua dimensão técnica e a um conjunto de ações que visam colocar uma ação em prática. Observa-se, ainda, que são escassas as discussões ou produções na enfermagem que associam o planejamento às questões político-ideológicas e de poder que lhes são inerentes.

Em revisão de literatura sobre planejamento, é possível identificar autores filiados a correntes distintas de pensamento, as quais propõem abordagens diferentes que conduzem a diversas possibilidades relativas ao ato de planejar. No entanto, todas essas abordagens buscam sistematizar ações futuras, com a finalidade de intervir na realidade, a fim de propiciar o alcance dos objetivos desejados.

Por conseguinte, os métodos de planejamento mais empregados são o normativo/tradicional e o estratégico situacional, explicitados a seguir.

PLANEJAMENTO NORMATIVO OU TRADICIONAL

A construção de uma metodologia aplicada à área do planejamento em saúde na América Latina decorreu da necessidade de transposição do referencial teórico voltado para a esfera econômica para a programação de atividades em saúde.

O documento denominado *Problemas Conceptuales y Metodológicos de la Programación de la Salud* consiste em um dos desdobramentos da Conferência de Punta del Leste, ocorrida em 1961. Nessa oportunidade, os ministros de Estado dos diferentes países latino-americanos reconheceram a importância do planejamento como uma ferramenta tanto de promoção do crescimento econômico como de promoção do bem-estar social (MATTOS, 1993).

Assim, na *Carta de Punta del Leste*, estabeleceu-se um amplo programa de auxílio financeiro internacional aos países menos desenvolvidos, conhecido como "Aliança para o Progresso". Contudo, para ter acesso ao financiamento de ações, os países latino-americanos necessitariam elaborar programas nacionais de desenvolvimento que contemplassem projetos ligados ao desenvolvimento econômico e social.

A fim de atender a esse propósito, a Organização Pan-Americana de Saúde (OPAS) solicitou ao Centro de Estudos del Desarrollo (CENDES) a elaboração do documento *Problemas Conceptuales y Metodológicos de la Programación de la Salud*, que deveria dimensionar as necessidades e os recursos destinados à área de saúde, em consonância com os demais investimentos necessários ao crescimento econômico dos países em desenvolvimento.

A aplicação de recursos foi vinculada à ideia da apresentação de planos que comprovassem a eficiência e a eficácia das ações, otimizando ao máximo a utilização dos recursos em ações que o governo deveria realizar, orientadas diretamente para manter e melhorar a saúde da população.

Essa prerrogativa exigia a formação de técnicos especializados em planejamento, instituindo-se a figura do planejador, um profissional que empregaria um conjunto de conhecimentos sistemáticos e que se responsabilizaria pelo estudo da eficiência da utilização dos recursos. Caberia a ele, portanto, a função central de nortear as tomadas de decisão relativas à definição de prioridades no campo da saúde das populações.

Nesse modelo, supunha-se que o planejador partiria de um diagnóstico situacional e seria capaz de priorizar ações programáticas detendo poder de previsão e controle de todas as variáveis em um cenário estável. Dessa maneira, seria possível elaborar um único plano de ação, predizendo soluções eficazes para os problemas mapeados como se esses se comportassem de modo uniforme na população.

Os resultados do plano dependeriam, assim, apenas do conhecimento técnico daqueles que iriam operacionalizar as ações, eliminando-se, do planejamento, a esfera do político e do social. Partia-se, então, de uma proposta idealizada e tecnocrática que restringiria espaços para a negociação política e que desconsideraria os conflitos entre os diferentes atores sociais nela envolvidos.

Método CENDES/OPAS

O método CENDES/OPAS foi composto por uma sucessão de etapas predefinidas, com tarefas precisas e limites cronológicos demarcados, abarcando quatro etapas, a saber:

- Descrição da situação (diagnóstico) e explicação dessa situação de saúde no país, segundo os princípios da Teoria da Multicausalidade. Visualização de possíveis ações por meio de indicadores quantitativos, de impacto e de resolutividade dessas ações mediante a situação descrita
- Elaboração da programação propriamente dita, compreendendo a descrição de um conjunto de ações técnicas
- Implementação da programação obedecendo à uniformidade das ações técnicas em todos os territórios, como se os problemas atingissem todos em proporcionalidade semelhante em âmbito nacional
- Avaliação reconhecida como forma final de conferir se os resultados almejados foram alcançados.

Nesse método, é possível observar uma racionalidade instrumental que determina a direcionalidade das ações, além de um forte poder de centralização das decisões no âmbito ministerial, em distinção entre as necessidades de saúde nos diferentes territórios, desconsiderando os distintos perfis de morbimortalidade e o controle social.

No referencial do planejamento normativo ou tradicional, as tensões sociais são ignoradas e, sobretudo, encobertas no sentido da participação dos atores sociais, por representarem ameaça à ordem social vigente. Logo, qualquer possibilidade de conscientização das populações sobre os determinantes sociais no processo saúde-doença era negada e controlada pelo Estado, que vivia um período de ditadura militar.

Diante do exposto, torna-se imperativo conhecer os princípios do planejamento normativo/tradicional e todos os seus pressupostos norteadores, uma vez que esse método ainda é empregado na gestão em saúde, influenciando os modelos assistenciais e gerenciais prevalentes nos serviços de saúde, em sentido contrário às diretrizes e aos princípios do Sistema Único de Saúde (SUS).

Fases do planejamento normativo ou tradicional

Fase 1: diagnóstico/conhecimento do sistema como um todo

A concepção da fase de diagnóstico é oriunda da Teoria de Sistemas, cujo precursor é o biólogo Ludwig von Bertalanffy, o qual relatava que a organização deve ser estudada como um todo, uma vez que não é possível separá-la em partes sem que haja perda de suas características essenciais, reportando-se ao sistema como um conjunto de elementos interagentes e interdependentes, relacionados cada um com o seu ambiente, de modo a formar um todo organizado (SILVA, 2008).

Essa ideia de funcionamento sistêmico das organizações foi adotada por facilitar a percepção de que qualquer alteração em uma das partes produz interferências no resultado. Posteriormente, a ideia de sistema aberto foi incorporada na área da administração, referindo-se a uma complexa interação do funcionamento interno das organizações e o seu intercâmbio com o ambiente. Entre as várias contribuições da teoria sistêmica, é possível assinalar a necessidade de um diagnóstico de situação como ponto de partida para realizar o planejamento.

Somando-se à Teoria de Sistemas, a abordagem dos estudiosos da administração do Instituto de Relações Humanas de Tavistock, na Inglaterra, que ficou conhecida como Escola Sociotécnica, prestou importantes contribuições para a área de planejamento no contexto das organizações de saúde. Dessa maneira, foram identificados dois sistemas que compõem a organização: o técnico e o social.

Nessa perspectiva, o sistema técnico compreende as demandas específicas que definem as atividades, a área física, os equipamentos e os recursos existentes. É esse sistema técnico, portanto, o responsável pela eficiência potencial da organização. Por sua vez, o sistema social refere-se às relações entre os agentes responsáveis pela execução das atividades que transformam a eficiência potencial em eficiência real (Figura 4.1).

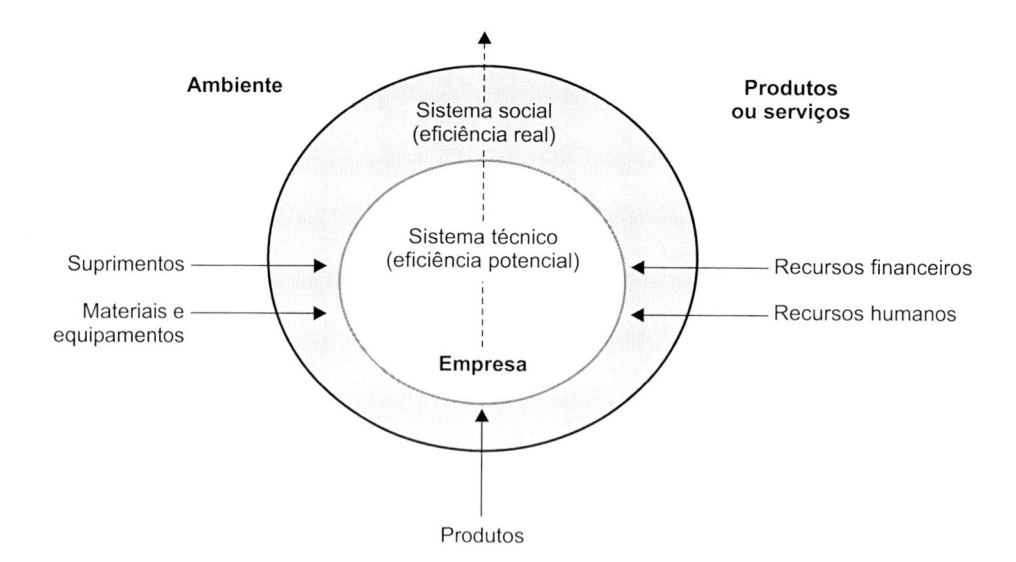

Figura 4.1 Visão da sociedade segundo o modelo sociotécnico.

A partir dessa concepção, considerou-se que qualquer organização é um sistema aberto que mantém constantes trocas com os ambientes físico e social, tanto internas quanto externas a ela. Assim, de acordo com a visão de sistemas e com a abordagem sociotécnica, o planejamento de ações e programas de um serviço de saúde deveria partir do conhecimento do sistema como um todo, a saber:

- Social:
  - Levantar necessidades de saúde, perfil de morbimortalidade, hábitos, crenças e valores da comunidade na qual o serviço está inserido
  - Identificar os recursos humanos necessários e disponíveis na região
  - Explicar os problemas de saúde a partir das dimensões estrutural, particular e singular da realidade dos serviços, embora essas denominações sejam peculiares à perspectiva do planejamento estratégico e não do normativo
- Técnico:
  - Identificar os recursos físicos, financeiros e materiais disponíveis para o serviço de saúde, a fim de otimizá-los de acordo com as necessidades da comunidade.

Nesse enlace, há maior visualização das interdependências interna e externa dos sistemas que compõem a organização e, por conseguinte, ao se iniciar o processo de planejamento, um dos pontos fundamentais para que os planos não se constituam em instrumentos teóricos é ser imprescindível obter o conhecimento real do sistema como um todo antes de delinear os objetivos e as metas a serem alcançadas.

Fase 2: determinação dos objetivos

Os objetivos são propósitos, intenções, resultados ou estados futuros que as organizações pretendem atingir por meio da alocação de recursos em determinada direção (SOBRAL; PECI, 2008).

Nas organizações, é possível reconhecer uma hierarquia vertical de objetivos, na qual no ápice da pirâmide estão os objetivos da instituição, que predominam sobre os demais; em seguida, os objetivos de cada departamento, que se sobrepõem aos da divisão, do serviço, da seção e sucessivamente até o nível operacional.

O planejamento envolve um conjunto de planos que variam desde o detalhamento das atividades cotidianas, no nível operacional, até as estratégias políticas a longo prazo. Deve, assim, constituir-se em um todo integrado e estruturado de ações que se relacionam entre si, com os vários níveis de objetivos e com as múltiplas ações necessárias para alcançá-los.

O plano corresponde à descrição formal do planejamento, estipulando como os objetivos devem ser alcançados, como os recursos serão alocados e quais e por quem as atividades serão realizadas (ALMEIDA *et al.*, 2001; MELLEIRO; TRONCHIN; CIAMPONE *et al.*, 2005).

Portanto, é a partir dos objetivos mais amplos que uma instituição passa a definir políticas, diretrizes, metas, programas, procedimentos e normas, segundo uma abrangência que vai de uma amplitude maior (planos estratégicos e táticos) a outra menor e mais detalhada (planos operacionais).

Fase 3: estabelecimento de prioridades

Uma vez determinados os objetivos da organização, com base nas condições ambientais que a envolvem e no conhecimento das inter-relações dos sistemas técnico e social, são estabelecidas as prioridades de ação para o alcance dos objetivos.

Para determinar quais são as ações que devem ser realizadas no âmbito do serviço de saúde, é necessário definir previamente as ações prioritárias no atendimento de necessidades da população. Nessa etapa do planejamento, aplica-se diretamente o critério da racionalidade, pois se usa a capacidade de escolher os meios para alcançar os fins.

Fase 4: seleção dos recursos disponíveis

Com base nas ações consideradas prioritárias para atender às metas e aos objetivos, é primordial um levantamento dos recursos que serão necessários para implementar as ações.

Diante do levantamento dos recursos necessários, devem ser explicitados quais são os recursos disponíveis (humanos, materiais, físicos e financeiros). Conhecendo os recursos disponíveis, passa-se a pensar nas estratégias possíveis para otimizá-los ao máximo. Isso implica redistribuí-los, agrupá-los, pensar na maneira como a divisão de tarefas será organizada e na satisfação pessoal dos agentes na execução de cada atividade.

Fase 5: estabelecimento do plano operacional

É fundamental esclarecer, previamente, que o planejamento pode ser visualizado em várias dimensões. Sob essa ótica, devem estar explicitados seu conteúdo (genérico/detalhado), sua extensão de tempo (longo, médio ou curto prazo) e sua amplitude (macro ou micro-orientado).

Fase 6: desenvolvimento

A fase de desenvolvimento engloba a execução do programa, sua aprovação pelas instâncias superiores e sua concretização, além da ação e da coordenação. Essa etapa é essencial para minimizar conflitos, definindo precisamente as responsabilidades de todas as partes envolvidas na ação para facilitar a consecução dos objetivos. As limitações específicas de qualquer um dos recursos alocados, previstos anteriormente, devem ser consideradas para que sejam realizados os ajustes necessários à situação real.

Fase 7: aperfeiçoamento

O aperfeiçoamento inclui as fases de avaliação e replanejamento das ações desenvolvidas.

A avaliação não deve ocorrer unicamente após ter sido implementado o plano; ao contrário, deve acontecer como um processo permanente e contínuo, paralelamente a cada uma das fases. Nessa etapa, a avaliação programada visa medir os resultados com relação ao cumprimento dos objetivos estabelecidos. Quando realizada sistematicamente durante todo o processo, possibilita localizar imediatamente qualquer falha para que seja corrigida a tempo. Durante todo o processo de avaliação, deve-se ter em mente a possível necessidade de implementar outros programas de aperfeiçoamento de pessoal, de modo a estarem aptos a desenvolver todas as ações previstas.

Esse modelo de planejamento, que ficou conhecido como planejamento normativo ou método CENDES/OPAS, concentra algumas características que o distinguem do planejamento estratégico, a saber:

- O sujeito que planeja e o objeto do planejamento são independentes. O primeiro é único e situa-se fora e acima da realidade (que é idealizada no desenho do "deve ser")
- O conhecimento da realidade ocorre por meio do diagnóstico científico, em que a verdade é concebida como única e objetiva
- A neutralidade científica do planejador é enfatizada
- O planejamento é anti-histórico, isto é, não leva em consideração a historicidade e a dinamicidade dos fenômenos
- O planejamento atua com sistemas fechados ou visualiza a mínima interligação entre os pontos de partida e os pontos de chegada
- O planejamento nega e negligencia a questão do conflito e do poder.

Desse modo, o planejamento normativo/tradicional pode ser efetivo quando empregado na resolução de problemas bem definidos e em situações estáveis. Como os problemas que são enfrentados na gestão dos serviços de saúde são complexos e ocorrem em ambientes instáveis e em permanentes mudanças, o uso desse método detém importantes limitações.

PLANEJAMENTO ESTRATÉGICO SITUACIONAL

O planejamento estratégico situacional (PES) no campo das políticas públicas surge a partir da rejeição da ideia de racionalidade econômica para a solução das questões políticas e sociais. Além disso, valoriza-se o reconhecimento da pluralidade de atores sociais envolvidos em uma realidade complexa e dinâmica, bem como os conflitos decorrentes das disputas de poder inerentes a projetos que coexistem nos espaços institucionais.

Essa metodologia, que tem como precursores Carlos Matus e Mário Testa, parte do princípio de que o planejamento é a ferramenta de que os indivíduos dispõem para viabilizar a possibilidade de exercer governo diante do próprio futuro; refere-se ao controle e ao empoderamento do ator para a situação que pretende governar.

É um método voltado para a resolução de problemas, entendendo-se como problema "algo detectado que incomoda o ator social e o motiva a buscar soluções adequadas, ou seja, aquilo que o ator detecta na realidade e confronta com um padrão que ele considera não adequado ou não tolerável e o estimula a enfrentá-lo, visando à promoção de mudanças" (MATUS, 1996).

Testa (1995) e Matus (1996) afirmam que, para a promoção de mudanças e, consequentemente, para que o processo decisório ocorra, é necessário, aos diferentes atores envolvidos em uma situação, acumular poder, pois sem este são ínfimas ou inexistentes as possibilidades de promover mudanças.

De acordo com Matus (1996), em determinado cenário situacional, o poder é capaz de adquirir as seguintes dimensões:

- Poder político: representado por atores sociais que detêm o poder em função do exercício de um mandato eleitoral, bem como em função da representação formal de parcelas organizadas da sociedade civil por meio do exercício de cargos em instituições com legitimidade social
- Poder econômico: representado por atores sociais que dispõem do manejo de recursos econômico-financeiros
- Poder administrativo: representado por atores sociais que ocupam cargos administrativos nas esferas municipal, estadual ou federal
- Poder técnico: representado por atores sociais que têm o conhecimento sobre determinadas áreas, como os profissionais de saúde.

O PES é um método que trabalha no processamento de problemas atuais, problemas potenciais (ameaças e oportunidades) e macroproblemas.

Nesse sentido, processar problemas implica: explicar como estes nascem e se desenvolvem; fazer planos para atacar as suas causas; e analisar a viabilidade política do plano ou verificar o modo de construir sua viabilidade e atacar o problema na prática, o que corresponde a ter uma visão real dos problemas locais sem os generalizar na descrição e nas propostas de solução.

Isso posto, delineia-se o triângulo de governo, representado por seus três vértices: o projeto de governo, a governabilidade e a capacidade de governar (Figura 4.2).

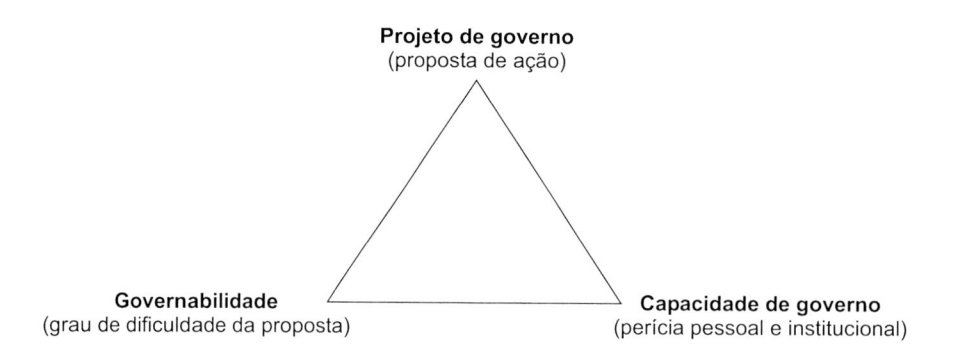

Figura 4.2 Triângulo de governo no planejamento estratégico situacional.

O projeto de governo diz respeito ao conteúdo da proposta governamental iniciada pela seleção de problemas e a maneira de enfrentá-los.

A governabilidade refere-se ao quanto de controle o ator tem sobre a situação que pretende governar. Depende da relação entre o peso das variáveis que o ator controla e o das que não controla. Finalmente, a capacidade de governo versa sobre a perícia pessoal e institucional para governar. Essas dependem do capital intelectual e da experiência que o ator que declara o problema detém.

No processo de governo de uma situação, há três balanços que devem ser cuidadosamente gerenciados:

• Balanço I: gestão política, que compreende o manejo da legalidade e da legitimidade política, a ética, a representatividade, a descentralização, a sintonia política do projeto e o equilíbrio de poderes
• Balanço II: gestão macroeconômica, que compreende o manejo da economia e dos recursos financeiros
• Balanço III: compreende o manejo sobre o saldo do enfrentamento dos problemas que têm maior valor para a comunidade, como segurança, qualidade de vida, habitação, saúde, educação e serviços básicos.

O princípio fundamental no manejo desses três balanços, segundo Matus (1996), é que, se for necessário, não se deve hesitar em "apertar" um deles, mas nunca se deve "apertar" os três simultaneamente. No exercício do governo, é importante compensar os efeitos negativos de um balanço com os efeitos positivos dos outros dois.

O PES é composto de quatro momentos que se inter-relacionam, buscando responder quatro indagações fundamentais no processo decisório. Esses momentos são denominados explicativo, normativo, estratégico e tático-operacional:

• Explicativo: como explicar a realidade?
• Normativo: como conceber o plano?
• Estratégico: como tornar viável o plano?
• Tático-operacional: como agir no cotidiano de maneira planejada?

A seguir, são descritos cada um desses momentos, ressaltando-se que a ordenação deles representa uma estratégia didática, visto que os momentos são interdependentes e articulados.

Momento explicativo

De acordo com Matus (1996), planos distintos justificam-se porque é possível explicar a realidade de modos distintos, a depender da situação na qual o ator que declara o problema se situa. Isso poderá imprimir diferentes direcionalidades ao desenvolvimento dos planos.

No momento explicativo, a realidade é exposta mediante a seleção de problemas relevantes, buscando a compreensão ampliada do motivo pelo qual estes ocorrem e identificando seus nós críticos, reconhecidos como os centros práticos de ação entre as principais causas do problema.

A seleção de problemas consiste no desafio de fazer opções, escolher o que incluir no plano, estabelecer prioridades, identificar nós críticos e pensar a realidade a partir da compreensão do problema, por meio de uma análise situacional.

Ao se explicar o problema sob a perspectiva descrita, não se está negando a importância do diagnóstico; contudo, parte-se do pressuposto de que podem coexistir diferentes diagnósticos da situação. Esses diagnósticos compõem a base da explicação situacional e devem ser processados pelo ator, que construirá as várias hipóteses explicativas das possíveis causas do problema.

Em nosso meio, o conhecimento da avaliação da tríade estrutura/processo/resultado, dos recursos epidemiológicos, dos estudos do sistema de referência e de contrarreferência, e do fluxo dos usuários é considerado elemento essencial para uma explicação dinâmica da situação-problema a ser enfrentada.

Para Almeida *et al.* (2001), o momento explicativo do PES pode ser sintetizado no que Matus (1996) denominou "fluxograma situacional", no qual estão inseridas as seguintes categorias substantivas, que resumem o conteúdo desse momento:

- O problema é formulado com clareza e objetividade
- Quem é o ator responsável pela explicação, pela coordenação e pela articulação das ações, no sentido de conceber e operar as possíveis intervenções
- Quais são os descritores do problema, representados, preferencialmente, por indicadores monitoráveis ao longo do tempo e que possibilitem verificar como o problema se comporta em dada realidade situacional
- Quais as consequências do problema, consistindo em exercício, análise e discussão, que terá como produto a síntese das principais consequências advindas da persistência do problema
- A representação sistêmica de causalidade é caracterizada pela listagem das principais causas que estão contribuindo para a ocorrência, manutenção ou ampliação do problema, dispostas em um quadro (fluxograma situacional) composto de nove quadrantes, nos quais irão se localizar os nós explicativos do problema
- Cada causa é denominada "nó explicativo", e o conjunto desses nós será ordenado no fluxograma situacional, distinguindo-se três áreas, a saber:
  - Governabilidade: área em que o controle do ator que declara o problema é total
  - Influência: o ator tem capacidade de influenciar outros atores que detêm governabilidade sobre os nós críticos do problema, dispostos nessa área
  - Fora do jogo: área em que o ator não tem qualquer controle ou influência sobre as causas do problema.

Esse quadro, denominado "árvore explicativa", permite situar os nós críticos,[1] bem como as áreas em que se encontram. Isso facilita a análise para definir quais, entre todas as causas listadas, serão consideradas nós críticos, e visualizar o grau de dificuldade para solucioná-los.

Os nove quadrantes do fluxograma explicativo correspondem, assim, aos diferentes planos que expressam o grau de controle do ator sobre as causas, se dizem respeito às **regras** (leis e normas formais documentadas em regimentos e/ou regulamentos), às **acumulações** (causas de caráter cognitivo que expressam capacidades ou incapacidades dos atores) e aos **fluxos** que representam ações (Quadro 4.1).

Quadro 4.1 Modelo de fluxograma situacional.

Fluxograma situacional			
	Regras	Acumulações	Fluxos
Governabilidade			
Influência			
Fora do jogo			

A relevância e a precisão do estabelecimento dos nós críticos justificam-se porque serão os focos a serem trabalhados no momento normativo.

Momento normativo

Esse momento inclui a identificação dos atores que fazem parte do problema, os recursos de que eles dispõem para controlar as operações e o peso de cada ator. Faz-se a projeção de cenários, nos quais são mapeadas as variáveis de teto (as melhores possibilidades), as de centro e as de piso (as piores possibilidades). Nesses distintos cenários, ocorre a projeção de cada uma das operações pensadas, o que corresponde ao que Matus (1996) denomina "construção de uma árvore de apostas".

A projeção das operações é extremamente importante, visto que considera a relação entre os poderes advindos da instância política, do conhecimento técnico sobre o problema, da capacidade organizativa dos atores envolvidos e dos recursos financeiros necessários para a resolução do problema. Nessa etapa, projeta-se o controle de cada um dos tipos de recursos necessários para a viabilização das ações/operações.

No momento normativo, lida-se com incertezas e, por isso, no entender de Matus (1996), deve-se constantemente avaliar o cálculo sobre o futuro, construindo diferentes cenários de atuação, conhecendo os atores envolvidos, os possíveis conflitos e os recursos que cada ator controla.

Outrossim, é relevante a definição de metas com relação às operações propostas, o que possibilita a previsão de início e término.

---

[1] Alguns dos nós explicativos do problema são considerados críticos, pois representam centros práticos e oportunos de ação interferindo na mudança dos descritores do problema.

Momento estratégico

Busca responder às seguintes indagações: as operações do plano são viáveis nesse momento? Quais as possíveis reações de cada ator envolvido no problema? Como construir a viabilidade para as ações inviáveis?

Para Matus (1996), a arte da política consiste em fazer possível, amanhã, aquilo que, hoje, parece impossível. A estratégia não se refere ao cálculo do possível, mas à construção da viabilidade por meio do gerenciamento de conflitos e de negociações.

Nesse âmbito, é fundamental salientar que a análise deve estar centrada em construir a viabilidade, mapeando todos os atores que possam estar a favor ou contra o plano proposto e calculando o tipo de controle que cada um detém dos recursos a serem utilizados na sua operacionalização.

Cabe ressaltar que o momento estratégico permeia e deve ser desenvolvido em todos os momentos da elaboração e da execução do plano.

Momento tático-operacional

Consiste no momento de implementação das ações propostas, quando é necessário fazer a mediação do plano na realidade, isto é, adequá-lo diante das situações que se apresentam.

O fazer é considerado parte do plano, não uma etapa posterior. Assim, quebra-se a lógica linear planejar/executar/avaliar. Defende-se o ato de recalcular o plano, no qual o monitoramento das operações auxilia a redesenhá-las permanentemente, e a avaliação contínua do impacto no processo de organização dos serviços realimenta a leitura da realidade e da melhor maneira de nela intervir (ALMEIDA *et al.*, 2001).

Ao se analisar o PES, é possível descrevê-lo como um método de permanente exercício de diálogo e reflexão sobre os problemas que incidem em determinada realidade, visando prever situações e alternativas, antecipar possibilidades de decisão e preparar estratégias para a obtenção de governabilidade sobre elas. As principais características do PES são:

- O sujeito que planeja faz parte da realidade junto a outros atores
- Admite-se que não há uma realidade única estática, avançando-se para o entendimento dela no que diz respeito à superação da visão da multicausalidade para uma teoria explicativa pautada na determinação social
- Reconhece-se que não há neutralidade e que o planejamento tem importante dimensão política e social, além da dimensão técnica
- O planejamento é histórico e identifica-se com o "pode ser"
- Atua-se com a visão dialética situacional-estratégica
- Reconhece-se o conflito e as relações de poder, trabalhando com ambos.

O PES pode ainda identificar ameaças ao processo decisório por responder às indagações a seguir. O que poderia sair errado? Em que consiste cada problema em potencial? Quão arriscada é cada ação? Quais são as possíveis causas dos problemas e qual a governabilidade do gestor sobre elas? Quão provável é a ocorrência de cada cenário em que as ações são projetadas, e qual a viabilidade de cada uma delas nesses cenários? É possível intervir para minimizar resistências dos atores envolvidos no processo decisório? É possível projetar ações e planos de contingência para atuar nos piores cenários?

Diante do exposto, considera-se pertinente discorrer sobre a ferramenta *Strengths, Weaknesses, Opportunities and Threats* (SWOT), empregada para visualizar os aspectos fulcrais a serem trabalhados no desenvolvimento do planejamento estratégico.

EMPREGO DA FERRAMENTA SWOT NO FLUXO DO PLANEJAMENTO

A matriz *Strengths, Weaknesses, Opportunities and Threats* (SWOT), de acordo com Kotler (2000), é um instrumento destinado a apoiar o planejamento estratégico, por meio da avaliação dos ambientes externo (oportunidades e ameaças) e interno (forças e fraquezas). As oportunidades e as ameaças podem ser classificadas de acordo com seu impacto e sua probabilidade de ocorrência, o que possibilita a distinção das oportunidades a serem seguidas, bem como das ameaças que podem prejudicar a instituição; desse modo, faz-se necessário um plano de contingência.

Para Sobral e Peci (2008), a SWOT é uma ferramenta gerencial que tem por finalidade auxiliar a análise estratégica após a identificação desses quatro componentes que a constituem. A visão conjunta e integrada dos pontos fortes e dos pontos fracos de dada organização relacionados com o ambiente externo permite reconhecer quais as melhores ações estratégicas a serem implantadas, explorando as oportunidades e minimizando as ameaças.

Cabe ressaltar que a análise do ambiente externo (oportunidades e ameaças) é um dos pilares da SWOT, uma vez que, quanto maior a tríade "complexidade, competitividade e instabilidade", maior será a necessidade da análise das forças macroambientais, entendidas como demografia, economia, tecnologia e política, e das forças microambientais, compreendidas como usuários, fornecedores e concorrentes. Em contrapartida, o ambiente interno (forças e fraquezas) refere-se ao diagnóstico interno das áreas de recursos humanos, materiais, físicos e financeiros (ALVES, 2012).

Destarte, a mesma lógica analítica empregada em organizações pode, também, ser aplicada em outros campos, como o processo de construção e implementação de políticas públicas de saúde, conforme explicitado por Morais (2019), ao utilizar a SWOT na análise dos Programas Nacionais de Segurança do Paciente, nos cenários brasileiro e português.

Assim, os resultados da implementação da matriz SWOT podem favorecer a implantação de metas e a proposição de ações e programas, no intuito de potencializar os pontos fortes (oportunidades e forças) e mitigar os riscos e potenciais impactos dos pontos negativos (ameaças e fraquezas).

Por fim, cabe, ainda, o monitoramento contínuo das áreas nas quais foram identificados os pontos fortes, no intuito de evitar que haja surpresas com os riscos latentes (ALVES, 2012; MELLEIRO *et al.*, 2016).

O Quadro 4.2 mostra o fluxo do planejamento empregando-se a ferramenta SWOT.

Quadro 4.2 Fluxo do planejamento empregando a ferramenta SWOT.

Análise da ferramenta SWOT		
	Forças (*strengths*)	**Fraquezas (*weaknesses*)**
Interna (organização)	Liderança Serviços e produtos de qualidade Estrutura de custos Cultura organizacional Autonomia financeira Pesquisa e capacitação científica	Elevada quantidade de estoques Alta rotatividade de trabalhadores Imagem institucional frágil Falta de capacitação dos gestores Dificuldades na obtenção de financiamentos Demanda excessiva diante da capacidade de atendimento
	Oportunidades (*opportunities*)	**Ameaças (*threats*)**
Externa (ambiente)	Ausência de competitividade Desaparecimento de barreiras à entrada Mudança do perfil de consumo Expansão da economia Mudança da legislação ou do regime político Aparecimento de novas tecnologias	Saturação do mercado Ameaça de rotatividade do corpo diretivo Reduzida taxa de crescimento do setor Entrada de concorrentes Oscilação da economia

Adaptado de Sobral e Peci (2008).

CONSIDERAÇÕES FINAIS

As metodologias de planejamento apresentadas são complementares, pois o PES inclui o normativo como um dos momentos do planejamento, avançando, portanto, na maneira de conceber e operacionalizar ações na solução de problemas. As metodologias ora apresentadas conferem maior viabilidade ao processo decisório, o que favorece a análise de situações. Contudo, o método do PES aplica-se melhor às situações complexas e à busca de alternativas de ações viáveis, que possam ser executadas na resolução de problemas emergentes e/ou problemas potenciais, a fim de prever ações prospectivas.

O domínio da metodologia do PES oportuniza ao gestor a perspectiva de atuar sem negligenciar as consequências críticas de uma ação, conferindo-lhe capacidade de análise de viabilidade dos planos, a depender dos cenários e das ações que possa projetar.

Cabe, ainda, salientar que o emprego da ferramenta SWOT vem sendo um relevante instrumento para o êxito da implementação de estratégias e ações estratégicas no processo de planejamento.

Por conseguinte, acredita-se que a adoção de metodologias de planejamento por gestores e profissionais de saúde seja crucial, uma vez que construir competências para planejar permite ampliar a capacidade de análise de problemas e, consequentemente, qualificar os processos decisórios.

BIBLIOGRAFIA

ALMEIDA, E. S. *et al.* Planejamento e programação em saúde. *In*: WESTPAL, M. F.; ALMEIDA, E.S. **Gestão de serviços de saúde**. São Paulo: EDUSP, 2001. p. 255-272.

ALVES, V. L. S. **Gestão da qualidade**: ferramentas utilizadas no contexto contemporâneo de saúde. 2. ed. São Paulo: Martinari, 2012.

BASÍLIO, M. P. Resenha: Tempos Líquidos Bauman Z. **Sociologias**, v. 12, n. 23, p. 438-439, 2010.

BAUMAN, Z. **Tempos líquidos**. Tradução de Carlos Alberto Medeiros. Rio de Janeiro: Jorge Zahar, 2007.

COSENTINO, A. C. *et al.* Urgent decision-making in extreme circumstances: associations with cognitive reflection and with responses to moral dilemmas. **Análise Psicologia**, v. 1, n. 38, p. 65-74, 2020. Disponível em: http://scielo.pt/scielo.php?script=sci_arttext&pid=S0870- 82312020000100005&lng=pt&nrm=iso. Acesso em: 18 ago. 2021. doi: 10.14417/ap. 1707.

KOTLER, P. **Administração de marketing**. São Paulo: Prentice Hall, 2000.

LOUSADA, M.; VALENTIM, M. L. P. Modelos de tomada de decisão e sua relação com a informação orgânica. **Perspectivas em Ciência da Informação**, v. 16, n. 1, p. 147-164, 2011.

MATTOS, R. A. **O processo de construção conceitual do método Cendes-OPS**. Rio de Janeiro: UERJ/MS, 1993.

MATUS C. **Política, planejamento & governo**. Brasília: IPEA, 1996.

MEHRY, E. E. **Razão e planejamento**. São Paulo: Hucitec, 1994.

MELLEIRO, M. M. *et al.* Planejamento estratégico: ferramenta para organização do processo de trabalho em enfermagem. *In*: ASSOCIAÇÃO BRASILEIRA DE ENFERMAGEM; VALE, E. G.; PERUZZO, A. S.; FELLI, V. E. A. (orgs.). **PROENF Programa de Atualização em Enfermagem**: Gestão: Ciclo 6. Porto Alegre: Artmed Panamericana, 2016. p. 71-87 (Sistema de Educação Continuada a Distância, v. 1).

MELLEIRO, M. M.; TRONCHIN, D. M. R.; CIAMPONE, M. H. T. O planejamento estratégico situacional no ensino do gerenciamento em enfermagem. **Acta Paulista de Enfermagem**, v. 18, n. 2, p. 165-171, 2005.

MORAIS, A. S. **Iniciativas nacionais para a segurança do paciente no cenário brasileiro e português**: percepção dos profissionais envolvidos em sua concepção e implementação. Tese – Escola de Enfermagem, Universidade de São Paulo. São Paulo, 2019.

SILVA, R. O. **Teorias da administração**. São Paulo: Pearson Prentice Hall, 2008.

SOBRAL, F.; PECI, A. **Administração**: teoria e prática no contexto brasileiro. São Paulo: Pearson Prentice Hall, 2008.

TESTA, M. **Pensamento estratégico e lógica de programação**: o caso da saúde. São Paulo: Hucitec, 1995.

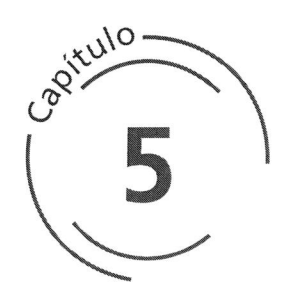

Gerenciamento de Conflitos e Negociação

Maria Helena Trench Ciampone ◆ Paulina Kurcgant

INTRODUÇÃO

Inicialmente, para que se saiba o que é conflito e como entendê-lo, propõe-se ao leitor que se recorde de uma situação conflituosa que tenha vivenciado e faça uma associação livre sobre o que lhe vem à mente quando pensa em conflito. Ao elencar as ideias, é interessante ressaltar que frequentemente o termo é associado a dificuldades, desavenças, lesões, ameaças, competição, oposição, desarmonia, incompatibilidade e outras representações ou imagens norteadas por crenças, interpretações, valores, que indicam padrões e esquemas de pensamento, os quais serão explicitados a fim de se entender melhor a dinâmica dos conflitos.

Pelos significados atribuídos ao termo "conflito", é possível resgatar uma intensa proximidade com a dimensão emocional em que afloram sentimentos, na sua maioria, negativos e disfuncionais. Esses, por sua vez, emergem de percepções dos indivíduos na sua relação com o outro e com o mundo em que vive. Trajetórias de vida distintas, bem como vivências negativas anteriores, também conferem diferentes significados ao termo "conflito".

PERCEPÇÕES SOBRE CONFLITOS

Nas associações mencionadas, há uma percepção de que o conflito implica, sempre, a quebra da ordem; uma experiência negativa proveniente de necessidades não atendidas; erros ou falhas. Há, ainda, a percepção de que, no conflito, está implícita uma batalha de interesses incompatíveis, e há a concepção de que o conflito é algo destrutivo nas relações. Essas percepções são verdades? O conflito é sempre negativo, ou pode ser positivo?

Diante disso, a reflexão volta-se para os seguintes aspectos: cada ator tem influência e poder sobre o fato de o conflito ser negativo ou não, e essa influência pode ser resgatada pela maneira como cada um lida com ele. Permitir que apenas as emoções determinem a condução do conflito é impedir que a dimensão racional interfira nesse processo.

Assim, há necessidade de serem desenvolvidas competências e habilidades específicas para o gerenciamento de conflitos. Isso implica a necessidade do autoconhecimento, ou seja, reconhecer e refletir sobre os próprios sentimentos, tendências, padrões e crenças, para o reposicionamento dos enfoques com os quais tende a se posicionar diante dos conflitos.

O tema, apesar de complexo, é fascinante e importante porque diz respeito, diretamente, às situações vividas na vida pessoal e no trabalho.

Assim, estão considerados, neste capítulo, alguns dos motivos para se estudar conflito e negociação em um livro que trata do gerenciamento em saúde. Afinal, na dinâmica das organizações de saúde, é de importância fundamental, para os que ali desenvolvem seu trabalho, saber gerenciar conflitos e fazer negociações.

CONFLITO NAS ABORDAGENS DA ADMINISTRAÇÃO

As teorias administrativas, até a década de 1980, negavam as questões que envolviam o poder e o conflito nas organizações. Nesse período, predominou o enfoque mecanicista das teorias Clássica e Científica, bem como da Teoria Burocrática, as quais, em última instância, tentavam suprimir os conflitos considerados negativos pelo simples fato de existirem. Caso surgissem, eram atribuídos às falhas da administração.

A Teoria das Relações Humanas enfocou o conflito como uma doença das organizações e das relações. Assim, todas as estratégias desenvolvidas visavam eliminar (curar) o conflito ou remediá-lo, uma vez que ele era indício de "doença" organizacional. Assim, buscou-se, na motivação e no enriquecimento de cargos, subterfúgios para "remediar" os conflitos.

A partir da década de 1980, mudanças no ambiente externo às organizações, como a globalização e a abertura de mercados, provocaram maior competitividade tanto na produção de bens quanto na prestação de serviços, obrigando as organizações a adotarem respostas rápidas e a buscarem soluções criativas, conciliatórias e de qualidade para os problemas e interesses de todos os envolvidos, ou seja, dos clientes externos e internos. Com essa dinâmica institucional, passou a ficar caracterizado o caráter relacional que ocorre no conflito tanto intra como extramuros.

Com esse enfoque, surgem as abordagens gerenciais que visualizam as organizações como redes de negociação, fazendo emergir a necessidade de mudar a ênfase do planejamento normativo para o planejamento estratégico. É nesse contexto que fica evidente a necessidade de se refletir sobre o gerenciamento de conflitos.

Para maior aproximação e entendimento dessa área do conhecimento, é preciso buscar respostas a algumas questões, como: "O que é um conflito?", "Como ele pode ser definido?".

Diferentes autores mostram perspectivas diversas com legítima preocupação em abordar o tema. Esses estudiosos são provenientes de campos distintos do saber, como sociologia, psicologia, administração e filosofia.

Para Ferreira (1986), o termo "conflito" vem da palavra em latim *conflictu* e significa "o embate dos que lutam; discussão acompanhada de lesões; desavença; oposição e luta de diferentes forças".

Diferentemente de uma visão tradicional, o enfoque gerencial atual reconhece que há o conflito, e que o fato de se querer abordá-lo é sinal de saúde organizacional. Como já visto, embora o termo "conflito" denote com frequência situações desagradáveis, nem sempre deve ser analisado apenas como negativo.

Entre definições que explicitam o que é conflito, há uma clássica e particularmente simples, que permite a apreensão de seu significado: "Conflito é o processo que começa quando uma parte percebe que a outra parte frustrou ou vai frustrar seus interesses" (HAMPTON, 1991).

Na perspectiva gerencial, Berg (2012) considera o conflito como um estado antagônico de ideias e percepções de pessoas ou grupos.

O conflito nas relações humanas é inevitável e sempre evidente, e, por esse motivo, é imprescindível compreendê-lo, e saber lidar com ele é fundamental no gerenciamento.

Com uma percepção positiva de conflito, Burbridge e Burbridge (2012) postulam que conflitos são eventos naturais e, em muitos casos, necessários. São considerados o motor que impulsiona mudanças nas organizações que, frequentemente, são *loci* privilegiados para o surgimento de conflitos.

Esse fenômeno ocorre pelo fato de envolver dilemas de ordem profissional que, muitas vezes, sobrepõem-se a outros de ordem pessoal, levando estudiosos do tema a considerarem, metaforicamente, as organizações como uma arena na qual eles se desenvolvem.

Por outro lado, as relações no ambiente de trabalho são intermediadas pelo jogo do poder, bem como pela diferenciação de interesses e de intencionalidades entre os agentes. As distintas leituras e interpretações da realidade, segundo os diferentes agentes, também devem ser fatores a serem considerados quando se busca o entendimento do conflito.

Assim, tentar decodificar o conflito em seus componentes emocionais e racionais; buscar diferentes modos de abordá-lo e entender o conflito no contexto em que ocorre, pode ter um efeito construtivo ou destrutivo, dependendo da maneira como são administrados.

ORIGEM DOS CONFLITOS

Atualmente, as organizações, independentemente da sua natureza, constituem área propícia para o surgimento de conflitos individuais ou grupais, pois os trabalhadores disputam recursos limitados, necessitam cumprir metas, lutam por reconhecimento e progressão na carreira, bem como por outras formas de recompensas proporcionadas pela organização. Deve ser considerada, ainda, que a experiência de frustração de uma ou de ambas as partes, diante da impossibilidade de atingir metas, interpreta a situação projetando suas consequências e passando a se comportar à luz da situação imaginada. A outra parte envolvida reage a esse comportamento com base em suas próprias percepções e conceituações da situação, as quais poderão ser diferentes daquelas imaginadas pela outra parte. Essa situação, concreta, evidencia o quanto todos os participantes do processo precisam estar preparados para lidar com conflitos. Esse processo cíclico de frustrações ocorre em virtude da inadequada interpretação ou incompreensão dos interesses e/ou das necessidades dos atores sociais envolvidos no problema, fazendo com que cada um interprete a situação somente sob seu ponto de vista. Outras causas desencadeadoras de conflitos devem ser consideradas, como: diferenças de personalidade; existência de atividades interdependentes no trabalho; metas pessoais e profissionais diferentes; recursos compartilhados; diferenças de informação e de percepção, entre outras.

GERENCIAMENTO DOS CONFLITOS NA ÁREA DE SAÚDE E ENFERMAGEM

Nos últimos anos, algumas pesquisas foram realizadas com o objetivo de conhecer os conflitos na perspectiva da equipe de saúde e de enfermagem nos contextos intra e extra-hospitalar.

Spagnol *et al.* (2010) realizaram estudo objetivando analisar como o enfermeiro lida com os conflitos no contexto hospitalar. Os resultados mostram, segundo os profissionais pesquisados, que o termo "conflito" traz uma conotação negativa; é um fenômeno que ocorre entre membros de uma equipe por conflitos intrapessoal, interpessoal e intergrupal. Alguns dos sujeitos pesquisados consideraram que o enfermeiro está preparado para lidar com situações conflituosas utilizando o diálogo e a negociação. Outros informaram que o enfermeiro não está preparado em razão da inexperiência profissional e da falta de interação com a equipe.

Amestoy *et al.* (2014) publicaram uma pesquisa que objetivou compreender os principais conflitos vivenciados pelos enfermeiros-líderes no ambiente hospitalar, bem como as estratégias adotadas para seu enfrentamento. Os resultados apontaram o predomínio de conflitos de origem interpessoal envolvendo a equipe multiprofissional, e entre o enfermeiro e a equipe de enfermagem. A adoção de uma liderança participativa baseada no diálogo é indicada como estratégia para o enfrentamento dos conflitos no ambiente hospitalar.

Claro e Cunha (2017) publicaram pesquisa que teve como objetivo identificar os conflitos que surgem no meio hospitalar, as estratégias de resolução de conflitos adotadas na gestão deles e a aplicação da mediação de conflitos na área da saúde.

Os resultados do estudo mostraram que os conflitos com que os profissionais de saúde lidam surgem em diferentes contextos nomeadamente entre profissionais de saúde, profissionais de saúde e pacientes e entre profissionais de saúde e colaboradores externos. Outra conclusão mostra que, apesar de as estratégias adotadas pelos profissionais de saúde terem por base o diálogo e a comunicação, elas estão centradas, apenas, na resolução do conflito, não promovendo mudanças de comportamentos e atitudes, que inviabilizem o surgimento de futuros conflitos. No âmbito da mediação, os resultados revelam que essa pode se constituir em importante ferramenta para a área da saúde, permitindo alcance de uma gestão construtiva e eficaz dos conflitos.

Silva, Teixeira e Draganov (2018), em um estudo de revisão bibliográfica sobre o tema, identificaram os principais preditores de conflitos, bem como as dificuldades e as competências necessárias para o enfermeiro atuar como mediador e tomar decisões perante os conflitos emergentes. Os resultados do estudo mostraram como preditores de conflitos: o descompromisso com os objetivos do trabalho; os diferentes modos de ver, pensar e fazer as atividades; a disputa de poder entre os integrantes; os problemas pessoais interferindo no desempenho profissional; a busca de satisfação de interesses pessoais; e a desmotivação desencadeada por fatores como baixa remuneração, relações conflituosas em diferentes níveis hierárquicos e falta de conhecimento técnico-científico para o exercício da prática profissional. Nessa mesma pesquisa, os enfermeiros foram questionados sobre quais características do enfermeiro gestor contribuem para maior comprometimento da equipe. As respostas consideraram como características: competência, conhecimento técnico e científico, autocontrole, bom senso, confiança, empatia, imparcialidade, saber ouvir, tranquilidade, visão holística, reconhecimento e valorização do trabalho dos outros, diálogo, responsabilidade e interesse em resolver problemas. Os estudos evidenciaram, ainda, que os conflitos impactam, diretamente, no cuidado ao paciente e na satisfação de trabalhar em equipe de enfermagem.

Os resultados reforçam que o enfermeiro deve estar capacitado para exercer a função de gestor, ou seja, agir com assertividade diante das dificuldades demandadas pela sua equipe e dos recursos políticos vigentes considerando as boas práticas profissionais e a segurança dos pacientes.

Pereira *et al.* (2021) publicaram pesquisa resultante do levantamento bibliográfico de publicações científicas sobre o tema no período de 2010 a 2020. A pesquisa teve como objetivos identificar as principais práticas do gestor na resolução de conflitos em serviço de saúde, bem como conhecer as principais dificuldades sentidas na vivência desse processo. Os resultados permitiram concluir que: a coparticipação da equipe e a capacidade de dialogar são ferramentas capazes de facilitar a resolução dos conflitos; e a ausência de especialização e a falta de experiência tendem a diminuir a qualidade da gestão. A pesquisa mostra, também, que uma gestão eficiente possibilita que a rede de atenção básica opere de forma resolutiva, elevando a qualidade do serviço e aliviando as demandas para os serviços especializados. Ademais, apontam defasagem nas instituições de ensino de graduação quanto à capacitação de seus discentes para atuarem como gestores.

Antoniassi *et al.* (2019) publicaram artigo que resgata um relato de experiência que contextualiza a importância das práticas restaurativas como ferramentas no gerenciamento de conflitos na Estratégia de Saúde da Família. O estudo teve como objetivo relatar a experiência da adoção de técnicas de Comunicação não Violenta (CNV) e do Processo Circular no gerenciamento de conflitos, promovendo o trabalho colaborativo na Unidade de Saúde. Os resultados mostraram maior integração e responsabilização da equipe de saúde; produção de encontros com reflexão coletiva; utilização da CNV e processo circular na gestão do trabalho.

COMPETÊNCIAS PARA O GERENCIAMENTO DE CONFLITOS

Em um mundo cada vez mais complexo, dinâmico, diverso, incerto e repleto de conflitos que impõem desafios constantes, é preciso preparar profissionais que almejam ingressar ou que já adentraram o mundo do trabalho, no qual a educação permanente e interprofissional é considerada essencial.

Em momentos desafiadores, os profissionais vivenciam conflitos e buscam alternativas para superar as dificuldades encontradas. Para tanto, a habilidade de gerir conflitos e fazer negociações é considerada essencial.

Nesse cenário, as competências socioemocionais, como tolerância ao estresse, empatia, autoconfiança, curiosidade para aprender, persistência, entre outras, têm sido cada vez mais enfatizadas, nos estudos e nas pesquisas, como necessárias e valorizadas.

O autoconhecimento e as habilidades para lidar com os próprios sentimentos e emoções são reconhecidos como tão essenciais quanto o conhecimento e o domínio de saberes técnico-instrumental. O desafio da educação para o século XXI é o desenvolvimento de competências cognitivas, socioemocionais e híbridas.

Por outo lado, os modelos de competências profissionais apresentam dois focos: o primeiro recai sobre as competências profissionais básicas a qualquer atividade, facilmente transferíveis de um contexto para outro, assegurando um nível de domínio transversal que permite ao futuro trabalhador mobilizar seus recursos pessoais no âmbito do saber (conhecimento), do fazer (aplicação técnica) e do querer (atitudes e valores), adaptando-os ao contexto de trabalho mais imediato. O segundo foco refere-se às competências socioemocionais, que se situam no domínio dos processos emocionais, pessoais e interpessoais, e funcionam como via pela qual as demais competências são expressas e desenvolvidas.

As competências socioemocionais são capacidades individuais que se manifestam nos modos de pensar e de sentir, e nos comportamentos ou atitudes pessoais adotadas para se relacionar consigo mesmo e com os outros, estabelecer objetivos, tomar decisões e enfrentar situações adversas ou novas.

Como competências consideradas híbridas, que envolvem habilidades socioemocionais e cognitivas, são exemplos a criatividade e o pensamento crítico.

No Brasil, Sette e Alves (2021), sob direção do Instituto Ayrton Senna, construíram detalhado material sobre competências socioemocionais e consideraram que essas competências apresentam uma importante interface com a inteligência emocional, que foi conceituada como um conjunto de habilidades que permite identificar e compreender as emoções, gerenciá-las em si e nos outros e utilizá-las para melhorar a performance cognitiva.

Nesse contexto, foram consideradas dimensões que compõem a inteligência emocional: capacidade de expressar os próprios sentimentos; capacidade de regular as emoções de acordo com o evento vivido; e efetividade no uso da informação emocional nos relacionamentos interpessoais, ou seja, ter consciência das emoções pessoais e alheias, manejando-as conforme a situação social vivida.

EFEITOS NEGATIVOS DO CONFLITO

No vivencial do processo conflituoso, a relação entre as partes envolvidas passa a causar uma série de sentimentos ambíguos, criando-se uma relação hostil entre as partes conflitantes, o que dificulta a comunicação e estende o conflito para além do problema original. Na vigência de um conflito, ocorre um enorme dispêndio de energia, que é desviada para fora dos propósitos organizacionais em função da dinâmica destrutiva adotada.

Assim, o fluxo de comunicação e de informação sofre inferências, fica distorcido, e as interações tendem a ser direcionadas aos aliados, ou seja, aos que pensam e se posicionam de maneira semelhante diante do conflito.

As tomadas de decisão tornam-se de baixa qualidade, com tendência ao não compartilhamento, focalizando a parte e não o todo do problema ou da situação envolvida.

Muitas vezes, os efeitos negativos dos conflitos estão relacionados com o modo destrutivo com que se lida com eles. Se há sinais aparentes de um clima organizacional em que as pessoas ou os grupos envolvidos estão desmotivados; se há evidências de que o conflito é mais significativo do que a missão institucional; se os grupos se tornam não cooperativos e se na organização predomina o desprezo pela negociação, há fortes indícios de que os conflitos estão sendo tratados de modo destrutivo. Nesse caso, predomina a falta de confiança, e os valores individuais sobrepõem-se aos grupais e institucionais.

EFEITOS POSITIVOS DO CONFLITO

Embora seja considerado que a preponderância dos efeitos negativos dos conflitos se sobrepõe aos positivos, deve-se considerar, segundo uma visão mais proativa, que um dos efeitos benéficos se refere à oportunidade de incrementar o entendimento de diferentes perspectivas na análise dos problemas. Essa possibilidade, no entanto, ocorre quando há disposição para trabalhar os conflitos segundo uma visão eclética. Nessas circunstâncias, haverá mobilização dos recursos e energia de ambas as partes, para que se voltem para a busca de soluções alternativas, bem como para o esclarecimento de soluções competitivas e explicitação dos poderes e recursos que cada ator detém ou dispõe.

Abre-se, então, a perspectiva de desenvolvimento de lideranças compartilhadas, condicionando as partes a apresentarem, de maneira transparente, não apenas os fatos, mas também as impressões sobre a situação conflituosa. Assim, ocorre a aprendizagem no trabalho como grupo operativo, ou seja, o crescimento individual e grupal, caracterizando-se, verdadeiramente, como um trabalho em equipe.

Essa vivência propicia o desenvolvimento de habilidades de negociação, que tem início nos processos de discussão, com a apresentação dos fatos, dos sentimentos e das impressões de todos os envolvidos na situação. Nessa etapa da negociação, cada uma das partes apresenta suas metas e seus métodos eleitos, mantendo-se a objetividade na defesa deles. A competição aberta, com base em padrões de desempenho igualitários, é também um ponto positivo resgatado nas situações de conflito.

SITUAÇÕES DE CONFLITO NAS ORGANIZAÇÕES: COMO GERENCIAR OS CONFLITOS

Dependendo do paradigma de base, isto é, dos sentimentos, valores, crenças, propósitos e mecanismos que são adotados para se apreender a realidade, é que serão decididas a direção para uma ou outra proposta de trabalho e a consequente ação diante das situações de conflito.

Segundo a visão clássica, tenta-se suprimir o conflito por ser sempre negativo; sob o enfoque da Teoria das Relações Humanas, deve-se tentar curar o conflito, considerado uma doença, e, se o paradigma em que se pautam as ações dá sustentação a uma abordagem psicossocial e psicodinâmica das organizações, há necessidade de serem entendidas as demandas, as dificuldades, os pontos de vista e as propostas de ambos os lados, visando à possibilidade de uma proposição conjunta.

Nesse enfoque, a estratégia de negociação rompe com o estilo predominante "ganha-perde", passando a adotar o estilo "ganha-ganha", ou seja, as duas partes compartilham ganhos.

Assim como há diferentes paradigmas para a visualização dos conflitos, há diversas maneiras de administrá-los. Desse modo, os conflitos podem ser administrados por, pelo menos, quatro estratégias: acomodação; dominação; barganha/compromisso; e solução integrativa de problemas.

Na acomodação, busca-se a harmonia na situação com o encobrimento dos problemas. Dessa maneira, diminui-se a seriedade deles, negando-os ou tratando-os de modo superficial. Com isso, espera-se manter uma aparente sociabilidade nas relações. Busca-se também não abordar diretamente o conflito como forma de evitar aborrecimentos ou problemas emocionais. A tendência é o ressurgimento do conflito em uma situação posterior.

Na dominação, o exercício do poder é levado ao extremo, quando uma das partes, a mais forte, impõe sua solução preferida. Isso leva a ressentimentos e sentimentos de desvalorização da outra parte, que tende a adotar condutas de hostilidade; indiferença; ruptura do relacionamento. A negociação não ocorre de fato, e o estilo adotado é o "perde-ganha".

Quando é adotado o estilo barganha/compromisso, cada parte cede um pouco, a fim de resolver o conflito. Em situações de impasse profundo, nas quais está em jogo assegurar que pontos essenciais sejam mantidos, pode ser estratégico renunciar a pontos menos importantes e buscar, posteriormente, renegociá-los em situação mais favorável.

A solução integrativa de problemas visa satisfazer as exigências de ambas as partes pela busca de soluções alternativas. Nesse processo, identificam-se as considerações básicas ou subjacentes às partes envolvidas, buscam-se alternativas considerando as consequências para ambas as partes e escolhe-se a mais favorável. Nessa proposta, a confiança entre as partes é fundamental e são pensadas alternativas que favoreçam o "ganha-ganha".

PROCESSO DE NEGOCIAÇÃO

Conceitos básicos

Uma vez discutidos os principais aspectos da abordagem dos conflitos, segue o enfoque no processo de negociação. Segundo especialistas, o termo pode ser definido como:

- "Processo de comunicação bilateral, com o objetivo de se chegar a uma decisão conjunta" (FISHER; URY, 1985)
- "Processo de comunicação com o propósito de alcançar um acordo agradável sobre diferentes ideias e necessidades" (ACUFF, 1993)

- "Processo pelo qual as partes se movem de suas posições iniciais divergentes até um ponto no qual o acordo pode ser obtido" (STEELE; MURPHY, 1995).

Conforme as definições, apreende-se que a flexibilidade no processo de negociação é fundamental para o bom desempenho dos acordos a serem firmados, bem como as capacidades de comunicação e de planejamento estratégico.

Habilidades básicas em negociação

De acordo com a própria conceituação de negociação, algumas habilidades parecem ser fundamentais para os gestores, como: ser proativo; não aceitar as coisas como elas são sem antes perguntar por que elas não poderiam ser feitas melhor; trabalhar o medo da perda e do ataque que surge diante do enfrentamento de situações desconhecidas; quebrar resistências; e acreditar que é possível aprender a negociar.

Planejamento da negociação

Diante de um processo de negociação, o primeiro ponto é de importância fundamental e consiste em identificar claramente qual é o problema a ser resolvido. Somente depois de definido e declarado e de listadas as possíveis causas e consequências do problema, é que podem ser visualizados os atores envolvidos e os nós críticos para sua resolução.

Uma boa negociação tem início segundo alguns passos importantes:

- Separar as pessoas do problema
- Concentrar-se nos interesses básicos de ambas as partes
- Buscar alternativas de ganhos mútuos
- Encontrar critérios justos e objetivos para a solução do problema, que satisfaçam, o máximo possível, os lados envolvidos.

Desse modo, as etapas básicas de uma negociação com base em princípios do "ganha-ganha" consistem em: identificação e análise do problema; proposição de ideias e ações que dão respostas aos pontos essenciais e importantes do problema; e operacionalização do processo de negociação.

Algumas variáveis básicas a serem consideradas no processo de negociação estão relacionadas com: (1) o poder ou a capacidade de controlar recursos críticos de que cada ator envolvido dispõe (recursos econômicos, conhecimento e capacidade organizativa); (2) o tempo correspondente ao prazo-limite para resolução do problema, pois, quanto maior a pressão de tempo, maior a tensão para concessões e a realização do acordo; e (3) a informação ou a capacidade de conhecer as necessidades dos atores envolvidos, o que inclui a habilidade de comunicação verbal e não verbal.

Estilos de negociação

Quanto aos estilos de negociação, Martinelli e Almeida (1998) enfatizam que estão intimamente relacionados com a ética presente na negociação. A ética, entendida de modo abrangente como um código de princípios e valores morais que governam o comportamento de uma pessoa ou um grupo, estabelece os limites do que é certo ou errado em uma conduta a ser adotada. As questões éticas e legais têm sido, algumas vezes, fatores causadores de conflitos, uma vez que são avaliadas como legais e éticas segundo os padrões de cada pessoa ou grupo. Assim, a ética no processo de negociação dependerá de valores pessoais e profissionais, entre outros aspectos importantes, que devem ser discutidos de modo mais aprofundado pelos participantes do processo. Em última instância, a influência desses valores indicará fortemente a adoção preferencial de um estilo ou outro de negociação. Alguns estilos são pontuados como principais, embora tenham nos interstícios uma diversidade de nuances:

- Estilo restritivo/duro: baseado em estratégias de coerção, medo e ameaça
- Estilo ardiloso: em que a astúcia é privilegiada, predominando o impulso para a desconsideração
- Estilo amigável: prioriza flexibilidade, cordialidade, independentemente de alguma conquista importante
- Estilo confrontador: voltado para o controle e para a confiança entre os negociadores que, supostamente, buscam a equidade e o melhor acordo e se apoiam no mérito e no compromisso mútuo a ser aprovado.

A adoção adequada de um estilo ou outro no processo de negociação e de solução de conflitos é muito importante e pode variar de situação para situação. Por esse motivo, é imprescindível analisar amplamente as circunstâncias. É possível que as pessoas definam um estilo híbrido de negociação, pois há muitas combinações possíveis e nuances entre um e outro estilo. Contudo, é importante saber diferenciar os estilos adotados pelos negociadores. Caso contrário, haverá mais conflitos na negociação. O fato de, em um processo de negociação, ocorrerem diferenças de estilos e essas serem reconhecidas, pode facilitar o entendimento da argumentação apresentada por ambas as partes e a solução dos conflitos. Assim, a flexibilidade que respeita os limites ético-legais é desejável no processo de negociação.

CONSIDERAÇÕES FINAIS

Em um ambiente no qual predominam incertezas e coexistem diferentes projetos em disputa, como os que definem os modelos e os processos de trabalho, a negociação tem sido considerada uma alternativa possível e útil para a solução de impasses diante de conflitos.

As organizações de saúde não estão imunes a essa problemática. Ao contrário, são altamente influenciadas pelos contextos macro e microssocial, com as expressivas mudanças dos perfis de morbimortalidade, que, por sua vez, dependem das determinações sociais e econômicas que incidem de modo prevalente na sociedade. As pressões econômicas e competitivas do mercado obrigam dirigentes e todos aqueles que ocupam posições de gerenciamento e coordenação de grupos, independentemente de serem instituições de saúde pública ou privada, a estarem preparados para a abordagem e o encaminhamento de conflitos no âmbito das relações interpessoais, intergrupais e institucionais. Esses agentes, inevitavelmente, estão envolvidos em um processo de trabalho multidisciplinar, que guarda interface com diversos setores e, consequentemente, com diferentes interesses.

Muitas vezes, as pressões no trabalho induzem os gestores a uma baixa demanda por planejamento, e, por conseguinte, as decisões tendem a ser de baixa resolutividade. Grupos profissionais ou agentes, individualmente, têm suas propostas desprestigiadas pelos demais, por não terem habilidade na análise de problemas, no planejamento estratégico, no gerenciamento de conflitos ou na coordenação de grupos. Nessas situações, as competências relacionais, que incluem a habilidade de negociação, são essenciais. Essas competências e habilidades constituem importantes ferramentas que auxiliam os profissionais, gestores de unidades de saúde, a identificar conflitos, analisá-los e detectar as melhores formas de negociação dos problemas.

Há necessidade de se buscar e ampliar o leque de competências para além das habilidades técnicas inerentes a cada área de saber profissional, as quais, indiscutivelmente, são importantes e necessárias, mas não suficientes para um desempenho de qualidade no gerenciamento da assistência à saúde. Ainda, apenas as competências e as habilidades vinculadas ao saber-fazer não são suficientes para a ocupação efetiva e qualificada de um espaço profissional, no alcance da autonomia correspondente e do reconhecimento profissional.

Para Ciampone e Kurcgant (2004), as competências relacionadas com o aprender a aprender, aprender a ser e aprender a se relacionar, e melhor conviver, hoje trabalhadas como competências socioemocionais, são essenciais na gestão dos serviços de saúde.

Compreende-se que o caminho não é reto nem único; portanto, devem ser consideradas as interfaces do trabalho em saúde com os diferentes campos do conhecimento. Esse é o desafio proposto pela interdisciplinaridade necessária na abordagem de problemas complexos, que requerem clareza e segurança para o gerenciamento de conflitos e consequente negociação. O compromisso com o desempenho profissional em saúde passa, necessariamente, pela escolha do projeto ético-político que se elege e que define, em última instância, qual é a sociedade que se pretende construir e como vão se inserir nela os profissionais e os cidadãos responsáveis, compromissados e atuantes.

BIBLIOGRAFIA

ACUFF, F. L. **How to negociate anything with anyone anywhere around the world.** New York: American Management Association, 1993.

AMESTOY, S. C. *et al.* Gerenciamento de conflitos: desafios vivenciados pelos enfermeiros-líderes no ambiente hospitalar. **Revista Gaúcha de Enfermagem**, v. 35, n. 2, jun. 2014. doi: 10.1590/1983-1447.2014.02.40155.

ANTONIASSI, C. P. *et al.* Práticas restaurativas na gestão de uma equipe de Estratégia Saúde da Família: relato de experiência em Pato Branco, PR. **Saúde Debate**, v. 43, n. 6, p. 147-153, 2019.

BERG, E. A. **Administração de conflitos**: abordagens práticas para o dia a dia. Curitiba: Juruá, 2012.

BURBRIDGE, R. M.; BURBRIDGE, A. **Gestão de conflitos**: desafios do mundo corporativo. Rio de Janeiro: Saraiva, 2012.

CIAMPONE, M. H. T.; KURCGANT, P. **As transformações nos processos de trabalho de gerenciamento em saúde frente ao SUS**: visualizando ações através da construção de competências no ensino de Administração em Enfermagem nas escolas de enfermagem do Brasil. Relatório de Pesquisa, CNPq, 2004.

CLARO, R. F. S.; CUNHA, P. F. S. S. Estratégias de gestão construtiva de conflitos: uma perspectiva dos profissionais de saúde. **Psicologia, Saúde & Doenças**, v. 18, n. 1, p. 55-68, 2017.

FERREIRA, A. B. H. **Novo dicionário da língua portuguesa**. 2. ed. Rio de Janeiro: Nova Fronteira, 1986. p. 451.

FISHER, R.; URY, W. **Como chegar ao sim: a negociação de acordos sem concessões**. Rio de Janeiro: Imago, 1985.

HAMPTON, D. R. **Administração**: comportamento organizacional. São Paulo: McGraw-Hill, 1991.

MARTINELLI, D. P.; ALMEIDA, A. P. **Negociação e solução de conflitos**: do impasse do ganha-ganha através do melhor estilo de negociação. São Paulo: Atlas; 1998.

PEREIRA, R. S. *et al*. Resolução de conflitos em serviços de saúde e práticas restaurativas: o desafio da gestão. **Revista Eletrônica Acervo Saúde/Electronic Journal Collection Health**, v. 13, n. 1, 2021.

SETTE, C. P.; ALVES, G. **Competências socioemocionais** [livro eletrônico]: a importância do desenvolvimento e monitoramento para a educação integral. Instituto Ayrton Senna, 2021.

SILVA, M. M; TEIXEIRA, N. L.; DRAGANOV, P. B. Desafios do enfermeiro no gerenciamento de conflitos entre a equipe de enfermagem. **Revista de Administração em Saúde**, v. 18, n. 73, out.-dez. 2018. doi: 10.23973/ras.73.138.

SPAGNOL, A. *et al*. Situações de conflito vivenciadas no contexto hospitalar: a visão dos técnicos e auxiliares de enfermagem. **Revista da Escola de Enfermagem da USP**, v. 44, n. 3, p. 803-11, 2010. Disponível em: https://www.redalyc.org/articulo. oa?id=361033305035. Acesso em: 08 nov. 2021.

STEELE, P.; MURPHY, R. **It's a deal**: a practical negotiation handbook. London: MacGraw Hill, 1995.

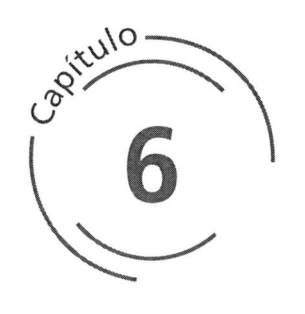

Qualidade e Segurança do Paciente no Setor Saúde

Daisy Maria Rizatto Tronchin ◆ Genival Fernandes de Freitas ◆ Marta Maria Melleiro

INTRODUÇÃO

As transformações ocorridas no cenário político mundial, nas últimas décadas, assim como a globalização, a crescente difusão de novas tecnologias e a socialização dos meios de comunicação, têm sido determinantes na implementação de mudanças nas organizações de saúde e no comportamento dos usuários desses serviços.

Nesse contexto, os estabelecimentos prestadores de serviços de saúde têm incorporado estratégias e implementado medidas, capazes de assegurar processos de trabalho confiáveis, eficazes e, consequentemente, de qualidade.

Atualmente, constata-se que o constructo "qualidade" tem sido amplamente abordado nos modelos assistenciais e gerenciais, na política de recursos humanos, na organização dos processos de trabalho e, sobretudo, no cuidado centrado na pessoa.

No que se refere à qualidade em saúde, Malik (2010) aponta três grupos, cujos critérios são fundamentais para conceituá-la: as pessoas (usuários diretos ou não dos serviços); os técnicos envolvidos na prestação da assistência ou das ações voltadas para a saúde/qualidade de vida; e os tomadores de decisão (gerentes responsáveis pela alocação de recursos, políticos que definem prioridades, entre outros). Também há outros agentes a se considerar, como os fornecedores, os reguladores e os financiadores do setor saúde.

Nessa direção, sendo a qualidade um atributo inquestionável na atenção à saúde, cabe explicitar o seu significado em políticas, metas e ações em suas diferentes concepções.

A qualidade assume um caráter político, técnico, ético e social que empreende esforços coletivos e ações sistematizadas pautadas no conhecimento técnico-científico e no estabelecimento de métodos, aptos a avaliá-la e monitorá-la nas organizações de saúde.

Segundo Donabedian (1992a), qualidade é a obtenção de maiores benefícios em detrimento de menores riscos para o usuário. Os benefícios, por sua vez, definem-se em função do alcançável de acordo com os valores e recursos disponíveis. Para esse autor, a qualidade pode, ainda, ser definida como a satisfação das necessidades dos usuários, os quais devem ser ouvidos sobre a avaliação sistemática das atitudes dos profissionais de saúde e a respeito do impacto dos processos da terapêutica oferecida.

O Institute of Medicine (IOM) do Committee on Quality of Health Care in America descreveu a qualidade da assistência à saúde como "o grau com que os serviços de saúde aumentam a probabilidade de se atingirem desfechos desejados, tanto de indivíduos como de populações, e que são consonantes com o conhecimento profissional vigente" (IOM, 2001).

Para a Fundação Nacional da Qualidade (FNQ, 2006), o termo "qualidade" é o resultado da somatória das características de uma organização, que propicia a satisfação das necessidades implícitas e explícitas dos usuários e de outros interessados.

Ao se conjecturar acerca do tema "qualidade nos serviços de saúde", é impossível não reconhecer sua aproximação com os preceitos que envolvem a segurança do paciente. Conforme a World Health Organization (WHO, 2009; OMS, 2011), a segurança do paciente é definida como a ausência de danos desnecessários ou potenciais para o paciente, associada aos cuidados de saúde. Trata-se de um princípio essencial do cuidado e um componente crítico de gestão da qualidade; sua melhoria exige esforço complexo, abordagem abrangente e multifacetada para identificar e gerenciar riscos.

Vincent (2009) afirma que segurança consiste em evitar, prevenir e melhorar os resultados adversos dos processos de assistência à saúde, e que se encontra nos sistemas e nas pessoas. Assim, necessita ser ativamente inquirida e estimulada para se obter alta confiabilidade nos processos, componente indispensável de uma prática assistencial dotada de qualidade e que possibilita a confiança dos usuários.

Na compreensão de Runciman *et al.* (2009), reduzir ao mínimo aceitável a ocorrência de um dano desnecessário ao paciente traduz o significado de segurança. Sob essa ótica, o termo é conceituado como a redução do risco de dano ao mínimo possível pela situação causada por uma ação ou agente potencial.

Diante dessas considerações, é imperativo fortalecer a cultura de segurança nas instituições de saúde, abalizadas como organizações complexas que dependem fundamentalmente de pessoas capacitadas, da comunicação efetiva, da liderança, do trabalho em equipe, da participação dos usuários, da aprendizagem contínua e do cuidado seguro para a consecução de seus objetivos e suas metas.

A cultura de segurança é aquela na qual todos os trabalhadores assumem responsabilidade pela sua própria segurança, de seus pares, pacientes/familiares, que incentiva a identificação, a notificação e a resolução de problemas relativos à segurança, e que na ocorrência de incidentes oportuniza o aprendizado organizacional, bem como propicia recursos, estrutura e responsabilização para a manutenção efetiva de processos seguros (BRASIL, 2013). Desse modo, organizações que prezam pela cultura de segurança são caracterizadas pela abordagem com ênfase na liderança, na competência e na criatividade dos profissionais, na comunicação contínua, na execução de protocolos baseados em evidências, na análise dos incidentes, visando detectar e eliminar as causas, e na capacitação dos trabalhadores, baseada na aquisição coletiva do conhecimento (VINCENT; AMALBERTI, 2016).

Assim, pode-se concluir que o binômio qualidade-segurança é um atributo indissociável na avaliação dos serviços de saúde, cabendo aos gestores, aos profissionais e aos usuários o papel de disseminá-lo, propiciando meios e instrumentos para que padrões elevados de atendimento sejam alcançados.

Diante do exposto e no intuito de compreender a evolução e a incorporação desses conceitos no setor saúde, considera-se pertinente a apresentação, por meio da Figura 6.1, das principais iniciativas que influenciaram a evolução dos constructos qualidade e segurança.

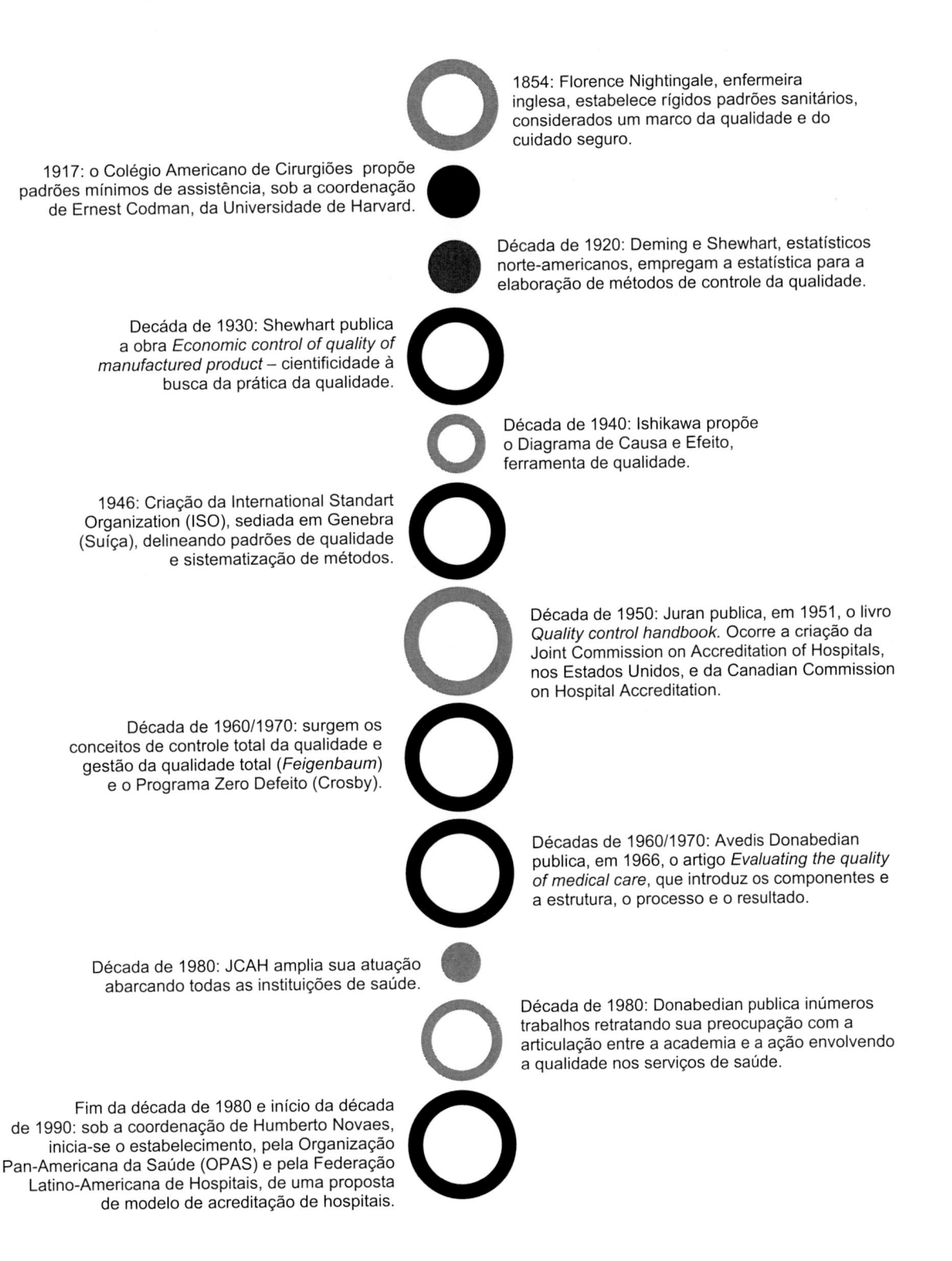

1854: Florence Nightingale, enfermeira inglesa, estabelece rígidos padrões sanitários, considerados um marco da qualidade e do cuidado seguro.

1917: o Colégio Americano de Cirurgiões propõe padrões mínimos de assistência, sob a coordenação de Ernest Codman, da Universidade de Harvard.

Década de 1920: Deming e Shewhart, estatísticos norte-americanos, empregam a estatística para a elaboração de métodos de controle da qualidade.

Decáda de 1930: Shewhart publica a obra *Economic control of quality of manufactured product* – cientificidade à busca da prática da qualidade.

Década de 1940: Ishikawa propõe o Diagrama de Causa e Efeito, ferramenta de qualidade.

1946: Criação da International Standart Organization (ISO), sediada em Genebra (Suíça), delineando padrões de qualidade e sistematização de métodos.

Década de 1950: Juran publica, em 1951, o livro *Quality control handbook*. Ocorre a criação da Joint Commission on Accreditation of Hospitals, nos Estados Unidos, e da Canadian Commission on Hospital Accreditation.

Década de 1960/1970: surgem os conceitos de controle total da qualidade e gestão da qualidade total (*Feigenbaum*) e o Programa Zero Defeito (Crosby).

Décadas de 1960/1970: Avedis Donabedian publica, em 1966, o artigo *Evaluating the quality of medical care*, que introduz os componentes e a estrutura, o processo e o resultado.

Década de 1980: JCAH amplia sua atuação abarcando todas as instituições de saúde.

Década de 1980: Donabedian publica inúmeros trabalhos retratando sua preocupação com a articulação entre a academia e a ação envolvendo a qualidade nos serviços de saúde.

Fim da década de 1980 e início da década de 1990: sob a coordenação de Humberto Novaes, inicia-se o estabelecimento, pela Organização Pan-Americana da Saúde (OPAS) e pela Federação Latino-Americana de Hospitais, de uma proposta de modelo de acreditação de hospitais.

Figura 6.1 Linha do tempo com as principais iniciativas de qualidade e segurança em saúde.

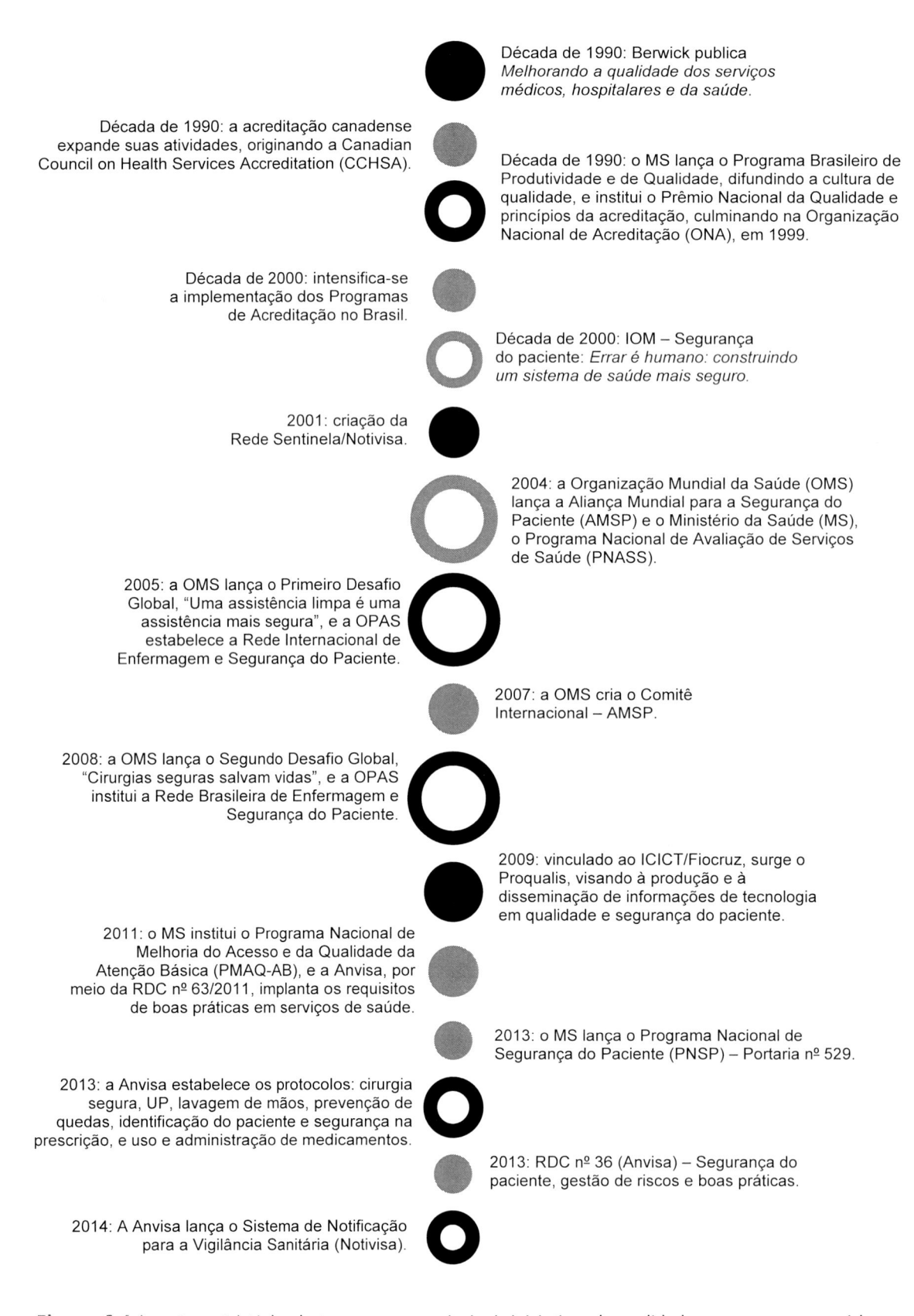

Figura 6.1 *(continuação)* Linha do tempo com as principais iniciativas de qualidade e segurança em saúde.

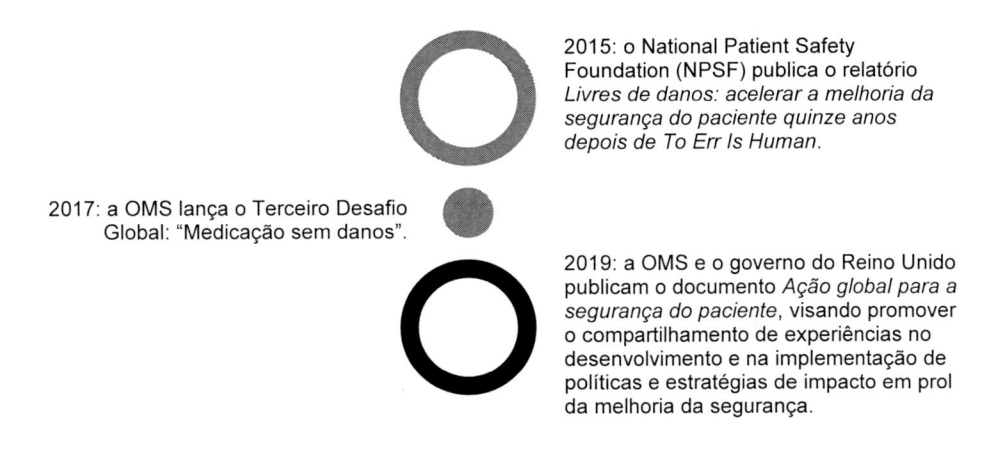

2017: a OMS lança o Terceiro Desafio Global: "Medicação sem danos".

2015: o National Patient Safety Foundation (NPSF) publica o relatório *Livres de danos: acelerar a melhoria da segurança do paciente quinze anos depois de To Err Is Human*.

2019: a OMS e o governo do Reino Unido publicam o documento *Ação global para a segurança do paciente*, visando promover o compartilhamento de experiências no desenvolvimento e na implementação de políticas e estratégias de impacto em prol da melhoria da segurança.

Figura 6.1 (*continuação*) Linha do tempo com as principais iniciativas de qualidade e segurança em saúde.

Remonta ao fim do século XIX a atuação de Florence Nightingale (1820-1910), uma das precursoras na implantação do primeiro modelo de melhoria contínua da qualidade em saúde; em 1854, durante a Guerra da Crimeia, os resultados de suas intervenções no Hospital de Scutari, ao empregar rígidos padrões sanitários e eficazes cuidados de enfermagem, propiciaram um significativo declínio da taxa de mortalidade de 40 para 2% (NOGUEIRA, 1996).

Na sequência, início do século XX, nos EUA, o Colégio Americano de Cirurgiões, sob a coordenação de Ernest Codman, estabeleceu padrões mínimos para avaliar a qualidade dos cuidados aos pacientes hospitalizados.

Cabe destacar que muitos dos princípios da qualidade são oriundos do contexto industrial, com eixos norteadores fundamentados na implantação de métodos de controle dos processos e dos produtos. É nessa perspectiva que Deming e Shewhart empregaram estatística para elaborar métodos de controle de qualidade.

Corroborando com Deming e Shewhart, no que tange ao controle da qualidade, Juran publicou o livro *Quality control handbook*, o qual se tornou um clássico para os estudiosos do tema. Para esse autor, a administração da qualidade compreende três processos: o planejamento, o controle e a melhoria da qualidade, teoria conhecida como trilogia de Juran e alerta que os custos de não se trabalhar com essa tríade favorecem a ocorrência de erros, desperdícios e retrabalho (JURAN; GRYNA, 1988).

Outra iniciativa observada na década de 1950 foi a criação da Joint Commission on Accreditation of Hospitals (JCAH), de natureza privada, com o objetivo de introduzir conceitos de qualidade para análise de casos por meio de auditoria. Essa comissão proporcionou o desenvolvimento de indicadores, padrões e critérios, visando instrumentalizar as organizações na melhoria da qualidade dos cuidados prestados aos usuários.

Todavia, foi Avedis Donabedian, a partir da década de 1980, que passou a advogar e a disseminar a necessidade da avaliação da qualidade, contemplando a participação dos profissionais e dos usuários nos processos avaliativos.

Na década de 1990, Donald Berwick (1994) envolveu-se no gerenciamento da qualidade, contribuindo para que os profissionais de saúde se apropriassem dos conceitos da qualidade com a publicação do livro intitulado *Melhorando a qualidade dos serviços médicos, hospitalares e da saúde*, no qual adaptou para a saúde os conceitos utilizados na indústria e ofereceu exemplos de efetiva aplicação das ferramentas da qualidade.

O processo de acreditação surge com a proposta de contribuir para a avaliação da qualidade e de favorecer aos usuários e trabalhadores a segurança nos serviços de saúde. Essa iniciativa é de cunho voluntário e educativo, que pressupõe uma ação proativa das organizações em apresentar à população, aos gestores e aos fornecedores de serviços de saúde um padrão de qualidade compatível com uma referência externa e sem a finalidade de fiscalização, necessitando ser periodicamente revista (ONA, 2018).

No que tange à segurança do paciente, a análise dos dados explicitados pelo relatório *To err is human: building a safer health system*, conduzido pelo IOM, nos EUA, permitiu uma série de discussões acerca de mudanças e avanços para o estabelecimento e a implementação de práticas seguras no cuidado ao paciente (KOHN; CORRIGAN; DONALDSON, 2000).

Outro marco relativo à segurança do paciente diz respeito ao estabelecimento da Aliança Mundial para a Segurança do Paciente (AMSP), com a finalidade de socializar conhecimentos e propor recomendações a partir de programas e campanhas internacionais (WHO, 2002).

Nesse enlace, um conjunto de documentos foi publicado pela OMS, nomeado de desafios globais, contendo: "Uma assistência limpa é uma assistência segura" – 2005; "Cirurgias seguras salvam vidas" – 2008; e "Medicação sem danos" – 2017 (WHO, 2005; 2008; 2017).

No Brasil, inúmeras ações governamentais com o propósito de afiançar a segurança do paciente vêm sendo implantadas, salientando-se a Resolução de Diretoria Colegiada (RDC) nº 63/2011 e o Programa Nacional de Segurança do Paciente (PNSP), por meio da Portaria nº 529/2013, regulamentado pela RDC nº 36/2013.

O PNSP tem por objetivos promover melhorias no âmbito da atenção à saúde, prevenir e reduzir a incidência de eventos adversos (EA). Esse programa está estruturado em quatro eixos: estímulo à prática assistencial segura, envolvimento dos usuários em sua segurança, inserção da temática segurança do paciente no ensino e incremento de pesquisas (BRASIL, 2013).

No intuito de adensar as medidas destinadas ao cuidado seguro, o PNSP elaborou seis protocolos referentes à prevenção de EA. São eles: cirurgia segura, higiene das mãos, identificação do paciente, prevenção de quedas, segurança medicamentosa e úlcera por pressão. Tais protocolos foram elaborados e, por meio da RDC nº 36, sua implementação ficou sob a responsabilidade dos núcleos de segurança do paciente de cada instituição (BRASIL, 2014).

A National Patient Safety Foundation (NPSF, 2015) publica o relatório *Livres de danos: acelerar a melhoria da segurança do paciente quinze anos depois de "To err is human"*, no qual constata que, apesar dos avanços existentes, há ainda lacunas a serem preenchidas, e estabelece, para tanto, oito recomendações, a saber:

- Garantir que os líderes estabeleçam e mantenham uma cultura de segurança
- Criar supervisão centralizada e coordenada da segurança do paciente
- Criar um conjunto comum de métricas de segurança que reflitam resultados significativos

- Aumentar o financiamento de pesquisa em segurança do paciente e na área de ciência de implementação
- Abordar a segurança em todo o universo da assistência à saúde
- Apoiar a mão de obra de assistência à saúde
- Associar-se a pacientes e famílias para promover uma assistência mais segura
- Garantir que a tecnologia seja segura e otimizada para aumentar a segurança do paciente.

Em 2019, foi publicada a *Ação global para a segurança do paciente*, uma parceria entre a OMS e o governo do Reino Unido (WHO, 2019), visando promover o compartilhamento de experiências no desenvolvimento e na implementação de políticas e estratégias impactantes em prol da melhoria da segurança. O referido documento teve como proposta o estabelecimento de ações coordenadas em níveis global e regional, objetivando garantir e ampliar as ações para reduzir o risco de danos evitáveis e melhorar a segurança dos sistemas de saúde.

QUALIDADE E SEGURANÇA EM SAÚDE E SUA INTERFACE COM A AVALIAÇÃO DE SERVIÇOS

Na saúde, em decorrência da característica do processo de trabalho, a qualidade e a segurança do paciente adquiriram um significado particular e diferenciado com relação às demais atividades envolvidas na produção de bens e serviços.

Conforme dito anteriormente, ao abordar o binômio qualidade-segurança em saúde, é inevitável não o correlacionar à avaliação dos serviços de saúde, uma vez que na essência do conceito de qualidade está embutida a ideia de avaliação. Assim, é de suma importância que o conceito de qualidade esteja presente na missão institucional e incorporado pelos atores sociais integrantes da organização.

E o que significa avaliar? No entender de Tanaka e Tamaki (2012), avaliar significa assumir um julgamento de valor, fundamentado em critérios previamente definidos; na área da gestão, é uma estratégia técnico-administrativa, para apoiar a tomada de decisão, a partir do contexto e da organização do trabalho e abarca as estruturas, os processos e os fluxos. Complementam, afirmando que para que uma avaliação resulte na melhor tomada de decisão possível e, consequentemente, na melhoria da qualidade do serviço, é notório empregá-la como um processo contínuo.

A avaliação nos serviços de saúde é considerada um processo de determinação da extensão com a qual as metas e os objetivos estão sendo alcançados e de como esse processo técnico-administrativo fornece subsídios para uma tomada de decisão.

A implementação de ações e programas com o intuito de garantir a qualidade é uma necessidade na busca da eficiência e um dever dos pontos de vista ético e moral para com os usuários e os trabalhadores. Toda instituição, cuja missão essencial é assistir com qualidade e segurança, deve preocupar-se com a melhoria constante do atendimento, de tal maneira que alcance uma relação harmônica das áreas administrativa, tecnológica, econômica, assistencial, de ensino e de pesquisa.

Independentemente do tipo ou do objetivo das ações ou dos programas, quando se aborda a temática "avaliação de serviços de saúde", o modelo de Avedis Donabedian é referendado pelos estudiosos em gestão da qualidade assistencial.

Donabedian (1992b) afirma que a qualidade da assistência não se constitui em um atributo abstrato, mas é construída pela avaliação da assistência por meio de três dimensões:

- Estrutura: refere-se às características relativamente estáveis das instituições, como os recursos humanos, materiais, físicos, financeiros e modelo organizacional
- Processo: diz respeito ao conjunto de atividades desenvolvidas na produção em geral e no setor saúde, nas relações estabelecidas entre os profissionais e os usuários, desde a busca pela assistência até o diagnóstico e o tratamento
- Resultado: é a obtenção das características desejáveis dos produtos ou serviços, retratando os efeitos da assistência na saúde da população.

Além desses aspectos, esse mesmo autor aponta para a importância da participação do usuário na concepção, na produção e na avaliação dos serviços de saúde, enfatizando que um modelo de avaliação deve responder às seguintes questões:

- A infraestrutura existente atende às necessidades do usuário?
- Os processos estão ocorrendo de maneira adequada?
- Os resultados obtidos são bons?
- Os usuários estão satisfeitos com os serviços oferecidos?

Outrossim, cabe destacar que meios e instrumentos de auferibilidade, tais como padrões, critérios e indicadores, são importantes elementos empregados no processo de trabalho dos profissionais de saúde, considerando-se tanto a dimensão qualitativa quanto a quantitativa. Dessa forma, torna-se imprescindível a esses profissionais verticalizar, continuamente, o conhecimento e a reflexão relativos a esses aparatos, implementando-os nos diferentes contextos de sua prática profissional.

AVALIAÇÃO E MONITORAMENTO DA QUALIDADE E DA SEGURANÇA NOS SERVIÇOS DE SAÚDE: MEIOS E INSTRUMENTOS

O alcance da qualidade da assistência à saúde é uma meta almejada por instituições preocupadas em garantir um ambiente seguro para o exercício profissional e, consequentemente, com um mínimo de riscos a seus usuários e trabalhadores.

No setor saúde, observa-se uma tendência a construir indicadores de eficiência, eficácia e efetividade com base em padrões e critérios preestabelecidos para dada realidade.

Para Donabedian (1990), padrão é uma medida específica, quantitativa e capaz de definir a qualidade almejada; e critério é um atributo de estrutura, de processo ou resultado capaz de direcionar a mensuração da qualidade.

Os indicadores baseados em índices são elaborados por uma expressão matemática em que o numerador representa o total de eventos predefinidos e o denominador, a população de risco selecionada, averiguando-se a confiabilidade, a validade, a sensibilidade, a especificidade e o valor preditivo dos dados. Em contrapartida, o indicador evento sentinela caracteriza-se pela seriedade do fato e pelo grau com que pode ser evitado; nesse aspecto, mensura processos ou acontecimentos graves, indesejados e, eventualmente, evitáveis.

Nesse cenário, um dos instrumentos destinados a monitorar a qualidade de um serviço é o emprego de indicadores, visando à eficiência, à eficácia, à confiabilidade e à completude dos processos de trabalho, constituindo-se, dessa maneira, em uma prática valiosa para avaliação dos serviços de saúde. Assim, os indicadores são ferramentas destinadas a monitorar a qualidade nos serviços, possibilitando verificar sua eficácia, eficiência, confiabilidade e completude dos processos de trabalho (TRONCHIN *et al.*, 2009).

Tanaka e Tamaki (2012) mencionam que os indicadores se constituem em parâmetros que refletem um objeto/realidade de maneira factual, e reiteram que a seleção pelos gestores necessita ir ao encontro dos objetivos da avaliação.

Ressalta-se que os indicadores (tanto o evento sentinela quanto os baseados em índices) são sinalizadores de não conformidades e que a sua utilização dependerá do contexto em que estiverem inseridos.

Considerando que o indicador é uma medida que será empregada para iniciar uma série de atividades envolvendo o monitoramento e o processo avaliativo em uma organização, há necessidade de obtenção de informações antes de empregá-lo e de ser referendado. Para tanto, a instituição deve disponibilizar documentação para o levantamento de dados.

Ainda em se tratando de indicadores, pondera-se que esses estão relacionados com as políticas e as metas a serem alcançadas pela avaliação da qualidade de serviços de saúde. Destaca-se, também, a relevância do emprego de referenciais teóricos e de políticas organizacionais que sustentem tanto a elaboração dos indicadores quanto a sua aplicabilidade nos diferentes cenários assistenciais e gerenciais, sendo, portanto, fulcral validar o conteúdo dos indicadores construídos.

Por conseguinte, evidencia-se que, no âmbito gerencial, a utilização de indicadores propicia identificar problemas reais e potenciais e assim implementar ações efetivas e monitorar seu desenvolvimento. Na assistência, possibilita a revisão dos processos e dos resultados almejados, no sentido de alcançar padrões de excelência; e no que tange ao ensino e à pesquisa, viabiliza a disponibilização de um instrumento válido para a comunidade científica, articulando interesses e demandas de serviços e de pesquisadores.

Há ainda que se considerar a importância de elaborar indicadores passíveis de serem estudados e comparáveis (*benchmarking*), no âmbito do gerenciamento, com os padrões internos e externos à instituição.

No caminho que leva à qualidade, envolver os recursos humanos da instituição é essencial, devendo-se criar espírito de grupo e proporcionar estratégias que conduzam as pessoas a trabalharem com maior entusiasmo, criatividade e motivação.

Por fim, acredita-se que os resultados dos indicadores implementados permitem o conhecimento de um panorama do cenário institucional, assim como das lacunas existentes e que necessitam de aprimoramento ou de intervenções. Diante desse diagnóstico situacional, os estabelecimentos de saúde devem lançar mão de ferramentas de melhoria da qualidade, que não serão abordadas em pormenores neste capítulo, mas que precisam ser sublimadas.

Inúmeros são os modelos destinados a implantar e a implementar ferramentas para a melhoria da qualidade, os quais são oriundos de abordagens tanto quantitativas quanto qualitativas. Essas abordagens, ao mesmo tempo em que se complementam, permitem avaliar diferentes facetas do mesmo fenômeno, propiciando respostas apropriadas à pergunta avaliativa (TANAKA; MELO, 2004).

As ferramentas podem ser compreendidas como práticas que conduzem à manutenção ou à melhoria da qualidade; são técnicas de análise das informações necessárias para a coleta, o processamento e a clareza dos dados, interferindo no gerenciamento e no desempenho de processos. Nesse sentido, sustentam as atividades envolvidas na gestão da qualidade, contribuindo, de forma significativa, para a identificação, explicação e resolução de problemas (BOHOMOL, 2010; ALVES, 2012).

No setor saúde, um conjunto de ferramentas pode ser empregado a fim de analisar e promover melhorias nos processos de trabalho, considerando a melhoria contínua da qualidade dos serviços, buscando soluções eficazes para os problemas, com base na observação da realidade e na participação dos atores sociais integrantes de cada contexto.

A Figura 6.2 elenca as principais ferramentas aplicadas pelas organizações de saúde.

Com base no arcabouço teórico mencionado, é possível resgatar distintos aspectos na esfera ético-legal envolvendo os processos assistenciais e gerenciais nos serviços de saúde, assim como lançar luz para as reponsabilidades dos profissionais e das organizações para legitimarem uma assistência segura e de qualidade.

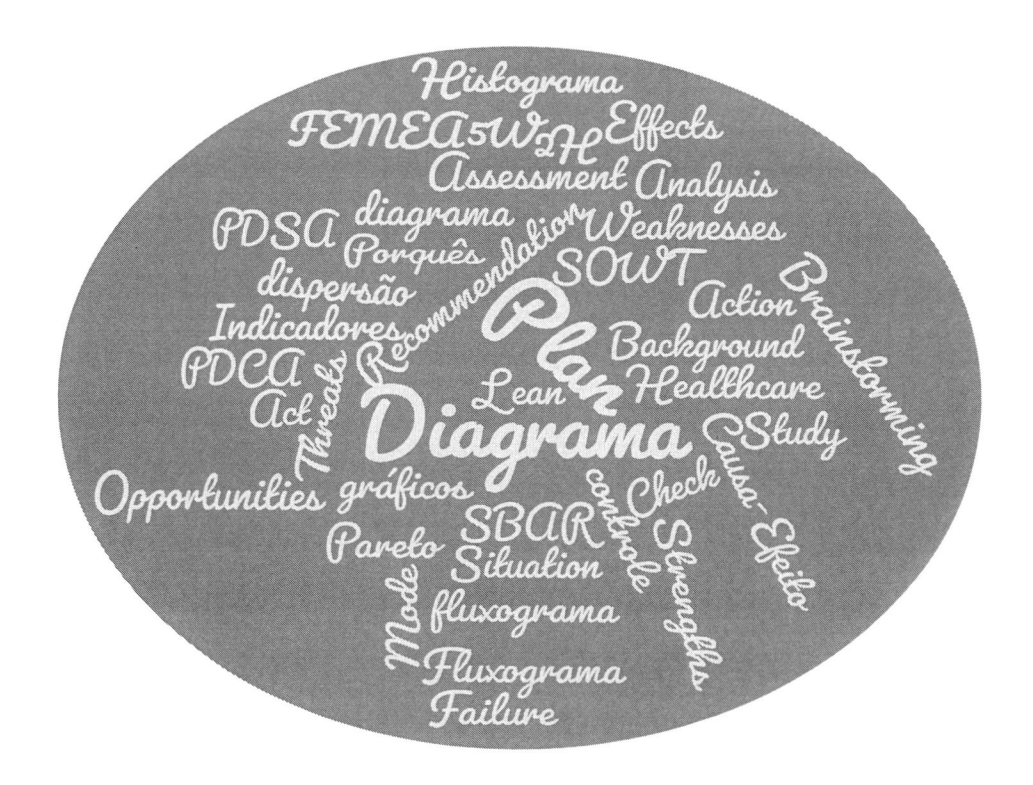

Figura 6.2 Ferramentas destinadas à melhoria da qualidade.

ASPECTOS ÉTICO-LEGAIS DA QUALIDADE E DA SEGURANÇA DO PACIENTE

Quanto aos aspectos ético-legais, ao se discorrer sobre qualidade e segurança do paciente, chamam a atenção as consequências da ausência desses atributos para os profissionais, os usuários e as instituições de saúde. Isso porque, quando ocorrem erros ou EA ao usuário, pode haver responsabilização do profissional e/ou da instituição na qual o paciente está sendo ou foi atendido, seja o dano de ordem física ou psicológica.

Em vista disso, o Código Civil Brasileiro (BRASIL, 2002) reza:

> Aquele que, por ação ou omissão voluntária, negligência ou imprudência, violar direito e causar dano a outrem, ainda que exclusivamente moral, comete ato ilícito (art. 186).

Assim, se comprovada a culpa do profissional, mesmo não tendo uma conduta premeditada de causar dano, tal agente poderá ter cometido um ato ilícito, lesando o direito de terceiro, que, nesse caso, é o usuário. Destarte, o profissional de saúde que der causa à ilicitude e tiver sua culpa comprovada, terá de ressarcir esse terceiro lesado.

A responsabilidade será sempre pessoal e intransferível em caso de ato ilícito penal ou crime. Nessa situação, não se cogita a responsabilidade institucional por culpa ou dolo, sendo essa possível somente na esfera cível.

Ainda no que diz respeito à segurança do usuário/paciente, será configurada a responsabilidade individual do trabalhador de saúde quando houver dano ao paciente, por culpa exclusiva desse profissional que cometeu ilicitudes decorrentes da falta de atenção, insuficiência ou ausência de conhecimentos ou habilidades necessárias ou da falta de prudência nas ações profissionais. Porém, para que isso ocorra, é preciso que a empresa comprove que ofereceu condições materiais, humanas, físicas, entre outras, para a prestação de uma assistência segura. Desse modo, o profissional terá de arcar com o ônus da reparação do dano, eximindo a instituição de quaisquer responsabilizações.

No entanto, a responsabilidade poderá ser, também, institucional ou objetiva. De acordo com o Código de Proteção e Defesa do Consumidor (BRASIL, 1990):

> Os produtos e serviços colocados no mercado de consumo não acarretarão riscos à saúde ou *segurança* dos consumidores, exceto os considerados normais e previsíveis em decorrência de sua natureza e fruição, obrigando-se os fornecedores, em qualquer hipótese, a dar as *informações* necessárias a seu respeito (art. 8º).

O referido Código aponta ainda outros direitos básicos do consumidor, a saber:

> A informação adequada e clara sobre os diferentes produtos e *serviços*, com especificação correta de quantidade, características, composição, qualidade, tributos incidentes e preço, bem como os *riscos* que apresentem (art. 6º, inciso III).

Há, inclusive, a possibilidade de **inversão do ônus da prova**, quando o consumidor do produto ou serviço for considerado hipossuficiente, contrariando a máxima do Direito, segundo a qual a obrigação de provar incumbe a quem acusa ou alega algo contra terceiro.

No setor saúde, a reponsabilidade de comprovar pode ser imposta pelo Estado ao responsável pelo serviço ou produto. Com isso, o profissional que comete um grave erro, expondo a vida do paciente/usuário a risco de morte ou lesão gravíssima, poderá ter de comprovar que não agiu com culpa, caso o Estado entenda que a vítima é hipossuficiente. Isso ocorre quando o paciente alega que não foi informado sobre um tratamento, seus riscos, suas consequências ou os efeitos indesejáveis de uma ação de saúde. Nessa direção, pergunta-se: haveria ou não previsibilidade da ocorrência desse(s) risco(s)? Se a resposta for afirmativa, pode-se deduzir a obrigação legal do profissional responsável por aquele ato ou ação de comunicar a quem de direito (usuário/paciente/família). Para tanto, deve-se utilizar de linguagem clara e compreensível a quem essa comunicação se dirige, expondo com transparência os riscos previsíveis na ação proposta. Recomenda-se, inclusive, que essa comunicação seja escrita sempre que o profissional considerar importante e necessário para garantir a sua eficácia, em cada situação concreta.

A Lei Estadual nº 10.241, de 17 de março de 1999, estabelece os direitos dos usuários dos serviços e ações de saúde. O art. 2º, inciso XIV, dispõe:

> Ter assegurados durante as consultas, internações, procedimentos diagnósticos e terapêuticos e na satisfação de suas necessidades fisiológicas: a) integridade física; b) privacidade; c) individualidade; d) respeito aos seus valores éticos e culturais; e) confidencialidade de toda e qualquer informação pessoal; e f) *segurança* do procedimento.

Depreende-se da leitura e da interpretação desse inciso que a responsabilidade pela segurança do usuário/paciente é uma questão de direito e uma obrigação dos profissionais ou dos serviços de saúde. Logo, não se pode descuidar da gestão dos riscos que envolvem as ações de saúde (que representam a possibilidade de dano ou de lesão), os quais devem ser prevenidos e evitados. Para tanto, o que se espera dos profissionais, que lidam com essas questões, nas organizações de saúde é que mapeiem quais são os riscos possíveis nas práticas ou ações desenvolvidas em cada serviço de saúde, buscando minimizar suas ocorrências. Deve-se, portanto, agir de maneira ética, no sentido de garantir o direito dos usuários/pacientes relativos à sua segurança, garantindo também o direito à informação sobre custos, riscos e benefícios em cada tratamento ou cuidado.

Dessa maneira, a segurança do usuário/paciente pode ser considerada um importante elemento da segurança do profissional, pois é desejável que este seja capaz de discernimento e tomada de decisão. Assim, é um direito do profissional "Recusar-se a executar atividades que não sejam de sua competência técnica, científica, ética e legal ou que não ofereçam segurança ao profissional, à pessoa, à família e à coletividade" (art. 22 do Código de Ética dos Profissionais de Enfermagem; COFEN, 2017).

Além da segurança na atenção primária, secundária e terciária à saúde, cabe destacar, também, nas práticas domiciliares. Qual a relevância da gestão de riscos englobando a assistência domiciliária? Segundo o art. 13 do Código Penal Brasileiro (BRASIL,1940):

> [...] a omissão é penalmente relevante quando o omitente devia e podia agir para evitar o resultado. O dever de agir incumbe a quem: a) tenha por lei obrigação *de cuidado, proteção ou vigilância*; b) de outra forma, assumiu a responsabilidade de impedir o resultado; e c) com seu comportamento anterior, criou o risco da ocorrência do resultado.

Em virtude do que foi mencionado, deve-se reflexionar sobre a obrigação e a responsabilização dos profissionais de saúde no que se refere à previsibilidade dos riscos de suas ações. No entanto, não basta prever os riscos, é imprescindível que os profissionais sejam capacitados, dos pontos de vista técnico-científico e ético-político, no sentido de prevenir as ocorrências danosas ao usuário/paciente como uma política institucional. Outrossim, eles devem assumir para si o dever de bem informar o paciente e a família sobre custos, riscos e benefícios, obtendo deles o consentimento para o agir profissional respaldado nos âmbitos do saber técnico, fundamentado científica e eticamente, e amparado no consentimento livre e esclarecido do paciente.

CONSIDERAÇÕES FINAIS

Neste capítulo, foram discutidos conceitos a respeito de qualidade e segurança do paciente, sua evolução por meio de uma retrospectiva histórica, sua aplicabilidade nos serviços de saúde e os aspectos ético-legais envolvidos.

A interface do conceito de qualidade com a avaliação dos serviços de saúde está pautada, fundamentalmente, no referencial teórico de Avedis Donabedian, tendo como eixo norteador os elementos de estrutura, processo e resultado.

Destaca-se a importância do alcance da qualidade nos serviços de saúde, além da implementação de instrumentos para avaliar e monitorar as ações e os programas sob sua responsabilidade.

Foi apontado também que os conceitos **qualidade** e **segurança** devem estar incorporados à cultura organizacional e à vontade política dos profissionais que nela atuam.

Salienta-se, ainda, a necessidade de os profissionais e usuários estarem cientes de seus direitos e deveres, acreditando que a qualidade está intrinsecamente ligada à dimensão de otimização, segundo a qual é preciso utilizar, ao máximo, os recursos existentes.

Por fim, considera-se essencial garantir espaços e meios para que esses atores sociais sejam efetivamente protagonistas dos processos em busca da qualidade e da segurança nos serviços de saúde.

BIBLIOGRAFIA

ALVES, V. L. S. **Gestão da qualidade**: ferramentas utilizadas no contexto contemporâneo de saúde. 2. ed. São Paulo: Martinari, 2012.

BERWICK, D. **Melhorando a qualidade dos serviços médicos, hospitalares e da saúde**. São Paulo: Makron, 1994.

BOHOMOL, E. Ferramentas de qualidade e sua utilização nos serviços de saúde e de enfermagem. *In*: D'INNOCENZO, M. (coord.). **Indicadores, auditorias e certificações**: ferramentas de qualidade para a gestão em saúde. 2. ed. São Paulo: Martinari, 2010.

BRASIL. Agência Nacional de Vigilância Sanitária (Anvisa). Resolução da Diretoria Colegiada. **RDC nº 36, de 25 de julho de 2013**. Institui ações para a segurança do paciente em serviços de saúde e dá outras providências. Brasília: DOU, 2013.

BRASIL. Agência Nacional de Vigilância Sanitária (Anvisa). Resolução da Diretoria Colegiada. **RDC nº 63, de 25 de novembro de 2011**. Dispõe sobre os requisitos de boas práticas de funcionamento para os serviços de saúde. Brasília: DOU, 2011.

BRASIL. **Decreto-Lei nº 2.848, de 7 de dezembro de 1940**. Código penal. Disponível em: http://www.planalto.gov.br/ccivil_03/decreto-lei/del2848.htm. Acesso em: 07 nov. 2022.

BRASIL. **Lei nº 10.406, de 10 de janeiro de 2002**. Institui o Código civil. *In*: **Código civil**. 8. ed. São Paulo: Saraiva, 2002. Legislação Brasileira.

BRASIL. **Lei nº 8.078, de 11 de setembro de 1990**. Dispõe sobre a proteção do consumidor e dá outras providências. Disponível em: http://www.planalto.gov.br/CCIVIL_03/leis/L8078. htm. Acesso em: 02 jul. 2015.

BRASIL. Ministério da Saúde (MS). **Portaria nº 529/2013**. Institui o Programa Nacional de Segurança do Paciente (PNSP). Brasília: DOU, 2013.

BRASIL. Ministério da Saúde (MS). **Documento de referência para o Programa Nacional de Segurança do Paciente**. Brasília: MS, 2014.

CONSELHO FEDERAL DE ENFERMAGEM (COFEN). **Resolução nº 564/2017**. Código de ética dos profissionais de enfermagem. Disponível em: http://www.cofen.gov.br/ resolucao-cofen-no-5642017_59145.html. Acesso em: 19 ago. 2021.

DONABEDIAN, A. The seven pillars of quality. **Archives of Pathology & Laboratory Medicine**, v. 114, n. 11, p. 1115-1118, 1990.

DONABEDIAN, A. Evalución de la calidad de la atención médica. *In*: WHITE, K. L.; FRANK, J. (orgs.). **Investigaciones sobre servicios de salud: una antología**. Washington, D.C.: OPAS, 1992a. p. 382-404.

DONABEDIAN, A. The role of outcomes in quality assessment and assurance. **Quality Review Bulletin**, v. 20, n. 6, p. 975-992, 1992b.

FUNDAÇÃO NACIONAL DA QUALIDADE (FNQ). **Rumo à excelência**: critérios para avaliação do desempenho e diagnóstico organizacional. Prêmio Nacional da Gestão em Saúde (ciclo 2006-2007). São Paulo: FNE/CQH, 2006.

INSTITUTE OF MEDICINE (IOM). Committee on Quality of Health care in America. **Crossing the quality chasm**: a new health system for the 21st century. Washington, D.C.: National Academy Press, 2001.

JURAN, J. M.; GRYNA, F. M. **Juran's quality control handbook**. 4. ed. New York: McGraw-Hill, 1988.

KOHN, L. T.; CORRIGAN, J. M.; DONALDSON, M. S. (eds.). **To err is human**: building a safer health system. Washington, D.C.: IOM/National Academy Press, 2000.

MALIK, A. M. Qualidade e avaliação nos serviços de saúde: uma introdução. *In*: D'INNOCENZO, M. (coord). **Indicadores, auditoria, certificações**: ferramentas de qualidade para gestão em saúde. 2. ed. São Paulo: Martinari, 2010.

NATIONAL PATIENT SAFETY FOUNDATION (NPSF). **Livres de danos**: acelerar a melhoria da segurança do paciente [Internet]. Trad. TransPerfect Translations. Boston: NPSF, 2015. Disponível em: https://proqualis.net/sites/proqualis.net/files/15%20anos%20 depois%20do%20Errar%20%C3%A9%20humano%20NSPF%202015.pdf. Acesso em: 07 nov. 2022.

NOGUEIRA, L. C. L. **Gerenciando pela qualidade total na saúde**. Belo Horizonte: QFCO, 1996.

ORGANIZAÇÃO MUNDIAL DA SAÚDE (OMS). **Estrutura conceitual da classificação internacional sobre segurança do doente**. Relatório técnico final. OMS, 2011.

ORGANIZAÇÃO NACIONAL DE ACREDITAÇÃO (ONA). **Manual das organizações prestadoras de serviço em saúde**: versão 2018-2022. São Paulo: ONA, 2018. (Coleção Manual Brasileiro de Acreditação; 1.)

RUNCIMAN, W. *et al.* Towards an international classification for patient safety: key concepts and terms. **International Journal for Quality in Health Care**, v. 21, n. 1, p. 18-26, 2009.

SÃO PAULO. **Lei nº 10.241, de 17 de março de 1999**. Dispõe sobre os direitos dos usuários dos serviços e ações de saúde do Estado de São Paulo e dá outras providências. Disponível em: http://www.pge.sp.gov.br/centrodeestudos/bibliotecavirtual/dh/volume%20i/saudelei10241.htm. Acesso em: 02 jul. 2015.

TANAKA, O. Y.; MELO, C. Reflexões sobre avaliação em serviços de saúde e a adoção das abordagens qualitativa e quantitativa. *In*: BOSI, M. L. M.; MERCADO, F. J. (orgs.). **Pesquisa qualitativa de serviços de saúde**. Petrópolis: Vozes, 2004.

TANAKA, O. Y.; TAMAKI, E. M. O papel da avaliação para a tomada de decisão na gestão de serviços de saúde. **Ciência & Saúde Coletiva**, v. 17, n. 4, p. 821-828, 2012.

TRONCHIN, D. M. R. *et al.* Subsídios teóricos para a construção e implantação de indicadores de qualidade em saúde. **Revista Gaúcha de Enfermagem**, v. 30, n. 3, p. 542-546, 2009.

VINCENT, C. **Segurança do paciente**: orientações para evitar eventos adversos. São Caetano do Sul: Yendis, 2009.

VINCENT, C.; AMALBERTI, R. Safer Healthcare: strategies for the real world. **Springer Open** [Internet], v. 28, n. 11, 2016. Disponível em: https://link.springer.com/content/pdf/10.1007%2F978-3-319-25559-0.pdf. Acesso em: 12 ago. 2021.

WORLD HEALTH ORGANIZATION (WHO). **Patient safety**: rapid assessment methods for estimating hazards. Geneva: WHO, 2002. Disponível em: http://www.who.int/patientsafety/research/methods_measures/en/index.html. Acesso em: 12 ago. 2021.

WORLD HEALTH ORGANIZATION (WHO). **World Alliance for Patient Safety**: forward programme 2005. [Internet]. Geneva: WHO, 2005. Disponível em: https://apps.who.int/iris/bitstream/handle/10665/43072/9241592443.pdf. Acesso em: 07 nov. 2022.

WORLD HEALTH ORGANIZATION (WHO). **World Alliance for Patient Safety**: forward programme 2008-2009. [Internet]. Geneva: WHO, 2008. Disponível em: https://apps.who.int/iris/bitstream/handle/10665/70460/WHO_IER_PSP_2008.04_eng.pdf?sequence=1&isAllowed=y. Acesso em: 07 nov. 2022.

WORLD HEALTH ORGANIZATION (WHO). **World Alliance for Patient Safety. Taxonomy**: the concept framework for the international classification for patient safety – final technic report. Geneva: WHO, 2009.

WORLD HEALTH ORGANIZATION (WHO). **Medication without harm**: global patient safety challenge on medication safety. Geneva: WHO, 2017.

WORLD HEALTH ORGANIZATION (WHO). **Patient safety.** [Internet]. Geneva: WHO, 2019. Disponível em: https://www.who.int/patientsafety/en/. Acesso em: 12 ago. 2021.

Sistemas de Informação em Saúde

Heloisa Helena Ciqueto Peres ♦ Maria Madalena Januário Leite

INTRODUÇÃO

Para discorrer sobre sistemas de informação, faz-se necessário considerar que a revolução tecnológica é fruto da interação de vários recursos, como telecomunicações, imprensa, rádio, televisão, computadores, internet e transmissões via satélite. O resultado fundamental dessa interação é que as fronteiras nacionais estão cada vez mais irrelevantes, conformando uma nova ordem de comunicação democrática, global e instantânea.

A tecnologia está interconectando os seres humanos e possibilitando a socialização e a democratização da informação e do conhecimento científico. A sociedade está se apropriando desse estoque de informação com a possibilidade de criar um fluxo contínuo de saber, em um processo de construção de conhecimento coletivo permanente.

O avanço tecnológico na sociedade causa impacto e novos comportamentos, em um novo processo comunicativo social, com inúmeras implicações técnicas, éticas e morais. No âmbito dessa sociedade em rede e de cenários mutantes e complexos, as organizações operam e lutam para se manter, para cumprir sua missão e sua visão, e para cultivar seus valores (KROHLING KUNSCH, 2016).

Para Lévy (2001), toda instituição é uma tecnologia intelectual e os processos sociais são atividades cognitivas, com base no pressuposto de que os sujeitos individuais não apenas transmitem ou reproduzem as estruturas de sua cultura, mas também as reinterpretam de acordo com seus interesses e projetos. Assim, as coletividades cognitivas se auto-organizam, mantêm-se e transformam-se por meio do envolvimento permanente dos indivíduos, e as técnicas de comunicação e processamento das representações, que também fazem parte delas, desempenham papel essencial.

As tecnologias da informação e comunicação (TICs) rompem com a estrutura histórica da comunicação, na clara existência de uma distinção entre emissor, meio e receptor, possibilitando outras formas e dinâmicas de interação, impossíveis de serem representadas segundo os modelos dos paradigmas comunicativos tradicionais. Nesse sentido, elas possibilitam o alcance das informações e a transmissão real de uma quantidade infinita de informações e de mensagens a públicos ilimitados, fornecendo a cada sujeito o mesmo poder de comunicação (DI FELICE, 2008).

A utilização das TICs é um eficaz instrumento de gestão, pela introdução de novas possibilidades de comunicação e, consequentemente, de novas práticas de socialização e de interação com o meio ambiente interno e externo às organizações.

A pandemia decorrente da covid-19 foi reconhecida pela Organização Mundial da Saúde (OMS) no dia 11 de março de 2020 (WHO, 2020), provocou um dos maiores desafios sanitários em escala global deste século, com impacto em todas as esferas econômicas, sociais, culturais, políticas e educacionais.

As determinações de distanciamento social impostas para o contingenciamento da transmissibilidade da doença exigiram que vários setores da atividade econômica, do sistema educacional, das instituições de saúde, entre outros, mundialmente, se ajustassem às novas medidas, tornando o mundo totalmente dependente das TICs e de infraestrutura digital eficiente para **manter a produção, o consumo, o trabalho e o ensino e a saúde operantes.**

Dessa forma, esse contexto pandêmico e o advento das redes digitais de interação, das redes neurais e das formas de inteligência automatizadas e conectivas representam as grandes marcas dessa época, que têm modificado a condição habitativa do planeta. Para Di Felice (2020), a "cidadania digital" compreende uma complexa rede de diferentes inteligências cujas interações dinâmicas determinam a condição e as especificidades da humanidade, e não apenas uma forma de inteligência coletiva (a soma da inteligência agregada *online*). Nesse cenário, os países e os territórios com maiores "imunidades" são os com maior investimento e fortalecimento das pesquisas, não apenas na área da saúde, mas na evolução das arquiteturas de rede e formas automatizadas de inteligência. Isto é, os mais digitalizados, capazes de gerenciar fluxos de informações, de pessoas, financeiros e virais, por meio do monitoramento contínuo de Big Data e da interface com formas ambientais e automatizadas de inteligência.

Diante dessa situação e considerando o fluxo informacional convertido em fluxo de conhecimento e inovações por intermédio das TICs e do seu potencial interativo, ratifica-se a necessidade de superação de modelos de gestão tradicionais, mediante a perspectiva de descentralização do poder da comunicação.

Embora os recursos da multimídia favoreçam a democratização da informação, a independência geográfica e a constante atualização da informação demandam grande investimento em infraestrutura e em revisão dos processos de trabalho.

Essa realidade sugere que há ainda um longo, e urgente, caminho a ser trilhado em direção aos sistemas de informação em saúde e em enfermagem, que deve incluir considerações sobre a lógica burocrática inerente ao fluxo informacional de uma única via, bem como uma análise crítica das amarras culturais que afetam cada sistema, as relações de poder e as intencionalidades e os interesses envolvidos nas organizações.

Antes de discorrer sobre sistema de informação, é preciso distinguir dados de informação, que correspondem a conceitos distintos. Dados constituem um conjunto de registros sobre fatos passíveis de serem ordenados, analisados para se chegar a uma conclusão. Um dado é um simples registro de fatos. As informações são dados que foram ordenados de maneira coerente e significativa para fins de compreensão e análise. A informação é o apoio básico para todas as ações e, especificamente nas organizações, constitui a sustentação para o processo de tomada de decisão. Para tanto, ela necessita ser precisa, relevante, pertinente e permitir uma abordagem real e completa da situação.

O sistema de informação está fundamentalmente relacionado com a cultura organizacional do grupo em que ocorre, uma vez que representa as formas de comunicação utilizadas pela organização. É, portanto, complexo porque envolve as dimensões política e cultural, não sendo objeto neutro, mas que corresponde a um modo de fazer o trabalho que determina e é determinado pelas relações de poder.

No que se refere à dimensão política do sistema de informação, considera-se essencial identificar quais são os interesses de cada grupo da organização e quais as vantagens relativas à implementação do sistema para cada um desses grupos quanto a controle, produtividade e poder de negociação. No âmbito cultural, focaliza-se o sistema de informação a partir de uma retrospectiva histórica, do levantamento do contexto da informação, do conhecimento dos diferentes interesses e das relações de poder entre os grupos envolvidos.

O sistema de informação na área da saúde, para a World Health Organization (WHO, 2021), integra a coleta de dados, o processamento e o uso das informações necessárias para melhorar a eficácia e a eficiência dos serviços de saúde. Considera-se que a cobertura universal de saúde não pode ser alcançada sem o apoio da e-Saúde.

Destaca-se que, desde 2005, o termo *e-Health* (e-Saúde) foi reconhecido pela Assembleia Mundial da Saúde como o uso seguro e com boa relação custo-benefício das TICs no apoio à saúde, incluindo serviços de saúde, vigilância em saúde, educação em saúde, conhecimento e pesquisas na área. Entretanto, o conceito foi expandido para o termo "saúde digital", que compreende o campo de conhecimento e prática associado ao desenvolvimento e ao uso de tecnologias digitais para melhorar a saúde, incluindo uma gama mais ampla de dispositivos inteligentes e equipamentos conectados. Abrange, ainda, outros usos de tecnologias digitais para a saúde, como internet das coisas, inteligência artificial (IA), Big Data e robótica (WHO, 2020).

O sistema de informação no setor saúde representa um grande impacto na melhoria da gestão, da qualidade da assistência e da satisfação dos pacientes. Isso porque contribui para ampliar a conectividade em toda a rede de atenção; possibilita o desenvolvimento de métodos de comparação de práticas (*benchmarking*) e de ferramentas que assegurem a qualidade e a eficiência em função de redução de custos; permite estabelecer intercâmbio com instituições de saúde internacionais e nacionais, facilitando a educação permanente dos profissionais de saúde; e apoia decisões e provoca mudanças de padrões e condutas. (WHO, 2001).

O sistema de informação em saúde também constitui um fator essencial para o conhecimento da realidade socioeconômica, demográfica e epidemiológica de uma sociedade, de modo a viabilizar a gestão dos vários níveis que constituem o Sistema Único de Saúde (SUS).

Nesse contexto, os dados em saúde correspondem à aplicação sistemática de TICs e da ciência da computação e da informática em saúde para apoiar a tomada de decisão a indivíduos, a família, a comunidade, bem como a força de trabalho da saúde e os sistemas de saúde, para fortalecer a prática clínica e melhorar a saúde e o bem-estar da população. Inclui todos os dados que revelem informações relativas ao estado de saúde físico ou mental passado, atual ou futuro de uma pessoa. As informações em saúde representam o conjunto de dados de uma pessoa, coletados a partir do registro de ações e prestação de serviços de saúde. Esses dados são identificados a partir de um número, símbolo ou atributo particular destinado a uma pessoa singular para fins de saúde (WHO, 2021).

No que diz respeito especificamente aos sistemas de informação em saúde, inicialmente, tinham como finalidade dar suporte às análises médicas, ao controle de material e ao controle de folha de pagamento, atendendo aos setores financeiros e administrativos. Posteriormente, sua finalidade foi ampliada, sendo direcionada para a assistência ao paciente, orientada para problemas médicos e para cuidados de enfermagem a usuários de unidades clínicas. Com a expansão do uso de computadores, teve início a implantação das redes e a tecnologia de informação (TI).

A Constituição de 1988 e a Lei nº 8.080, de 1990, outorgam ao Ministério da Saúde (MS) atribuição específica para a organização do Sistema Nacional de Informação em Saúde, para o qual a construção da Política Nacional de Informação e Informática em Saúde (PNIIS) é estratégica. Nesse processo, a criação da Área de Informação e Informática em Saúde no MS constitui um marco histórico.

A partir da experiência acumulada por um conjunto de atores envolvidos historicamente com o desenvolvimento das TICs em saúde, o MS, por iniciativa da Secretaria de Gestão Estratégica e conduzida pelo Departamento de Informática do SUS (Datasus), apresentou a Estratégia e-Saúde até 2020 para o Brasil, alinhada às diretrizes e aos princípios do SUS e à política de governo eletrônico do Brasil (BRASIL, 2014).

Essa estratégia descreveu mecanismos contributivos para a consecução dos objetivos do Plano Nacional de Saúde e do SUS. Os blocos construtores foram agrupados em quatro pilares: governança e recursos organizacionais; padrões e interoperabilidade; infraestrutura; e recursos humanos, sendo atribuídas nove ações estratégicas para cada pilar de e-Saúde, além dos resultados esperados, com o intuito de fortalecer a construção de processos e práticas de e-saúde nas três esferas do SUS (BRASIL, 2014).

Cabe ressaltar a reestruturação do Sistema de Informação da Atenção Básica (SIAB), denominada **Estratégia e-SUS AB**, planejada pelo Departamento de Atenção Básica (DAB) da Secretaria de Atenção à Saúde (SAS) do MS. O objetivo foi melhorar a qualidade da informação em saúde e otimizar o uso dessas informações pelos gestores, profissionais de saúde e cidadãos. Essa reestruturação conta com dois sistemas de *software* para a captação de dados: o sistema com Coleta de Dados Simplificada (CDS-AB) e o sistema com Prontuário Eletrônico do Cidadão (PEC-AB). Ambos alimentam o novo Sistema de Informação em Saúde para a Atenção Básica (SISAB), que substitui o SIAB e atende aos diversos cenários de informatização e conectividade nas unidades de saúde da atenção básica (BRASIL, 2014). O registro das informações em saúde de maneira individualizada possibilita o acompanhamento do histórico de atendimentos de cada usuário e da produção de cada profissional da atenção básica de modo automatizado e em tempo real, bem como a integração dos diversos sistemas de informação oficiais existentes na atenção básica. Com isso, reduz-se a necessidade de registrar informações similares em mais de um instrumento (fichas/sistemas), otimizando o trabalho dos profissionais e o uso da informação para a gestão e a qualificação do cuidado em saúde (BRASIL, 2014).

Nesse sentido, em 2015, a PNIIS teve como finalidade precípua a melhoria da governança no uso da informação, da informática e dos recursos de informática, considerando a promoção do uso inovador, criativo e transformador da tecnologia da informação nos processos de trabalho em saúde. Essa política foi traçada a partir das diretrizes relacionadas com a Política de Governo Eletrônico Brasileiro (e-Gov), da Estratégia e-Saúde para o Brasil, da gestão da PNIIS e da formação permanente de pessoal para o SUS na área de informação e informática em saúde (BRASIL, 2015).

Em 2020, o MS lança a Estratégia de Saúde Digital para o Brasil 2020-2028 (ESD28), que busca sistematizar e consolidar o trabalho realizado ao longo da última década, materializado nesses diversos documentos e diretrizes nacionais, especialmente na PNIIS (BRASIL, 2015), na Estratégia e-Saúde para o Brasil (BRASIL, 2017) e no Plano de Ação, Monitoramento e Avaliação de Saúde Digital para o Brasil (PAM&A 2019-2023), aprovado em 2019 e publicado em 2020 (BRASIL, 2020b). Assim, esse documento alinha-se com as iniciativas anteriores e, junto à PNIIS, exerce a tarefa essencial de atualizá-las, expandi-las e complementá-las.

Cabe ressaltar, ainda, que, em agosto de 2020, entrou em vigor no Brasil a Lei Geral de Proteção de Dados Pessoais (LGPD ou Lei nº 13.709/2018), submetendo os estabelecimentos de saúde a adotar medidas e formas de manter a integridade dos dados de seus usuários, bem como proteger os direitos fundamentais de liberdade e de privacidade e o livre desenvolvimento da personalidade da pessoa (BRASIL, 2019).

Ainda, evidencia-se a iniciativa da Rede Nacional de Dados em Saúde (RNDS), parte do Programa Conecte SUS, ambos institucionalizados pela portaria GM/MS nº 1.434, de 28 de maio de 2020, que estabelece o conceito de uma plataforma padronizada, moderna e interoperável de serviços, informações e conectividade, que é, em si, transformadora para a saúde. A RNDS estabelece como objetivo: "promover a troca de informações entre os pontos da Rede de Atenção à Saúde (RAS), permitindo a transição e continuidade do cuidado nos setores público e privado" (BRASIL, [2020]; BRASIL, 2020c).

Essas legislações vão ao encontro da OMS (WHO, 2021), que estabeleceu estratégia global (2020-2025) para saúde digital baseada em evidências indicando intervenções digitais em saúde para aprimorar e complementar o trabalho das redes digitais de saúde existentes e fortalecer os sistemas de saúde por meio da aplicação de tecnologias digitais de saúde para consumidores, profissionais de saúde, prestadores de serviços de saúde e indústria, bem como para capacitar os pacientes e alcançar a visão de saúde para todos. Aponta que a saúde digital deve ser parte integrante das prioridades de saúde e beneficiar as pessoas de forma ética, segura, confiável, equitativa e sustentável, bem como deve ser desenvolvida com os princípios de transparência, acessibilidade, replicabilidade, interoperabilidade, privacidade, segurança e confidencialidade.

Destaca-se que a estratégia coloca as pessoas no centro da saúde digital por meio da adoção e do uso de tecnologias digitais de saúde para ampliar e fortalecer a prestação de serviços de saúde. O indivíduo é um componente essencial na prestação de cuidados baseados na confiança e centrados nas pessoas. Esse enfoque abrange não apenas pacientes, famílias e comunidades, mas também os profissionais de saúde que precisam estar preparados para implantar ou usar tecnologias digitais de saúde em seu trabalho (WHO, 2021).

No que tange à população, as possíveis ações de capacitação devem incluir a melhoria da alfabetização digital em saúde, o engajamento de pacientes, famílias e comunidades, e a educação dos pacientes sobre saúde. A qualificação da força de trabalho dos profissionais deve ser intrinsecamente multi e interdisciplinar e abranger os profissionais da área de TICs e os trabalhadores de saúde que prestam assistência à saúde. O desenvolvimento de habilidades, atitudes e capacidades deve contemplar as ciências da computação, o planejamento estratégico, as finanças e a gestão, até as ciências da saúde e a assistência à saúde, abordando aspectos ético-políticos e econômicos, acessibilidade e implicações da introdução de tecnologias digitais e sua gestão na saúde (WHO, 2021).

Entretanto, o desenvolvimento de soluções das tecnologias de informação adaptadas à saúde vem sendo gradativamente utilizado, apresentando-se em diferentes estágios de implementação. A adoção de Registros Eletrônicos em Saúde (RES) é uma tendência mundial, em resposta ao aumento da demanda por qualidade da assistência, proveniente de um cenário mundial de avanços tecnológicos cada vez mais complexos. A busca por tecnologias eficientes, sustentáveis e com ótima relação custo-benefício tem impulsionado as instituições de saúde para a informatização de seus processos documentais.

Na atualidade, ainda, um dos grandes desafios dos RES é a necessidade de contemplar os aspectos legais das informações digitalizadas e da assinatura eletrônica com a equivalência em papel, e de assegurar o sigilo, de preservar a individualidade e o direito à privacidade dos pacientes, além de garantir a não adulteração das informações.

No Brasil, as regras e os procedimentos sobre o uso de assinaturas eletrônicas em interações com entes públicos são classificados em três níveis distintos: assinatura eletrônica simples, assinatura eletrônica avançada e assinatura eletrônica qualificada, conforme o nível de identificação e confiabilidade (BRASIL, 2020a). A assinatura eletrônica simples permite identificar o seu signatário (anexa ou associa dados a outros dados em formato eletrônico do signatário); a assinatura avançada utiliza certificados não emitidos pela ICP-Brasil ou outro meio de comprovação da autoria e da integridade de documentos em forma eletrônica, desde que admitidos pelas partes como válidos ou aceitos pela pessoa a quem for oposto o documento; e a assinatura qualificada utiliza certificado digital, nos termos do § 1º do art. 10 da Medida Provisória nº 2.200-2, de 24 de agosto de 2001 (BRASIL, 2001).

Entre os benefícios dos RES estão a legibilidade e a viabilidade de acessibilidade das informações no momento da sua geração, em tempo real, com a possibilidade de aplicação e atuação imediatas, bem como de análise de dados com o objetivo de subsidiar os resultados em saúde, aumentando a qualidade do cuidado em saúde baseado em evidências clínicas.

Os RES estruturados a partir de dados mínimos essenciais e sistemas de classificação/terminologias, que constituem uma base de conhecimento clínico de dados computadorizado, podem gerar avaliações e recomendações específicas de acordo com as características individuais do paciente, contribuindo para o profissional tomar decisões clínicas e gerenciais em saúde mais assertivas e favorecer a qualidade e a segurança do atendimento em saúde. Esses sistemas caracterizam-se por disponibilizar funcionalidades mais avançadas de suporte à decisão incluindo diretrizes clínicas, protocolos, alertas e lembretes sobre alergias, contraindicações e dosagens de medicamentos. No entanto, fatores relacionados à estruturação e à usabilidade desses sistemas representam grande desafio para os profissionais da saúde, inclusive entre os enfermeiros que estão à frente do gerenciamento dos sistemas de alarmes de dispositivos de monitoramento do paciente (KUTNEY-LEE *et al.*, 2019; LEWANDOWSKA *et al.*, 2020).

De acordo com Peres (2009), o RES ainda é uma área emergente na saúde porque exige grande infraestrutura e alto custo de implantação e manutenção tecnológica, sendo necessário o desenvolvimento de pesquisas relacionadas com os aspectos éticos e legais, de segurança da informação, de aplicabilidade das tecnologias e de custos/benefícios, objetivando a implementação e a disseminação da informação para melhor qualidade de assistência à saúde da população.

Também, a OMS (WHO, 2016) reconhece que as TICs proporcionaram, ao longo das últimas décadas, um progresso significativo tanto no que se refere à cobertura quanto a funcionalidades, para fortalecer os sistemas de saúde e apoiar a prestação de assistência e a gestão com melhores informações. Entretanto, indica que as organizações de saúde precisam enfrentar muitas barreiras, como a necessidade de força de trabalho treinada e qualificada no uso de tecnologias digitais, governança adequada, financiamento, implementação de padrões e infraestruturas técnicas, de monitoramento e de avaliação tecnológica. Aponta, ainda, que, muitas vezes, os sistemas de saúde representam uma carga excessiva de coleta de dados para a equipe, e o resultado de análise de Big Data é que a qualidade dos dados é pobre, necessitando avançar na estruturação padronização e segurança dos dados para a saúde baseada em evidências.

A pesquisa realizada periodicamente sobre o uso das TICs nos estabelecimentos de saúde brasileiros, em 2021, traça uma radiografia do setor visando subsidiar políticas voltadas para a incorporação estratégica das TICs nas práticas clínicas. De acordo com os resultados, instituições ainda têm um grande caminho a percorrer e muitos desafios em sua adaptação à nova lei, **principalmente no que se refere a investimento em segurança e infraestrutura da informação.** Apenas menos da metade implementou alguma das medidas pesquisadas. Entre as mais adotadas estão a disponibilização de canais de atendimento e interação com os titulares dos dados (38%) e a realização de campanha interna para conscientização sobre a LGPD (32%). (CGI.br, 2021).

Os estabelecimentos de saúde no Brasil estão mais informatizados, porém a implementação de estratégias para aumentar a segurança e a proteção de dados pessoais armazenados segue sendo um desafio para o setor. Apenas um terço dos estabelecimentos de saúde tinha uma política definida sobre segurança da informação, sendo o percentual dos públicos (21%) menor com relação ao dos privados (cerca de 40%) (CGI.br, 2021).

Há, ainda, defasagem no acesso ao computador e à internet, principalmente em organizações de atenção básica e ambulatorial. Em um universo próximo de 40.600 Unidades Básicas de Saúde (UBSs), cerca de 2.500 não possuem o dispositivo e 3.400 não têm acesso à rede. Os dados levantados revelam o crescimento da adoção de internet entre os estabelecimentos públicos no período marcado pelo avanço da covid-19: 94% possuem computador e internet, o que equivale a um aumento de nove pontos percentuais com relação a 2019. Entre os privados, o acesso a ambos segue universalizado. Nas UBSs, utilizaram-se mais computadores (de 91%, em 2019, para 94%, em 2021) e internet (de 82%, em 2019, para 92%, em 2021) (CGI.br, 2021).

A pesquisa TIC Saúde também investigou a análise de Big Data, constatando que é adotada por um número ainda reduzido de estabelecimentos. Em um universo de 109 mil avaliados, apenas cerca de 4.200 se valem do recurso, dos quais aproximadamente 3.600 são privados. Para essas análises são mais utilizados os dados dos próprios estabelecimentos, tanto os provenientes de fichas cadastrais, formulários e prontuários (76%) quanto os de dispositivos inteligentes e sensores (69%). A pesquisa, ainda, indica que 4% dos estabelecimentos de saúde fizeram uso de IA, enquanto 3% afirmaram utilizar aplicações de robótica. Todos esses recursos estão mais presentes nas unidades privadas. Entre as regiões geográficas, a Sudeste é a que apresenta maior uso de IA (6%) e robótica (4%) (CGI.br, 2021).

Esses dados corroboram a constatação de que a existência das ferramentas tecnológicas não é suficiente; afinal, é preciso que elas sejam disseminadas e utilizadas por um número cada vez maior de instituições e de profissionais. Para isso, são necessárias políticas específicas para o setor, determinação dos gestores e investimento na área.

Uma postura crítica e reflexiva deve ser adotada na busca da racionalização, da aquisição e da incorporação de novas tecnologias, em que se torna necessária uma avaliação sob o ponto de vista ético, da privacidade, do sigilo, dos custos, da qualidade da assistência, dos benefícios, das limitações, dos riscos e da adequação às necessidades da população.

Nessa direção, a lógica contemporânea de organização das informações em saúde emerge da mesma maneira que a do paradigma de atuação da clínica no processo saúde/doença/cuidado. Esse processo define a visão de mundo como orientadora da modelagem dessas informações, representando o poder que institucionaliza as informações em saúde como parte integrante dos dispositivos políticos de atuação, controle e monitoramento da população. É possível afirmar que, para a superação das atuais limitações das informações em saúde, é preciso (re)pensar as bases políticas que mantêm e fortalecem esse modo específico de olhar/representar os processos de saúde/doença/cuidado no contexto fragmentado das decisões concretas e cotidianas relacionadas com a saúde (MORAES; GÓMEZ, 2007).

Considera-se que a informação e a informática em saúde constituem, juntas, uma das áreas de desenvolvimento teórico, metodológico e tecnológico de crescente importância, e, para tanto, devem superar a visão tecnicista e instrumental das tecnologias e adotar uma abordagem transdisciplinar (MORAES; GÓMEZ, 2007).

Para orientação, desenvolvimento e implementação de um sistema de saúde sustentável, é imperativa a adoção de novas tecnologias baseadas na melhor evidência científica disponível, com a participação de todos os grupos interessados e de especialistas em informática em saúde. O foco tem de ser o bem público, e não os interesses próprios. É importante reconhecer que a tecnologia da informação não é uma panaceia universal, e a má concepção e utilização das TICs podem conduzir a práticas insustentáveis. TICs são apenas um componente de um serviço clínico, e não a meta final em si. Serviços de saúde sustentáveis requerem significativa ênfase na mudança de gestão e de processos organizacionais (HOVENGA, 2008).

A rápida evolução tecnológica faz com que novas tecnologias sejam assimiladas sem que haja uma reflexão sobre os valores e a intencionalidade do seu uso, tornando os profissionais da saúde e os clientes vulneráveis a aceitarem e acreditarem que a informática, por si só, resolve os problemas da saúde e melhora a qualidade da assistência.

As tecnologias não são neutras, e a sua aplicação tem uma intencionalidade. Na saúde, cabe ao profissional analisar essas intencionalidades e as relações de poder concernentes ao seu uso, de modo a resgatar as dimensões éticas e humanas, tornando sua aplicação menos vulnerável às pressões do mercado e promovendo a qualidade da assistência e a melhoria das condições de saúde da população.

Assim, para melhor aproveitamento das TICs na área da saúde, são necessárias ações integradas e estratégias nacionais que utilizem e melhorem os recursos existentes e formem uma base sólida que forneça o investimento e a inovação.

SISTEMA DE INFORMAÇÃO NA ÁREA DA ENFERMAGEM

A enfermagem exerce papel fundamental no sistema de informação em saúde, tanto por contribuir significativamente com informações que integram os conhecimentos técnicos, de controle de qualidade e de documentação clínica e administrativa dos serviços prestados, quanto por necessitar de informações sobre o desenvolvimento científico e os recursos institucionais disponíveis relacionados com as necessidades dos pacientes para a tomada de decisões. Assim, esse grupo profissional deve ter acesso às informações sobre planejamento de programas, execução, supervisão das intervenções clínicas e de gestão e avaliação dos resultados da atenção à saúde (WHO, 2001).

Marin (2007) considera que a enfermagem, por ser responsável pelo cuidado clínico individual aos pacientes, pela administração dos serviços de saúde e pelo gerenciamento dos problemas de saúde nos mais variados níveis de complexidade, é um grupo profissional que depende de informações exatas e em tempo real para desempenhar a grande variedade de intervenções envolvidas com a assistência de enfermagem, necessitando, assim, de sistemas eficientes de documentação dos dados clínicos e administrativos.

Hannah, Ball e Edwards (2009) consideram os sistemas de informação em enfermagem como sistemas que coletam, armazenam, processam, recuperam, mostram e comunicam a informação necessária, em tempo real, para que se possa gerenciar os serviços e a assistência de enfermagem, e as informações sobre o cuidado, unindo os recursos de pesquisa e de aplicações educacionais à prática de enfermagem. Na prática clínica, esse sistema de informação, de modo independente ou como componente de um sistema de informação hospitalar, auxilia os enfermeiros no planejamento e na documentação da assistência.

O sistema de informação informatizado, orientado clinicamente para documentar e processar informação no cuidado direto ao paciente, é fundamental no processo de enfermagem, que requer integração e interpretação de complexas informações clínicas para a tomada de decisão sobre o cuidado de enfermagem individualizado.

Esses sistemas auxiliam no processo de trabalho da enfermagem, permitindo flexibilidade no uso do sistema para visualizar e coletar a informação necessária, fornecer qualidade ao cliente e documentar as suas condições. Eles ainda oferecem instrumentos e informações *online* sobre medicamentos, guias de conduta e protocolos da prática.

Estudo sobre a avaliação da usabilidade confirma a eficácia desses sistemas, determinada à medida que os enfermeiros conseguiram documentar o Processo de Enfermagem (PE) com qualidade, incluindo métricas de acurácia e completude. Assim, foi avaliado e constatado que todas as etapas do PE foram documentadas de forma correta, precisa, completa e com ligações coerentes entre diagnósticos, resultados, intervenções e atividades. Foi possível também observar a efetividade das intervenções, comprovando que treinamento da equipe e implantação de um novo sistema, com mais funcionalidades, são fatores que contribuem para a visibilidade das ações de enfermagem e para melhorar a qualidade da documentação do PE (OLIVEIRA; PERES, 2021). Além disso, foi demonstrada a diminuição do tempo do registro da documentação do PE por parte dos enfermeiros, comprovando a eficiência de sistemas estruturados a partir do registro eletrônico desse processo (OLIVEIRA, 2020).

Na perspectiva de orientar o desenvolvimento de sistemas eletrônicos da documentação do PE, um estudo sugeriu uma estruturação lógica e integrada da documentação da avaliação clínica do enfermeiro a partir de 25 padrões, por meio de consenso entre especialistas de vários países. A utilização de sistemas padronizados de linguagem (ou sistemas de classificação) em enfermagem foi considerada a peça fundamental para o desenvolvimento dos sistemas, com funcionalidades fundamentadas em evidências e sugestão de diagnósticos de enfermagem predefinidos com base em pesquisa e ligações corretas entre diagnósticos, resultados e intervenções, bem como protocolos, alertas, escalas e guias práticos e teóricos para o processo de decisão clínica e para a prática com base em evidências (MÜLLER-STAUB; DE GRAAF-WAAR; PAANS, 2016).

Os registros eletrônicos de enfermagem devem atender à demanda dos usuários, buscando melhorar a eficiência e a organização sistematizada da informação clínica a ser compartilhada entre os membros da equipe de saúde. Esses sistemas devem ser interoperáveis, ou seja, ter a capacidade de comunicação com outros sistemas (MELO; ÉVORA; PEREIRA, 2012).

No que se refere aos benefícios, esses sistemas proporcionam recursos para inovar e redesenhar o processo de enfermagem; apoiam a decisão clínica com informações mais precisas e de maneira organizada, subsidiando o planejamento dos cuidados de enfermagem; e minimizam o tempo gasto em documentar as informações do paciente, eliminando redundâncias, melhorando o tempo de comunicação entre os membros da equipe, otimizando o acesso à informação e oferecendo informações à equipe multiprofissional (MARIN, 2007; MARIN; LORENZI, 2010). Desse modo, tem-se como consequências: aumento do tempo dos enfermeiros para o cuidado direto, melhor qualidade da documentação, melhoria da produtividade, redução da margem de erros, elevação da satisfação no trabalho e desenvolvimento de uma base de dados clínica comum aos profissionais envolvidos na assistência.

Estudos constatam, também, que os sistemas têm se tornado uma poderosa ferramenta para apoiar o desenvolvimento do PE informatizado e auxiliar a tomada de decisão no fluxo de trabalho dos enfermeiros, contribuindo para a segurança do paciente, a gestão em saúde e a qualidade da assistência de enfermagem baseada em evidências (BOWLES; DYKES; DEMIRIS, 2015).

Estudo recente demonstrou avanços no reconhecimento da contribuição desse sistema para que usuários de diferentes níveis de educação em enfermagem (graduandos, residentes ou enfermeiros) consigam identificar diagnósticos de enfermagem de moderada e alta acurácias, base para seleção de intervenções adequadas que levam ao alcance de melhores resultados para os pacientes (DIOGO, 2019).

Outrossim, as pesquisas sobre sistemas de documentação eletrônica do PE podem ser consideradas uma fonte de informações e de conhecimentos, por disponibilizar aos enfermeiros novas modalidades de aprendizagem, fornecendo conteúdo amplo, completo e detalhado, alicerçado em dados e informações de pesquisas científicas atuais relacionadas à análise de Big Data com o apoio da IA, e relevantes para os avanços da ciência da enfermagem.

Diante do exposto e da crescente necessidade de desenvolvimento de sistemas de informações eletrônicos nas organizações de saúde, a participação dos enfermeiros é fundamental para a seleção e a implementação desse sistema. Isso porque a linguagem de enfermagem padronizada e o gerenciamento das informações são essenciais para as tomadas de decisão em relação ao atendimento ao paciente e ao próprio serviço, possibilitando identificar a qualidade do cuidado prestado, auxiliando na pesquisa clínica e constituindo importante apoio na análise dos processos de tomada de decisão, bem como na melhoria de desempenho das organizações.

A informatização da documentação de enfermagem é o grande desafio enfrentado mundialmente, pois visa à implementação da prática baseada em evidências, à possibilidade de ampliar a capacidade de julgamento clínico do enfermeiro e, consequentemente, à melhoria na qualidade da assistência à saúde.

Cabe exclusivamente ao enfermeiro estabelecer os dados de enfermagem essenciais para o cuidado, bem como selecionar e avaliar os sistemas compatíveis com o processo de trabalho do enfermeiro que apresentem *design* ergonômico e facilidade de manuseio. Os sistemas de saúde devem ter como principal objetivo fornecer um cuidado humanizado e integrado ao paciente, para estabelecer vínculos reais que traduzam suas expressões em informações a fim de melhorar o cuidado de enfermagem (LOVIS *et al.*, 2011).

De acordo com Peres (2009), evidencia-se que o sistema de informação na saúde e na enfermagem é reflexo da política da organização, dos seus valores e pressupostos sobre tecnologia, do processo saúde/doença e do trabalho em equipe, tudo fluindo do reservatório de conhecimento e de experiências individuais e se mesclando às convicções e aos valores socialmente aprovados. Apreende-se ainda que o sistema de informação de determinada organização de saúde e de serviço de enfermagem é consequência de uma construção histórica. Assim, sofre interferências do contexto sociopolítico no qual está inserido e das exigências colocadas pela realidade social sobre as finalidades da saúde em diferentes momentos, determinando, portanto, o papel e o modelo de sistema de informação a ser implantado.

Depreende-se que os sistemas de informação informatizados exigem dos enfermeiros o empreendimento de esforços para impor e definir o seu papel perante a inserção da informática como instrumento de informação. Exige também reflexão sobre sua atuação diante de um contexto tecnológico, em que a enfermagem será mediada pela tecnologia, que amplia as maneiras de interagir, compartilhar, cuidar e gerenciar em tempos e espaços anteriormente não imaginados.

Nesse contexto, fica evidente que o desenvolvimento de um sistema de informação é complexo, desafiando os enfermeiros a repensarem os seus processos de trabalho, proporem inovações que sejam aderentes à realidade e compromissadas com esse processo, e reconhecerem a importância de sua participação e sua responsabilidade na construção de um sistema de informação nas organizações de saúde.

Nessa perspectiva, as competências do enfermeiro para a efetiva participação nos sistemas de informação informatizados nas organizações de saúde devem contemplar as políticas institucionais e o compromisso individual com o desenvolvimento tecnológico, fundamentado na reflexão ético-política, integrando a tecnologia às necessidades da profissão e da dimensão humana da enfermagem.

BIBLIOGRAFIA

BOWLES, K. H.; DYKES, P.; DEMIRIS, G. The use of health information technology to improve care and outcomes for older adults. **Research in Gerontological Nursing**, v. 8, n. 1, p. 5-10, 2015.

BRASIL. **Lei nº 13.853, de 8 de julho de 2019**. Altera a Lei nº 13.709, de 14 de agosto de 2018, para dispor sobre a proteção de dados pessoais e para criar a Autoridade Nacional de Proteção de Dados; e dá outras providências. **Diário Oficial da União**: Brasília, DF, 2019.

BRASIL. **Lei nº 14.063, de 23 de setembro de 2020**. Dispõe sobre o uso de assinaturas eletrônicas em interações com entes públicos, em atos de pessoas jurídicas e em questões de saúde e sobre as licenças de *softwares* desenvolvidos por entes públicos; e altera a Lei nº 9.096, de 19 de setembro de 1995, a Lei nº 5.991, de 17 de dezembro de 1973, e a Medida Provisória nº 2.200-2, de 24 de agosto de 2001. **Diário Oficial da União**: Brasília, DF, 2020a.

BRASIL. **Medida Provisória nº 2.200-2, de 24 de agosto de 2001**. Institui a Infraestrutura de Chaves Públicas Brasileira – ICP-Brasil, transforma o Instituto Nacional de Tecnologia da Informação em autarquia, e dá outras providências. **Diário Oficial da União**: Brasília, DF, 2001.

BRASIL. Ministério da Saúde (MS). Comitê Gestor da Estratégia e-Saúde. **Estratégia e-Saúde para o Brasil**. Brasília, DF: MS, 2017.

BRASIL. Ministério da Saúde (MS). Departamento de Informática do SUS. **Plano de ação, monitoramento e avaliação da estratégia de saúde digital para o Brasil 2019-2023**. Brasília, DF: MS, 2020b.

BRASIL. Ministério da Saúde (MS). **O objetivo**. Brasília, DF: MS, [2020].

BRASIL. Ministério da Saúde (MS). **Portaria nº 589, de 20 de maio de 2015**. Institui a Política Nacional de Informação e Informática em Saúde (PNIIS). Brasília, DF: MS, 2015.

BRASIL. Ministério da Saúde (MS). **Portaria nº 1.434, de 28 de maio de 2020**. Institui o Programa Conecte SUS e altera a Portaria de Consolidação nº 1/GM/MS, de 28 de setembro de 2017, para instituir a Rede Nacional de Dados em Saúde e dispor sobre a adoção de padrões de interoperabilidade em saúde. Brasília, DF: MS, 2020c.

BRASIL. Ministério da Saúde (MS). Secretaria de Atenção à Saúde. Secretaria-Executiva. **Manual do sistema com coleta de dados simplificada – CDS**. Versão 1.3. Brasília: MS, 2014.

COMITÊ GESTOR DA INTERNET NO BRASIL (CGI.br). **TIC saúde 2021**: pesquisa sobre o uso das tecnologias de informação e comunicação nos estabelecimentos de saúde brasileiros [livro eletrônico: TIC Saúde 2021: edição Covid-19: metodologia adaptada] – Survey on the use of information and communication technologies in Brazilian healthcare facilities. ICT in Health 2021. Covid-19 edition: adapted methodology (editor). Núcleo de Informação e Coordenação do Ponto Br.1. ed. São Paulo: CGI.br, 2021.

DI FELICE, M. (org.). **Do público para as redes**. São Caetano do Sul: Difusão, 2008. v. 1.

DI FELICE M. **Digital**: a crise da ideia ocidental de democracia e a participação nas redes digitais. São Paulo: Paulus, 2020. 184 p.

DIOGO, R. C. S. **Avaliação da acurácia de diagnósticos de enfermagem determinados por usuários de sistema de apoio à decisão clínica**. Tese – Escola de Enfermagem, Universidade de São Paulo, São Paulo, 2019.

HANNAH, K. J.; BALL, M. J.; EDWARDS, M. J. **Introdução à informática em enfermagem**. 3. ed. Porto Alegre: Artmed, 2009.

HOVENGA, E. J. S. Importance of achieving semantic interoperability for national health information systems. **Texto & Contexto Enfermagem**, v. 17, n. 1, p. 158-163, 2008.

KROHLING KUNSCH, M. M. **Comunicação organizacional estratégica**: aportes conceituais e aplicados. São Paulo: Summus, 2016.

KUTNEY-LEE, A. *et al.* Electronic health record adoption and nurse reports of usability and quality of care: the role of work environment. **Applied Clinical Informatics**, v. 10, n. 1, p. 129-139, 2019. doi: 10.1055/s-0039-1678551.

LÉVY P. **Tecnologias da inteligência**. São Paulo: Editora 34, 2001.

LEWANDOWASKA, K. *et al.* Impact of alarm fatigue on the work of nurses in an intensive care environment: a systematic review. **International Journal of Environmental Research and Public Health**, v. 17, n. 22, p. 8409, 2020.

LOVIS, C. *et al.* Hospital and health information systems – current perspectives. Contribution of the IMIA health information systems working group. **Yearbook of Medical Informatics**, v. 6, p. 73-82, 2011.

MARIN, H. F. Nursing informatics: advances and trends to improve health care quality. **International Journal of Medical Informatics**, v. 76, n. 2, p. 267-269, 2007.

MARIN, H. F.; LORENZI, N. M. International initiatives in nursing informatics. *In*: WEAVER, C. *et al.* (eds.). **Nursing and informatics for the 21 st century**: an international look at practice, education. 2. ed. Chicago: HIMSS, 2010. p. 45-51.

MELO, M. R. A. C.; ÉVORA, D. M.; PEREIRA, M. C. A. Enfermagem. *In*: GALVÃO, M. C. B.; RICARTE, I. L. M. **Prontuário do paciente**. Rio de Janeiro: Guanabara Koogan, 2012.

MORAES, I. H. S.; GÓMEZ, M. N. G. Informação e informática em saúde: caleidoscópio contemporâneo da saúde. **Ciência & Saúde Coletiva**, v. 12, n. 3, p. 553-565, 2007.

MÜLLER-STAUB, M.; DE GRAAF-WAAR, H.; PAANS, W. An internationally consented standard for nursing process-clinical decision support systems in electronic health records. **Computers, Informatics, Nursing**, v. 34, n. 11, p. 493-502, 2016.

OLIVEIRA, N. B. **Avaliação de usabilidade de sistema de apoio à decisão clínica do Processo de Enfermagem**. Tese – Escola de Enfermagem, Universidade de São Paulo. São Paulo, 2020.

OLIVEIRA, N. B.; PERES, H. H. C. Quality of the documentation of the Nursing process in clinical decision support system. **Revista Latino-Americana de Enfermagem**, v. 29, p. e3426, 2021.

PERES, H. H. C. **Sistema de documentação eletrônica do processo de enfermagem**: desenvolvimento, avaliação e implementação no Hospital Universitário da Universidade de São Paulo. Tese de livre-docência – Universidade de São Paulo. São Paulo, 2009.

WORLD HEALTH ORGANIZATION (WHO). Pan American Health Organization. **Building standard-based nursing information systems**. Washington, D.C.: WHO, 2001.

WORLD HEALTH ORGANIZATION (WHO). **Global difusion of eHealth**: making universal health coverage achievable: report of the third global survey on eHealth. Geneva: WHO, 2016.

WORLD HEALTH ORGANIZATION (WHO). **Coronavirus disease (COVID-19) pandemic** [Internet]. Geneva: WHO, 2020.

WORLD HEALTH ORGANIZATION (WHO). **Global strategy on digital health 2020-2025**. Geneva: WHO, 2021.

Qualidade de Vida no Trabalho e Saúde do Trabalhador de Enfermagem

Patrícia Campos Pavan Baptista ◆ Vanda Elisa Andres Felli ◆ Chennyfer Dobbins Abi Rached

INTRODUÇÃO

O conceito de qualidade de vida (QV) é abrangente, de natureza abstrata e subjetiva. Sendo de percepção individual, está relacionado com múltiplos fatores, contemplando dimensões contidas no momento histórico, na cultura e na classe social a que pertence determinado indivíduo (MINAYO; HARTZ; BUSS, 2000). Logo, a QV pode ser retratada e discutida sob inúmeras facetas e pontos de vista, trazendo à tona amplos debates sobre o seu conceito e a sua aplicabilidade.

Nesse sentido, a discussão dessa temática pode ser realizada, no mínimo, em duas abordagens, como afirmam Silva e Massarollo (1998): a primeira é o **enfoque tradicional**, que busca e identifica a existência ou não dessa qualidade segundo alguns critérios ou categorias; a segunda é uma **abordagem histórica**, que procura apreender os seus determinantes.

A concepção de QV no **enfoque tradicional**, ou seja, positivista, tem sido mais estudada e divulgada pelas pesquisas. Nessa linha de pensamento, a busca do conhecimento é neutra, objetiva, livre de juízo de valor e de implicações político-sociais, marcada pela neutralidade e pela objetividade (MINAYO, 1993).

Embora não haja uniformidade quanto ao conceito, na visão positivista há uma concordância entre os pesquisadores acerca do constructo, cujas características são a subjetividade, a multidimensionalidade e a existência de dimensões positivas e negativas, como a mobilidade e a dor (THE WHOQOL GROUP, 1998).

A Organização Mundial da Saúde (OMS), entendendo a complexidade do fenômeno e disposta a discutir o tema, reuniu um grupo de *experts* de diferentes locais e culturas visando conceituar a expressão "qualidade de vida". Eles a definiram como "a percepção do indivíduo de sua posição na vida, no contexto da cultura e do sistema de valores no qual vive e em relação aos seus objetivos, expectativas, padrões e preocupações" (THE WHOQOL GROUP, 1998).

A QV é um constructo multifacetado que engloba aspectos de comportamento individual e capacidades cognitivas, bem-estar emocional e habilidades requeridas para desempenhar os papéis familiar, vocacional e social nos quais se encontram as naturezas objetiva e subjetiva do ser humano (MEEBERG, 1993). Assim, quatro atributos estão intrinsecamente relacionados com a expressão: sentimento de satisfação com a vida; capacidade mental de evoluir e vencer na vida com prazer; ter um estado aceitável de saúde física, mental, social e emocional segundo a referência individual; e uma avaliação objetiva de outra pessoa acerca das condições adequadas ou não da vida ou terapêutica (MEEBERG, 1993).

Nesse aspecto, a expressão "qualidade de vida" perpassa pela qualidade de saúde, suas possibilidades e limitações individuais e coletivas, e pela satisfação das necessidades relativas à moradia, à educação, à alimentação, ao trabalho, ao lazer e às relações sociais, além das dimensões que favorecem a conquista da cidadania.

Sob essa ótica, a captação da QV é realizada tanto genérica quanto especificamente. Genericamente, captam-se o perfil de saúde–doença e seus aspectos, bem como o impacto de uma doença sobre a população geral ou grupos específicos, como os portadores de doenças crônicas. A captação específica busca detectar particularidades da QV nos indivíduos, como as funções física e mental.

Um amplo repertório de indicadores e instrumentos tem sido utilizado mundialmente no sentido de quantificar e apreender a QV dos grupos, destacando-se: Índice de Desenvolvimento Humano (IDH), Índice de Condições de Vida (ICV), Qualidade de Vida Ligada à Saúde (QVLS), Health Related Quality of Life (HRQL), World Health Organization Quality of Life (WHOQOL), Quality-adjusted Life-Years (QALY), entre outros. Mininel e Ratier (2015) ainda citam outros instrumentos, como 36-Item Short Form Survey (SF-36), Índice de Qualidade de Vida de Ferrans e Powers (MINAYO; HARTZ; BUSS, 2000).

A OMS, em busca de um instrumento que mensurasse a QV em uma perspectiva internacional, desenvolveu um projeto em vários continentes, originando dois instrumentos gerais disponíveis em 20 idiomas: WHOQOL-100 e WHOQOL-BREF. No Brasil, o WHOQOL-BREF foi validado e aplicado por Fleck *et al.* (2000). Esses são os instrumentos mais utilizados para a captação da QV, sozinhos ou associados a outros instrumentos.

Na **abordagem histórica**, Silva e Massarollo (1998) citam que a busca é pela historicidade dos fatos objetivando transformar a realidade, tendo como categoria básica de análise da sociedade o modo de produção, e como categoria mediadora das relações sociais o trabalho (MINAYO, 1993). Portanto, nessa perspectiva, a preocupação encontra-se em apreender os determinantes que influenciam a QV e a reflexão com os processos que a determinam.

Breilh *et al.* (1990), estudiosos vinculados à corrente latino-americana de medicina social, concebem a QV como resultado histórico e social, apontando seus determinantes. Os membros de cada classe social inserem-se na esfera produtiva de maneira especial, com seus padrões característicos de consumo e suas formas específicas de organização e cultura, que se desenvolvem em um sistema contraditório no qual se opõem, de um lado, os bens ou forças benéficas que protegem e aperfeiçoam sua saúde e o avanço dos processos biológicos, e, de outro lado, os aspectos destrutivos que os constringem e deterioram. Os autores complementam que tanto os aspectos benéficos de que desfrutam quanto os destrutivos de que padecem, constituem o que se tem denominado perfil saúde–enfermidade. Eles destacam, ainda, que esse sistema integrado de contradições, denominado perfil epidemiológico, está relatado à reprodução social, a qual, em última instância, modela a QV e os padrões de saúde–enfermidade resultantes.

A partir das diferentes abordagens, observa-se na literatura uma crescente preocupação em aprofundar o estudo da QV não somente por meio dos instrumentos, mas também sob o aspecto qualitativo, que contempla a subjetividade atribuída pelo sujeito.

A compreensão das diferentes maneiras de conhecer a QV para os sujeitos torna-se extremamente valiosa na prática, uma vez que pode subsidiar a construção de intervenções, políticas e mudanças em protocolos de assistência que acarretem melhorias.

QUALIDADE DE VIDA DOS TRABALHADORES DE ENFERMAGEM

Considerando a QV no trabalho de enfermagem, Silva e Massarollo (1998) afirmam que a QV dos trabalhadores de enfermagem depende do modo como o trabalho é organizado e operado, e de como os profissionais se utilizam das estratégias de enfrentamento. Afirmam ainda que as dimensões da estrutura política e organizacional se articulam aos processos particulares que culminam com a personalidade e a subjetividade, definidoras dos interesses, das motivações, das vulnerabilidades e da capacidade de reação dos trabalhadores.

Estudos mostram o comprometimento da QV dos trabalhadores de enfermagem em decorrência do processo de trabalho com essas características (QUEIROZ, 2012; MININEL, 2006).

Historicamente, a origem da denominação "Qualidade de Vida no Trabalho" (QVT) é atribuída a Eric Trist *et al.*, que, na década de 1950, desenvolveram estudos de abordagem sociotécnica relativa à organização do trabalho, no Tavistock Institute. O termo foi usado para designar experiências pautadas na relação entre indivíduo, trabalho e organização com base na análise e na reestruturação da tarefa, objetivando tornar a vida dos trabalhadores menos sofrida (RODRIGUES, 1994; FERNANDES, 1996). Assim, os estudos sobre a QVT, que, na sua primeira fase, detêm uma abordagem sociotécnica em que a organização do trabalho se direciona para a análise e a reestruturação da tarefa, passam para uma segunda fase, com enfoque na administração do contexto organizacional (RODRIGUES, 1994).

Na revisão de literatura, constata-se que a maioria das pesquisas é desenvolvida hegemonicamente na abordagem tradicional, cuja ênfase é na satisfação profissional, no clima organizacional, no estresse e outras condições de trabalho.

Autores, utilizando os domínios do WHOQOLbref e da Escala de Vulnerabilidade ao Estresse no Trabalho (EVENT), encontraram que quanto maior a vulnerabilidade ao estresse laboral, menor a QV relatada pelos enfermeiros (CORRÊA; SOUZA; BAPTISTA, 2013).

Uma segunda abordagem sobre a QVT encontra-se fundamentada na **historicidade** desse processo. Seguindo essa fundamentação e ancoradas no conceito de QV segundo Breilh *et al.* (1990), discutido anteriormente neste capítulo, Silva e Massarollo (1998) fazem uma aproximação dessa abordagem para o trabalho de enfermagem.

Para essas autoras:

> [...] a qualidade de vida dos trabalhadores de enfermagem, como um grupo social específico, em última instância, resulta das contradições existentes entre os aspectos saudáveis e protetores que esse grupo desfruta e os aspectos destrutivos de que padece, de acordo com sua inserção histórica e específica na produção em saúde.

Elas afirmam ainda que:

> [...] esses processos potencializadores da saúde e os destrutivos ocorrem simultaneamente, tanto no momento produtivo – na situação de trabalho –, como no momento de consumo – na vida social. Sendo assim, quando os processos destrutivos se acumulam e se intensificam, ocorre o favorecimento da doença, do envelhecimento e da morte desses trabalhadores. Por outro lado, quando se expandem e potencializam os aspectos saudáveis e protetores, há o favorecimento da saúde e da vida. Portanto, é nas contradições da reprodução social que a qualidade de vida é gerada.

Além disso, cada grupo social tem um perfil protetor destrutivo, expresso pela relação saúde–doença (BREILH *et al.*, 1990).

Desse modo, Silva e Massarollo (1998) concebem que a QVT é originada pelos processos potencializadores em oposição aos destrutivos apreendidos no momento de trabalho.

Na perspectiva histórica, o estudo de Felli *et al.* (2007) possibilita a apreensão do desgaste psíquico sofrido pelos enfermeiros, na gerência, perante as mudanças no contexto de trabalho e seu impacto na QV dos trabalhadores de enfermagem. A análise evidencia, ainda, que não há iniciativas voltadas à promoção da QV dos trabalhadores como uma responsabilidade gerencial, e que essas são relegadas a segundo plano, na emergência de situações demandadas no dia a dia de trabalho. Em síntese, constata-se que não há propostas de promoção da QV dos trabalhadores de enfermagem ou essas são muito tímidas.

Essa abordagem é interessante na medida em que agrega os aspectos positivos do trabalho como potencializadores da saúde, pois, ainda hoje, há necessidade de estratégias de enfrentamento no que concerne às situações desgastantes impostas pelo trabalho, embora também se reconheçam e se mantenham os aspectos positivos.

Nessa direção, são enumerados determinantes, tanto de um perfil favorável quanto de um perfil destrutivo, que, em última instância, estabelecem a QVT de enfermagem (LAURELL; NORIEGA, 1989; BREILH *et al.*, 1990; SILVA; MASSAROLLO, 1998). Assim, no momento produtivo, um **perfil favorável** pode ser apreendido pela possibilidade de integração social e gregarismo humano, concebendo uma aprendizagem não só de conhecimentos, mas também de relações sociais; pela formação de uma identidade social e pessoal; e pelo desenvolvimento e pela utilização de capacidades humanas. Por outro lado, um **perfil destrutivo** pode ser apreendido por alienação, subordinação e hierarquização; falta de autonomia e criatividade; exposição às sobrecargas e às subcargas, que provocam processos de desgaste e elevada rotatividade e desarticulação de defesas coletivas.

Embora se tenham poucos estudos sobre a QV dos trabalhadores de enfermagem na última década, esse tema tem sido evidenciado em função da pandemia da covid-19, que teve início no ano de 2020. O impacto da pandemia na QV dos trabalhadores de saúde, especialmente de enfermagem, tem sido reconhecido internacionalmente. Esse impacto se deve à falta de Equipamentos de Proteção Individual (EPIs), à escassez de recursos humanos e materiais, ao ritmo de trabalho extenuante, ao medo de contaminação e às informações deficientes (SPAGNOL, 2020).

SAÚDE DOS TRABALHADORES DE ENFERMAGEM

Ao discutirmos a QVT é necessário reconhecer o impacto do processo de trabalho na vida dos trabalhadores, visto que um trabalho gerador de agravos e doenças interfere na QV do indivíduo e certamente afetará o coletivo de trabalhadores. Isso significa que para investigar a QVT é necessário se aproximar da epidemiologia de doenças relacionadas aos diferentes grupos de trabalhadores, compreendendo sua gênese e suas possibilidades de prevenção.

Fazendo uma análise retrospectiva em relação a adoecimento e morte no trabalho, no que se refere a números estimados de mortes globalmente, o fator de risco ocupacional com o maior número de mortes atribuíveis entre 2010 e 2016 foi a exposição a longas horas de trabalho (39,6%), seguido por exposição ocupacional a gases e fumos (24%) e lesões ocupacionais (19,3%). Além disso, o AVC foi o principal resultado de saúde para dias perdidos relacionados ao trabalho (12,60 milhões; 14,0%), seguido por dores nas costas e no pescoço (12,27 milhões; 13,7%) (OIT, 2021).

Tratando-se da enfermagem, os trabalhadores sempre trabalharam acima do limite por conta do subdimensionamento e do não cumprimento das normas técnicas por parte dos gestores públicos e privados. Esse cenário foi agravado com a pandemia da covid-19, em que o adoecimento precoce e a morte iminente ficaram cada vez mais frequentes. Até janeiro de 2021, o Brasil respondia por um terço do total de mortes pela covid-19 entre os profissionais da categoria, um dado alarmante, considerando que a QVT desses profissionais já era alvo de investigação e grande preocupação (COFEN, 2021).

Nesse sentido, historicamente é reconhecida a necessidade da discussão sobre as mudanças na organização do processo de trabalho que acompanham a QVT na reestruturação produtiva, apontando para a importância de investigar os indicadores epidemiológicos que expressem as relações saúde–doença e as novas formas de gestão, divisão e organização da produção (LACAZ, 2000).

Ao considerar a concepção da determinação social da saúde, cabe o reconhecimento de que o processo saúde–doença é histórico e, por conseguinte, mutável. Em verdade, a saúde assume formas históricas específicas, o que reafirma a necessidade de gerar conhecimento acerca de processos de trabalho localizados para a resolução de problemas de maneira a contribuir para a defesa da saúde (SOUZA et al., 2017). Portanto, reforça-se a compreensão da QVT a partir das exposições que ocorrem no cotidiano de trabalho, importantes causadoras de processos destrutivos que, invariavelmente, impactam a QVT ao longo dos anos trabalhados.

Tratando das exposições, historicamente, Silva (1996) desenvolveu uma investigação fundamentada no referencial teórico-metodológico sistematizado por Laurell e Noriega (1989), buscando evidenciar como o trabalho causa problemas de saúde entre os trabalhadores de enfermagem. Nesse referencial, os autores apontam que o processo saúde–doença é construído no coletivo e no social, adquirindo historicidade. E essa historicidade é apreendida pelo conceito de adaptação, como capacidade de o corpo responder com plasticidade diante de condições específicas de desenvolvimento nos processos corporais (LAURELL; NORIEGA, 1989).

Os processos de adaptação significam a transformação dos processos biológicos e psíquicos, com o desenvolvimento ou a destruição de capacidades e potencialidades. Incluem os processos fisiológicos, capazes de proteger o organismo para a sobrevivência ou transformar-se em destruidores da integridade corporal, como o estresse. Podem representar, nos seus estágios iniciais, uma reação que prepara o indivíduo para o enfrentamento a um agressor, e, nos estágios finais, concretiza-se como uma doença, podendo conduzir o indivíduo à incapacidade e/ou à morte (LAURELL; NORIEGA, 1989).

De acordo com Silva (1996), os processos saúde–doença são expressos no corpo biopsíquico dos trabalhadores de enfermagem pelo desgaste sofrido e provocado pela exposição às cargas de trabalho. Isto é, a relação de como o trabalho, enquanto uma categoria social, se expressa no corpo do trabalhador e, portanto, no âmbito biológico.

As cargas de trabalho podem ser definidas como elementos que interagem dinamicamente entre si e com o corpo do trabalhador, provocando processos de desgaste (LAURELL; NORIEGA, 1989).

Silva (1996) afirma que a interação com pacientes, materiais, equipamentos, estrutura física e as próprias relações sociais determinam a maneira específica de trabalhar, e que essas são geradoras de cargas. Na interação com as formas de organização/divisão do trabalho, o trabalhador expõe-se por meio dos diferentes modos de uso da sua força de trabalho, que implicam distintas maneiras de desgastar-se, pelo aumento da produtividade.

A exposição dos trabalhadores de enfermagem às cargas provoca processos de desgaste que significam a perda da capacidade efetiva e/ou potencial corporal e psíquica. Os desgastes referem-se aos processos de adaptação que são destrutivos da integridade corporal biopsíquica. Esses processos não se relacionam somente às doenças diagnosticadas, mas também ao processo que as concretizam, uma vez que é possível recuperar as perdas e as capacidades, bem como desenvolver as potencialidades (LAURELL; NORIEGA, 1989).

É importante destacar que o desgaste deve ser considerado junto aos processos reprodutivos, e a combinação deles determina a constituição característica de doenças particulares conhecidas como perfil patológico desse grupo social.

Destacam-se a seguir as principais cargas a que estão expostos os trabalhadores de enfermagem no cenário nacional:

- Carga biológica: decorrente do contato com pacientes portadores de doenças infecciosas, infectocontagiosas ou parasitárias e/ou com suas secreções. A exposição a essas cargas geralmente é relatada no momento em que se presta o cuidado aos pacientes/clientes, por ocasião da manipulação dos materiais e dos instrumentos. A literatura tem registrado uma série de patologias decorrentes dessa exposição, como processos infecciosos localizados e sistêmicos, toxoplasmose, hepatites, síndrome da imunodeficiência adquirida (AIDS), pneumonia, gripes e resfriados de diversas naturezas, infecções urinárias, entre outras (SARQUIS; MIRANDA; AMARAL, 2015)

- Carga física: proveniente dos ruídos de ar-condicionado, dos sons dos instrumentos de trabalho e de outros serviços, da concentração e do trânsito de pessoas, pacientes/clientes e reformas das estruturas físicas; da umidade; da iluminação; das alterações bruscas de temperatura; da eletricidade; do risco de incêndio e da radiação ionizante. Na maioria das vezes, a exposição às cargas físicas acontece tanto pela falta de manutenção dos equipamentos quanto pela inadequação de sua previsão e uso. Por exemplo, a exposição a choques elétricos e risco de incêndios ocorre pelo insuficiente número de pontos de eletricidade nas unidades. É comum vários aparelhos se encontrarem ligados em extensões e/ou em várias tomadas elétricas, o que comumente é chamado de "árvore de natal". Isso predispõe os profissionais aos eventos referidos. Também é importante a exposição à radiação ionizante (OKUNO; FLOR; GELBCKE, 2015) e não ionizante no tratamento dos pacientes
- Carga química: decorre da exposição dos trabalhadores a substâncias químicas, que podem estar em diferentes estados (sólido, líquido e gasoso) e ter variadas finalidades (medicamentosa, antisséptica, desinfetante, esterilizante, entre outras). Como exemplos de substâncias químicas, pode-se citar: óxido de etileno, glutaraldeído, formaldeído, hipoclorito de sódio, sabões, éter, benzina, álcool, água oxigenada, iodo, gases anestésicos, antibióticos, quimioterápicos, pó de gesso, talco, fumaça de cigarro e materiais de borracha. É Importante destacar que, embora substâncias químicas sejam amplamente utilizadas na assistência à saúde, raramente os trabalhadores têm as informações necessárias sobre sua manipulação e seus efeitos na sua saúde. Elas podem ser irritantes, tóxicas, alergênicas, carcinogênicas, teratogênicas e mutagênicas (SILVA, 1996; COSTA; TAKAYANAGUI, 2015)
- Carga mecânica: provém da manipulação de materiais perfurocortantes, quedas, agressões, preensão de dedos e mãos. Essas cargas são as mais visíveis, uma vez que constituem a ruptura de continuidade instantânea do corpo. Dessa maneira, são facilmente reconhecidas como acidentes de trabalho. Alguns exemplos são: contusões, fraturas, perfurações, cortes e hematomas
- Carga fisiológica: decorre da manipulação de peso excessivo, do trabalho em posição ortostática, do posicionamento inadequado e incômodo, do ritmo intenso de trabalho, do trabalho noturno e dos rodízios de turno, os quais interferem no funcionamento natural do organismo. A exposição às cargas fisiológicas está associada a uma série de problemas que acometem o corpo biopsíquico, como os problemas osteomusculares (tendinite, bursite, cervicodorsolombalgias, entre outros), as depressões, os transtornos de ansiedade, a irritabilidade e a tristeza (SILVA; BAPTISTA, 2015)
- Carga psíquica: resultado da própria natureza do trabalho, pelo contato constante com a dor, o sofrimento, as perdas de pacientes, a exigência de atenção constante, a supervisão estrita, o ritmo acelerado, o trabalho parcelado monótono e repetitivo, a dificuldade na comunicação, o trabalho predominantemente feminino, a desarticulação de defesas coletivas, a agressão psíquica, o assédio moral, entre outros fatores que afetam o aparelho psíquico do trabalhador. A exposição às cargas psíquicas é a mais referida pelos trabalhadores de enfermagem na atualidade, especialmente pela supervisão

controladora, pela falta de autonomia, pelo próprio ritmo acelerado imposto pela escassez ou má distribuição de trabalhadores, não permitindo as pausas para o descanso no decorrer da jornada (BAPTISTA; TITO; CARVALHO, 2015).

A exposição a essas cargas pode provocar fadiga, estresse, irritabilidade, diversos transtornos mentais e comportamentais, isolamento, síndrome de Burnout, suicídio, entre outros problemas de saúde.

Estudo realizado em hospitais das cinco regiões do Brasil evidenciou a alta prevalência da exposição às cargas fisiológicas e psíquicas com importantes consequências, como o afastamento por transtornos mentais e distúrbios osteomusculares (FELLI, 2012). Portanto, esse perfil de adoecimento dos trabalhadores de enfermagem tem provocado elevação do presenteísmo e do absenteísmo, considerando que a própria evolução das doenças mentais e dos problemas osteomusculares possui um caráter de cronificação e não brevidade na resposta aos tratamentos.

Assim, o adoecimento dos trabalhadores traz à tona questões intrínsecas ao processo de trabalho da equipe de enfermagem que necessitam ser revistas, como a sobrecarga de trabalho devido ao número reduzido de profissionais, os baixos salários e as longas e extenuantes jornadas.

Ao olharmos para a QVT sob esse prisma, percebemos a importância do processo de trabalho. Quando não há as condições objetivas e subjetivas para que o trabalho seja estímulo das potencialidades, esse pode converter-se em um produtor de doenças. Trata-se de uma perspectiva na qual produzir saúde significa garantir condições favoráveis no trabalho para o desenvolvimento de potencialidades humanas (SOUZA *et al.*, 2017).

Evidencia-se que a demanda atual dos serviços de saúde, caracterizada pela sobrecarga dos trabalhadores e por elevados níveis de exigência, tem acarretado um quadro de sérios problemas de saúde nos trabalhadores, os quais impactam na QVT, impondo às empresas a necessidade de revisarem seu processo de trabalho e, consequentemente, implementarem estratégias no sentido de potencializar a saúde e contribuir para a melhor QVT.

Salienta-se que a promoção da QVT deve estar contemplada nas metas estabelecidas pelas instituições de saúde, entendendo que esse investimento resultará na redução de custos futuros com problemas de saúde dos trabalhadores, assim como em melhorias na qualidade da assistência (MININEL; RATIER, 2015).

Um aspecto essencial é o monitoramento epidemiológico como instrumento para conhecer, acompanhar e intervir nos problemas de saúde no trabalho. A vigilância à saúde do trabalhador de enfermagem é uma estratégia importantíssima, não só para conhecer as condições de trabalho e os problemas de saúde dos trabalhadores de enfermagem, mas também para monitorá-los por meio de indicadores (FELLI *et al.*, 2015). É um instrumento importante de planejamento e promoção da saúde para esses profissionais.

Pesquisa recente relata a experiência de um hospital universitário em institucionalizar um grupo de saúde do trabalhador destinado a construir estratégias de intervenção para a melhoria da QVT e aponta resultados positivos junto aos trabalhadores de enfermagem (TELLES, 2015). É nesse contexto que surgem as várias propostas de QVT, visando à valorização do trabalhador, à sua participação no processo decisório, ao incentivo do potencial criativo, à satisfação de suas necessidades, à humanização nas relações de trabalho, à melhoria das condições trabalhistas, entre outros objetivos.

INCORPORAÇÃO TECNOLÓGICA E SEU IMPACTO NA QUALIDADE DE VIDA NO TRABALHO

Somado aos dados já descritos neste capítulo, ressalta-se um fator que tem impactado a QVT nos profissionais de enfermagem. Trata-se da substituição e da potencialização do trabalho humano decorrente da incorporação tecnológica.

A evolução da tecnologia revela pontos positivos e negativos, obrigando os trabalhadores a se adaptarem a essa realidade cada vez mais presente (EUROPEAN COMISSION, 2019). Ela tem transformado os modelos de negócios, a cultura institucional, as práticas de enfermagem, o que inclui a relação com o "paciente", que deixa de ser passivo no processo do cuidado e se torna um ser interativo, crítico e influente na dinâmica do cuidar.

Nessa tônica, o usuário tem se apropriado do mundo tecnológico da saúde; sabe-se que em apenas "um *click*" ele consegue informações sobre a sua doença, seus sintomas, seu tratamento, mesmo que em um linguajar popular; ele desafia os horizontes, em busca de sentir-se dono do seu corpo. Nesse sentido, cabe ao enfermeiro inseri-lo no contexto científico, empoderando-o quanto ao que há de melhor na literatura científica. O enfermeiro do século XXI precisa estar à frente de seu tempo, não ter medo, adquirir experiência em informação, aquisição e distribuição de conhecimento, apoiando a decisão clínica, o raciocínio clínico, construindo relacionamentos entre especialistas por meio de redes sociais, como LinkedIn, Facebook e Twitter, na busca pela experiência e pelo gerenciamento do conhecimento, avançando fronteiras (HUSTON, 2013; KRICK *et al.*, 2019).

Os trabalhadores de enfermagem percebem essas mudanças e, ao mesmo tempo que se sentem "parte do todo", sentem-se frágeis, primeiro pela responsabilidade em garantir que a arte da enfermagem, que é a empatia, o relacionamento, esteja sempre acima de qualquer tecnologia, encontrando o equilíbrio em maximizar os benefícios tecnológicos sem desvalorizar o ser humano; segundo, os trabalhadores de enfermagem precisam desenvolver um conjunto de habilidades antes não necessárias para se apropriar das tecnologias emergentes, como ser capaz de usá-las para facilitar a mobilidade, a comunicação e os relacionamentos (DEWSBURY, 2019; ROULEAU *et al.*, 2017; LEE *et al.*, 2017).

Por outro lado, há melhoria da QVT com a incorporação tecnológica quando pensamos na agilidade na forma de se comunicar e se integrar, uma vez que há redução do tempo dos processos (ANDERS, 2021), podendo favorecer a construção de equipes engajadas, além de adquirir decisões baseadas em dados que rapidamente podem ser transformados em indicadores (SESSIONS *et al.*, 2019). Entretanto, isso requer direcionar "energia física e mental" do trabalhador, que deve ser capacitado para adquirir essas habilidades, mantendo o equilíbrio entre o ser humano e as tecnologias.

Tecnologias como: internet, e-mail, telessaúde, telemedicina, *smartphone*, mensagens de texto, videoconferência, impressão tridimensional, simulação e realidades virtuais, redes de sensores incorporados, entre outras, são exemplos de incorporações tecnológicas que requerem o gerenciamento e a apropriação do conhecimento (HUSTON, 2013; EUROPEAN COMISSION, 2019; KRICK *et al.*, 2020).

A automação de atividades como a compilação de relatórios assistenciais de enfermagem e o mapeamento de registros trouxe otimização do tempo, favorecendo a concentração para as atividades mais estratégicas, bem como a melhoria da segurança do paciente. Novas tecnologias vieram em busca de reduzir e/ou mitigar o erro humano (SIM, 2018), por exemplo, as bombas de infusão de medicamentos automatizadas, que propiciam eficácia na administração medicamentosa; as análises do comportamento por meio de sensores de monitoramento para a prevenção de quedas e lesões por pressão (HUTER *et al.*, 2020); o monitoramento de sinais vitais (KRICK *et al.*, 2020); a identificação de pessoas beira leito; a biometria nas entradas, como a do berçário e das unidades de terapia intensiva, entre outras.

Outro ponto a ser considerado são as tecnologias a favor da saúde do trabalhador, como as camas hospitalares elétricas, as macas que se adequam à altura do profissional que as está manuseando, a fim de prevenir doenças como as lombalgias, entre outras tecnologias em prol da ergonomia. O foco para a redução dos acidentes de trabalho também deve ser lembrado, como as agulhas com dispositivos de segurança para a prevenção de acidentes com perfurocortantes.

A falta de recursos humanos e a defasagem salarial da enfermagem favorecem o aumento da jornada de trabalho, gerando sobrecarga e reduzindo a QV do trabalhador. O esgotamento físico e mental tem sido a queixa principal da enfermagem como um todo, não só no Brasil, mas também no mundo. A exaustão física e mental prolongada contribui com que os trabalhadores de enfermagem se sintam sobrecarregados, o que propicia o adoecimento. É fato que o mundo está diante de um desafio: saúde e incorporação tecnológica não estáticas; capacidade de implementar uma nova tecnologia; cobrança notória por parte do sistema de saúde, das organizações e da sociedade. E nesse cenário, os enfermeiros desempenham funções estratégicas dentro da equipe multiprofissional, o que requer habilidades e equilíbrio perante esses desafios.

CONSIDERAÇÕES FINAIS

Promover e manter a QV no trabalho é um desafio para o gerenciamento em enfermagem e requer um olhar atento aos processos de trabalho, exigindo o compartilhamento de responsabilidades e adversidades em um esforço conjunto.

Destaca-se o papel das instituições de saúde na preocupação da QVT, uma vez que essa ação pode impactar na redução de custos futuros pela probabilidade de desencadeamento de problemas de saúde dos trabalhadores, assim como trazer melhorias substanciais na qualidade da assistência.

Com relação à incorporação tecnológica, líderes de enfermagem precisam estar atentos sobre como as tecnologias emergentes modificam a prática da enfermagem e influenciam na saúde dos trabalhadores, criando formas proativas de capacitar e desenvolver as equipes de enfermagem a fim de manter a QVT.

Evidencia-se, cada vez mais, a necessidade de compreender o constructo da QVT em diferentes aspectos, concebendo o local de trabalho da enfermagem como um espaço micropolítico, no qual são reproduzidas as políticas sociais e de saúde, contendo as possibilidades de mudanças e transformações, com ênfase na QVT e na saúde do trabalhador.

BIBLIOGRAFIA

ANDERS, R. L. Engaging nurses in health policy in the era of COVID-19. **Nursing Forum**, v. 56, n. 1, p. 89-94, 2021. doi: 10.1111/nuf.12514. Epub 2020 Oct 6. PMID: 33022755; PMCID: PMC767534.

BAPTISTA, P. C. P.; TITO, R. S.; CARVALHO, M. B. C. Exposição às cargas psíquicas e os processos de desgaste em trabalhadores de enfermagem. *In*: FELLI, V. E. A.; BAPTISTA, P. C. P. (orgs.). **Saúde do trabalhador de enfermagem**. Barueri: Manole, 2015. p. 189-203.

BREILH, J. *et al.* **Deterioro de la vida**: un instrumento para análisis de prioridades regionales en lo social y la salud. Quito: CEAS, 1990.

COFEN. CONSELHO FEDERAL DE ENFERMAGEM. **Brasil representa um terço das mortes de profissionais de Enfermagem por covid-19.** 2021. Disponível em: http://www.cofen.gov.br/brasil-responde-por-um-terco-das-mortes-de-profissionais -de-enfermagem-por-covid-19_84357.html. Acesso em: 26 jul. 2022.

CORRÊA, R. Z. A.; SOUZA, M. S. de, BAPTISTA, M. N. Vulnerabilidade ao estresse no trabalho e qualidade de vida dos enfermeiros. **Psicologia Argumentativa**, v. 31, n. 75, p. 599-606, 2013.

COSTA, T. F.; TAKAYANAGUI, A. M. M. A exposição às substâncias químicas e o gerenciamento de resíduos perigosos. *In*: FELLI, V. E. A.; BAPTISTA, P. C. P. (orgs.). **Saúde do trabalhador de enfermagem**. Barueri: Manole, 2015. p. 130-155.

DEWSBURY, G. Use of information and communication technology in nursing services. **British Journal of Community Nursing**, v. 224, n. 12, p. 604-607, 2019. doi: 10.12968/ bjcn.2019.24.12.604. PMID: 31800320.

EUROPEAN COMISSION. **Assessing the impact of digital transformation of health service**: expert panel on effective ways of investing in Health (EXPH). Luxembourg: European Union, 2019. doi: 10.2875/644722.

FELLI, V. E. A. Condições de trabalho de enfermagem e adoecimento: motivos para a redução da jornada de trabalho para 30 horas. **Enfermagem em Foco**, [s.l.], v. 3, n. 4, p. 178-181, 2012. ISSN 2357-707X. Disponível em: http://revista.cofen.gov.br/index.php/ enfermagem/article/view/379. Acesso em: 01 dez. 2021. doi: 10.21675/2357-707X.2012. v3.n4.379.

FELLI, V. E. A. *et al.* Sistema de monitoramento da saúde do trabalhador de enfermagem – Simoste. *In*: FELLI, V. E. A.; BAPTISTA, P. C. P. (orgs.). **Saúde do trabalhador de enfermagem**. Barueri: Manole, 2015. p. 204-268.

FELLI, V. E. A. *et al.* Surveillance of the health of nursing workers in Brazil. *In*: State-of-the-Art Conference/International Conference on Occupational Health for Healthcare Workers (SOTAC/ICOH), 2007, Vancouver. **Anais...** Vancouver: American College of Occupational and Environmental Medicine; 2007. p. 4-5.

FERNANDES, E. C. **Qualidade de vida no trabalho**: como medir para melhorar. Salvador: Casa da Qualidade, 1996.

FLECK, M. P. A. *et al.* Aplicação da versão em português do instrumento abreviado de avaliação da qualidade de vida "WHOQOL-Bref". **Revista de Saúde Pública**, v. 34, n. 2, p. 178-183, 2000.

HUSTON, C. The impact of emerging technology on nursing care: warp speed ahead. **OJIN**: The Online Journal of Issues in Nursing, v. 18, n. 2, 2013. doi: 10.3912/OJIN. Vol18No02 Man01.

HUTER, K. *et al.* Effectiveness of Digital Technologies to Support Nursing Care: Results of a Scoping Review. **Journal of Multidisciplinary Healthcare**, v. 13, p. 1905-1926, 2020. doi: 10.2147/JMDH.S286193.

KRICK, T. *et al.* Digital technology and nursing care: a scoping review on acceptance, effectiveness and efficiency studies of informal and formal care technologies. **BMC Health Services Research**, v. 19, n. 400, 2019.

KRICK, T. *et al.* Measuring the effectiveness of digital nursing technologies: development of a comprehensive digital nursing technology outcome framework based on a scoping review. **BMC Health Services Research**, v. 20, n. 243, 2020. doi: 10.1186/s12913-020 -05106-8.

LACAZ, F. A. de C. Qualidade de vida no trabalho e saúde/doença. **Ciência & Saúde Coletiva** [online]. 2000, v. 5, n. 1, p. 151-61. Disponível em: https://doi.org/10.1590/ S1413-81232000000100013. Acesso em: 26 jul. 2022. Epub 19 Jul 2007. ISSN 1678-4561. doi: 10.1590/S1413-81232000000100013.

LAURELL, A. C.; NORIEGA, M. **O processo de produção e saúde**: trabalho e desgaste operário. São Paulo: Hucitec, 1989.

LEE, T. Y. *et al.* The use of information technology to enhance patient safety and nursing efficiency. **Technology and Health Care**, v. 25, n. 5, p. 917-928, 2017. doi: 10.3233/ THC-170848. PMID: 28826193.

MEEBERG, G. A. Quality of life: a concept analysis. **Journal of Advanced Nursing**, v. 18, n. 1, p. 32-38, 1993.

MINAYO, M. C. S. **O desafio do conhecimento**: pesquisa qualitativa em saúde. 2. ed. São Paulo/Rio de Janeiro: Hucitec/Abrasco, 1993.

MINAYO, M. C. S.; HARTZ, Z. M. A.; BUSS, P. M. Qualidade de vida e saúde: um debate necessário. **Ciência & Saúde Coletiva**, v. 5, n. 1, p. 7-18, 2000.

MININEL, V. A. **Promoção da qualidade de vida dos trabalhadores de enfermagem**: responsabilidade gerencial do enfermeiro. [Dissertação] – Universidade de São Paulo, São Paulo, 2006.

MININEL, V. A.; RATIER, A. P. P. Implicações das condições de trabalho na qualidade de vida dos trabalhadores de enfermagem. *In*: FELLI, V. E. A.; BAPTISTA, P. C. P. (orgs.). **Saúde do trabalhador de enfermagem**. Barueri: Manole, 2015. p. 269-288.

OIT. ORGANIZAÇÃO INTERNCIONAL DO TRABALHO. **OMS/OIT**: quase 2 milhões de pessoas morrem a cada ano de causas relacionadas ao trabalho. Notícias. 2021. Disponível em: https://www.ilo.org/brasilia/noticias/WCMS_820318/lang--pt/index.htm. Acesso em: 26 jul. 2022.

OKUNO, E.; FLOR, R. C.; GELBCKE, F. L. A exposição às cargas físicas: o caso das radiações ionizantes. *In*: FELLI, V. E. A.; BAPTISTA, P. C. P. (orgs.). **Saúde do trabalhador de enfermagem**. Barueri: Manole, 2015. p. 156-175.

QUEIROZ, D. L. **Qualidade de vida e capacidade para o trabalho dos profissionais de enfermagem de um hospital de grande porte de Dourados/MS**. [Dissertação] – Universidade Católica Dom Bosco, Campo Grande, 2012.

RODRIGUES, M. V. C. **Qualidade de vida no trabalho**. 2. ed. Rio de Janeiro: Vozes, 1994. p. 75-111.

ROULEAU, G. *et al.* Impact of Information and Communication Technologies on nursing care: results of an overview of systematic reviews. **Journal of Medical Internet Research**, v. 19, n. 4, p. e122, 2017. doi: 10.2196/jmir.6686. PMID: 28442454; PMCID: PMC5424122.

SARQUIS, L. M. M.; MIRANDA, F. M. A.; AMARAL, P. M. Biossegurança e exposição a fluidos biológicos. *In*: FELLI, V. E. A.; BAPTISTA, P. C. P. (orgs.). **Saúde do trabalhador de enfermagem**. Barueri: Manole, 2015. p. 86-101.

SESSIONS, L. C. *et al.* Nurses' perceptions of high-alert medication administration safety: a qualitative descriptive study. **Journal of Advanced Nursing**, v. 75, n. 12, p. 3654-3667, 2019. doi: 10.1111/jan.14173. Epub 2019 Sep 5. PMID: 31423633.

SILVA, S. M.; BAPTISTA, P. C. P. Cargas fisiológicas e processos de desgaste em trabalhadores de enfermagem. *In*: FELLI, V. E. A.; BAPTISTA, P. C. P. (orgs.). **Saúde do trabalhador de enfermagem**. Barueri: Manole, 2015. p. 176-188.

SILVA, V. E. F. **O desgaste do trabalhador em enfermagem**: relação trabalho de enfermagem e saúde do trabalhador. [Tese] – Universidade de São Paulo, São Paulo, 1996.

SILVA, V. E. F.; MASSAROLO, M. C. K. B. A qualidade de vida e a saúde do trabalhador de enfermagem. **Mundo da Saúde**, v. 22, n. 5, p. 283-286, 1998.

SIM, J. *et al.* Measuring the outcomes of nursing practice: a Delphi study. **Journal of Clinical Nursing**, v. 27, n. 1-2, p. e368-78, 2018.

SOUZA, K. R. *et al.* A categoria saúde na perspectiva da saúde do trabalhador: ensaio sobre interações, resistências e práxis. **Saúde Debate**, Rio de Janeiro, v. 41, n. especial, p. 254-263, 2017.

SPAGNOL, R. C. *et al.* Desenvolvimento de instrumental para a padronização do volume e da forma dos incrementos de resina composta direta e relato de caso clínico. **Journal of**

Oral Investigations, Passo Fundo, v. 9, n. 1, p. 26-39, 2020. ISSN 2238-510X. Disponível em: https://seer.imed.edu.br/index.php/JOI/article/view/3326. Acesso em: 01 dez. 2021. doi: 10.18256/2238-510X.2020.v9i1.3326.

TELLES, A. C. M. Promoção da qualidade de vida no trabalho: relato de experiência de um workshop envolvendo os trabalhadores de enfermagem. **Cogitare Enfermagem**, v. 20, n. 3, p. 626-631, 2015.

THE WHOQOL GROUP. The World Health Organization Quality of Life Assessment (WHOQOL): development and general psychometric properties. **Social Science & Medicine**, v. 46, n. 12, p. 1569-1585, 1998.

Capítulo 9

Trabalho e Educação Interprofissional

Valéria Marli Leonello ◆ Marina Peduzzi ◆
Maria Helena Trench Ciampone

INTRODUÇÃO

O trabalho em equipe de saúde e de enfermagem começa a ser veiculado na década de 1950 em um cenário de mudanças das concepções de saúde e doença e do modo de organização dos serviços de saúde, orientadas pela abordagem biopsicossocial do processo saúde–doença e da noção de atenção integral ao paciente (PEDUZZI *et al.*, 2020).

Essas mudanças continuam em curso, com avanços e retrocessos, e, sobretudo, reforçadas pelo novo perfil demográfico e epidemiológico das populações brasileira e mundial, caracterizado pelo aumento da expectativa de vida, pelo crescimento das doenças crônicas e das novas doenças que geram desafios globais e pela busca de investimento constante em pesquisas que apontem para diagnóstico, tratamento, prevenção e promoção da saúde. Esse cenário populacional coloca o desafio crescente de cuidados integrais e longitudinais nas múltiplas dimensões das necessidades de saúde, para as quais é preciso contar com profissionais de diferentes áreas atuando como equipes.

A partir dos anos 1990, o debate em torno do trabalho em equipe se amplia com o reconhecimento de que não basta cada equipe funcionar bem, e sim que são igualmente necessárias a integração e a colaboração entre as diferentes equipes de um serviço e entre equipes dos diversos serviços da rede de atenção à saúde, e, por vezes, na articulação com equipes de outros setores, como educação e serviço social. De forma articulada e interdependente, também é necessário investir na formação para o trabalho em equipe e prática colaborativa ao longo de todo o processo de formação inicial e permanente dos profissionais de saúde e de enfermagem (PEDUZZI *et al.*, 2020).

Nesse sentido, a proposta de trabalho em equipe recebe novo enfoque de organismos internacionais, como a Organização Mundial da Saúde (OMS), com a publicação de documentos importantes, como *Marco para Ação em Educação Interprofissional e Prática*

Colaborativa, lançado em 2010 e em 2016; e *Estratégia Global sobre Recursos Humanos para a Saúde: Força de Trabalho 2030*. Em ambas as publicações, destaca-se a necessidade de formação de profissionais de saúde competentes para trabalharem de forma colaborativa e em equipes interprofissionais com o propósito explícito de melhorar a qualidade da atenção em saúde de usuários, famílias e comunidades (WHO, 2010; WHO, 2016).

A partir de revisões e estudos sobre a formação em saúde, a OMS reconhece a necessidade de realizar a transição do modelo uniprofissional de prática e formação profissional, ainda predominante, para a prática e educação interprofissionais, colaborativas e centradas no paciente, visando à qualidade da atenção à saúde de usuários, famílias e comunidades (WHO, 2010; WHO, 2016).

Nesse processo, os profissionais de enfermagem ocupam um espaço de destaque, pois, por um lado, representam mais da metade dos profissionais de saúde e asseguram a continuidade dos cuidados em toda a rede de atenção em saúde; e de outro lado, realizam ações específicas de enfermagem e ações complementares às outras áreas profissionais, o que lhes permite construir interfaces e articulações que dão sustentação ao conjunto da atenção à saúde (NATIONAL ACADEMIES OF SCIENCES, ENGINEERING AND MEDICINE, 2021).

Esse segundo aspecto é explorado por Propp *et al.* (2010) em estudo que analisa os padrões de comunicação dos enfermeiros junto aos demais profissionais de enfermagem e de saúde, e identifica que os enfermeiros são reconhecidos como centros de recepção e difusão de informação, e, com isso, ajudam na tomada de decisão sobre o plano de cuidado dos pacientes e na sinergia da equipe.

Estudo desenvolvido no Brasil identifica que os profissionais de enfermagem reconhecem a complementaridade das várias profissões que atuam para a resolução dos problemas de saúde dos pacientes, buscam realizar articulação entre as ações de saúde executadas pelos diferentes profissionais e expressam uma concepção de trabalho em equipe de enfermagem que inclui a ação interprofissional (SOUZA, 2011).

Cabe destacar que a divisão do trabalho de enfermagem expressa, desde sua origem, a marca de trabalho coletivo. A enfermagem não constitui um trabalho solo, que possa ser desenvolvido por uma pessoa só, tal como ocorreu com outros trabalhos especializados, como medicina, psicologia, entre outros, que se caracterizaram, ao longo do tempo, predominantemente no âmbito da consulta profissional – paciente. O cuidado de enfermagem caracteriza-se pelo cuidado contínuo e constante de pacientes e familiares, e também da organização, de modo que foi se constituindo como prática exercida por um conjunto de agentes. Isso levou os enfermeiros a desenvolverem competências de cunho gerencial, como coordenação, supervisão, liderança e, mais recentemente, trabalho em equipe.

Destaca-se a importância do papel de liderança do enfermeiro como elemento central não só para a equipe de enfermagem, mas também para a equipe de saúde. A visão ampliada do enfermeiro e sua atuação no gerenciamento do cuidado o tornam uma referência para toda a equipe de saúde (WHO, 2020; NATIONAL ACADEMIES OF SCIENCES, ENGINEERING AND MEDICINE, 2021).

Portanto, torna-se fundamental, e cada vez mais urgente, ampliar a discussão acerca do trabalho em equipe e das demais formas de trabalho interprofissional, bem como da educação interprofissional (EIP) no contexto do trabalho em enfermagem.

Neste capítulo, será realizada uma apresentação conceitual do trabalho em equipe e das demais formas de trabalho interprofissional, articulada ao conceito de EIP. Por fim, serão apresentadas as competências para o trabalho e a EIP, reconhecendo a necessidade de os profissionais de saúde saberem conhecer, fazer, ser e conviver com os desafios e as tensões que se colocam no contexto do trabalho interprofissional, considerando esse um dos aspectos relevantes para o gerenciamento de pessoas na área da saúde e de enfermagem.

TRABALHO EM EQUIPE E OUTRAS FORMAS DE TRABALHO INTERPROFISSIONAL

A literatura sobre trabalho em equipe tem sido unânime em reconhecer que as equipes constituem pequenos grupos de trabalho, pois quanto maior o número de componentes da equipe, mais numerosos são os mecanismos de controle que precisam ser inseridos nos processos de trabalho, que tendem a burocratizá-los e tornar mais difícil a comunicação e a interação entre os membros.

Desde a década de 1950, pesquisadores analisam as características e os diferentes tipos de equipes, reconhecendo a diversidade e as diferenças entre elas.

Katzenbach e Smith (1993) descreveram as equipes em potenciais, reais e de alto desempenho, com ênfase na função das esquipes. No Brasil, Peduzzi (2001) propôs uma tipologia com a distinção de dois tipos diferentes de trabalho em equipe: **equipe integração**, na qual se observa a busca de articulação das ações e de interação dos profissionais, e **equipe agrupamento**, em que ocorre a justaposição das ações e o mero agrupamento de agentes.

Reeves *et al.* (2010), ao analisarem os estudos sobre as tipologias de trabalho em equipes, identificaram cinco elementos principais: identidade compartilhada de equipe, papéis e metas claros, interdependência das ações, integração e responsabilidade compartilhada. Tais elementos ajudam a compreender melhor a essência das equipes; entretanto, em publicação mais recente, Reeves, Xyrichis e Zwarenstein (2018) defendem um sexto elemento relacionado à previsibilidade, à urgência e à complexidade do trabalho de uma equipe. Denominado pelos autores como tarefas de equipe, o sexto elemento chama a atenção para a abordagem contingencial, destacando-se que os elementos anteriormente apresentados não se movem de forma linear única e hierárquica, pelo contrário, aparecem de forma matizada e o que determina os diferentes arranjos em que os elementos se apresentam são as necessidades de saúde dos usuários.

Nesse sentido, os autores advogam que há outras formas de trabalho interprofissional, além do trabalho em equipe, como a colaboração, a coordenação e a colaboração em rede (REEVES; XYRICHIS; ZWARENSTEIN, 2018).

A colaboração é relacionada a uma forma mais flexível de trabalho interprofissional, com menores níveis de compartilhamento, de reconhecimento de papéis e de interdependência de ações e trabalho em rede. É semelhante ao trabalho em equipe no que se refere à responsabilidade compartilhada. Nesse arranjo, as tarefas de equipe são consideradas mais previsíveis e menos urgentes e complexas (REEVES; XYRICHIS; ZWARENSTEIN, 2018).

A coordenação é semelhante à colaboração quando se trata da identidade comparti-lhada de equipe. Entretanto, a integração e a interdependência estão menos presentes. Também exige um nível de responsabilidade compartilhada, embora as tarefas de equipe sejam menos urgentes e complexas que a colaboração.

Por fim, na colaboração em rede, a clareza de papéis, a identidade de equipe, a interde-pendência das ações, a integração e a responsabilidade compartilhada estão menos pre-sentes do que na coordenação, podendo constituir-se em redes virtuais, com pouco contato face a face entre os profissionais, mas comunicação, de forma assíncrona, por ferramentas como o telefone e o computador.

No Brasil, o estudo de Agreli (2017) evidenciou que a colaboração é uma prática essen-cial para o trabalho coletivo em saúde, ocorrendo de formas distintas e complementares tanto no âmbito das equipes, quando esta se mobiliza internamente entre os seus profis-sionais para encontrar alternativas para melhorar a qualidade da atenção, como na atua-ção em redes a partir da articulação com outros serviços e setores, bem como com os usuários, família e comunidade (PEDUZZI *et al.*, 2020).

Portanto, observa-se que a depender das necessidades dos usuários, famílias e comu-nidades diferentes formas de trabalho interprofissional podem ser necessárias para ofere-cer uma atenção em saúde integral e longitudinal, em serviços e níveis de atenção que compõem um sistema de saúde.

A literatura internacional traz evidências do impacto das diferentes formas de trabalho interprofissional na atenção à saúde, melhorando os resultados do cuidado no que se refere à segurança no cuidado e satisfação do usuário. É observado também o impacto positivo nos próprios profissionais, associado a maior retenção profissional e satisfação no ambiente de trabalho (CARTER; BOSWORTH; GREEN, 2012; ZWARENSTEIN; GOLDMAN; REEVES, 2009). Por outro lado, estudos mais recentes referem a necessidade de os estudos sobre o trabalho interprofissional avançarem em desenhos longitudinais, para melhorar a compreensão dos efeitos das diferentes formas de trabalho interprofis-sional na atenção em saúde (REEVES *et al.*, 2017).

Para o alcance da prática colaborativa interprofissional (PCI), faz-se necessário reco-nhecer os aspectos que fortalecem e facilitam essa prática, bem como as barreiras e desa-fios que podem dificultar ou até mesmo impedir que os profissionais possam atuar de forma colaborativa em prol do atendimento às necessidades de saúde dos usuários/comu-nidade, com destaque para a precarização do trabalho em saúde. Além disso, é importan-te destacar o papel da formação de profissionais de saúde na perspectiva da EIP.

EDUCAÇÃO INTERPROFISSIONAL EM SAÚDE

As diferentes formas de trabalho interprofissional (trabalho em equipe, prática colabora-tiva e colaboração) se articulam de forma interdependente com a EIP, de modo que a mudança no cenário de práticas requer a formação interprofissional, e esta, por sua vez, requer que o cenário de práticas proporcione ambientes de aprendizado que colaborem para o aprendizado interprofissional dos estudantes.

Na literatura, a EIP é definida como "ocasião em que membros de duas ou mais profissões aprendem 'com' os outros, 'sobre' os outros e 'entre si'" (CAIPE, 2004). Uma definição mais ampliada passou a considerar a EIP como a ocasião em que membros de duas ou mais profissões aprendem em conjunto, de forma interativa, com o propósito explícito de melhorar a colaboração e a qualidade dos cuidados e o bem-estar de paciente/usuários, famílias e comunidades, a fim de melhorar a colaboração e a qualidade dos cuidados oferecidos (REEVES *et al.*, 2016).

Embora reconheçam que ainda é um desafio avançar na identificação da relação entre a EIP e a qualidade do cuidado oferecido, as duas principais revisões sistemáticas relacionadas ao assunto mostram a sua importância no que se refere às mudanças na disponibilidade e na atitude dos estudantes para a PCI (REEVES *et al.*, 2013; REEVES *et al.*, 2016).

Em todo o mundo, a abordagem da EIP não é recente. Há relatos de que as primeiras experiências tenham acontecido na década de 1960, sendo reforçadas posteriormente por relatórios da OMS (BARR, 2000; WHO, 2010). Na região das Américas, desde a década de 1960, há iniciativas para reorientar a formação em saúde a partir da atenção integral e o trabalho em equipe, com destaque para a Rede Integração Docente-Assistencial (IDA), na América Latina.

No Brasil, tais experiências remontam à década de 1970 e a partir da parceria entre a iniciativa IDA e os projetos "Uma nova iniciativa na educação dos profissionais do setor de saúde" (Projeto UNI), com experiências de mudanças curriculares em algumas universidades brasileiras, como a Faculdade de Medicina de Marília (FAMEMA) e o Centro de Ciências da Saúde da Universidade Estadual de Londrina (CCS-UEL) (ALVES; OLIVEIRA, 2014; MARIN *et al.*, 2014).

A partir de 2003, o Ministério da Saúde assume sua função de ordenador da formação em saúde, articulado ao Ministério da Educação, com a proposição de políticas indutoras de mudanças na formação em saúde, das quais se destacam: Política de Educação Permanente, Pró-Saúde, Aprender SUS, *VERSUS*, REUNI, PET-Saúde e Fórum Nacional de Educação nas Profissões na Área da Saúde (FNEPAS) (PEDUZZI; SILVA; LEONELLO, 2020).

A partir das políticas indutoras, experiências importantes foram construídas, como a criação da proposta curricular interprofissional da Universidade Federal de São Paulo (Unifesp), Campus Baixada Santista (BATISTA, 2012); a formação interdisciplinar na Universidade Federal da Bahia (UFBA); a disciplina interprofissional na Universidade Estadual de São Paulo (Unesp), Campus Botucatu (BRAVO *et al.*, 2018); e a criação de cursos de graduação em saúde coletiva apoiados pela Associação Brasileira de Saúde Coletiva (ABRASCO) (PEDUZZI; SILVA; LEONELLO, 2020).

Embora tenha havido esforço de vários setores do ensino superior em mudar a formação em saúde, a formação de profissionais permanece predominantemente uniprofissional. Mesmo quando ocorre, a maior parte das experiências de formação com enfoque na EIP ainda é desenvolvida em espaços extracurriculares e não obrigatória.

Os desafios para a ampliação da EIP referem-se às dimensões estruturais, organizativas e interacionais que determinam a possibilidade e o apoio à adoção da EIP no ensino superior, que tem contextos muito diversificados, quantitativamente expressivos e distribuídos de forma muito desigual entre as áreas profissionais. Entre os desafios, destaca-se a necessidade de propostas curriculares interprofissionais que considerem o desenvolvimento de competências para o trabalho interprofissional.

COMPETÊNCIAS PARA O TRABALHO E A EDUCAÇÃO INTERPROFISSIONAIS

A abordagem por competências compreende um conceito polissêmico trabalhado e estudado em diferentes áreas, como educação, administração, psicologia, entre outras. Perrenoud (1999), por exemplo, define competência como um conjunto de conhecimentos, habilidades e atitudes que deve ser colocado em ação para o desenvolvimento de uma prática.

Para Le Boterf (2003), o desenvolvimento de competências profissionais se desloca, assim, da qualificação para a capacidade de agregar valores ao grupo, isto é, saber agir de modo responsável e reconhecido, que reúne o saber mobilizar, integrar e transferir recursos, traduzidos em conhecimentos e capacidades.

Esses conhecimentos e capacidades para o trabalho em equipe e para a coordenação de grupos implicam aprender a viver junto, a viver com os outros, a conviver – requerendo a capacidade de aprender a questionar o próprio conhecimento, aprender a aprender com o outro, para o desenvolvimento de projetos solidários e cooperativos, identificados pela busca de objetivos comuns. Implica, em última instância, trabalhar o autoconhecimento e a autoestima.

No âmbito das organizações de saúde, da mesma forma que podem ser definidas competências para cada indivíduo, em cada processo de trabalho podem ser definidas competências para as equipes e para a instituição como um todo.

Nessa perspectiva, com o objetivo de nortear a prática, bem como a EIP, o Canadian Interprofessional Health Collaborative (CIHC, 2010) apresenta seis domínios de competências interprofissionais aplicadas a todas as profissões da saúde. São elas: comunicação interprofissional; atenção centrada no usuário/paciente; clareza de papéis; dinâmica de funcionamento da equipe; liderança colaborativa; e resolução de conflitos.

A comunicação refere-se à necessidade de profissionais e estudantes de diferentes áreas se comunicarem uns com os outros, de forma colaborativa e responsável.

Na atenção centrada no usuário, profissionais e estudantes procuram integrar como parceiro o usuário, sua família e a comunidade, na definição e na implementação do cuidado e atenção à saúde.

A clareza do trabalho e do papel dos diferentes profissionais refere-se ao conhecimento que profissionais e estudantes precisam ter de seu próprio processo de trabalho e papel, bem como dos demais. Também se refere a utilizar esse conhecimento apropriadamente para estabelecer e alcançar os objetivos da atenção à saúde de usuários e população do território.

Por meio da dinâmica de funcionamento da equipe, profissionais e estudantes entendem os princípios da dinâmica do trabalho em equipe e da dinâmica de grupo que promovem efetiva colaboração interprofissional.

Liderança colaborativa diz respeito a profissionais e estudantes entenderem e poderem aplicar princípios de liderança compartilhada e coletiva que dão suporte e promovem o trabalho em equipe e a prática colaborativa.

Por fim, a resolução de conflitos interprofissionais permite que profissionais e estudantes se envolvam e envolvam os demais (usuários, família, comunidade) no manejo positivo e construtivo de conflitos e desacordos (CIHC, 2010).

Na perspectiva das competências interprofissionais apresentadas, salienta-se também a necessidade de desenvolvimento de competências complementares que têm um papel importante por favorecer os processos de inter-relação e comunicação entre os profissionais, colaborando na articulação, na interação e na comunicação entre os profissionais que trabalham de forma colaborativa.

Nesse sentido, destacam-se as competências socioemocionais como o conjunto de capacidades individuais que se manifestam nos modos de pensar, sentir e nos comportamentos ou atitudes para se relacionar consigo mesmo e com os outros, estabelecer objetivos, tomar decisões e enfrentar situações adversas ou novas. Elas podem ser observadas em nosso padrão costumeiro de ação e reação diante de estímulos de ordens pessoal e social. Entre outros exemplos, estão a persistência, a assertividade, a empatia, a autoconfiança e a curiosidade para aprender. Exemplos de competências consideradas híbridas são a criatividade e o pensamento crítico, pois envolvem habilidades socioemocionais e cognitivas.

As competências socioemocionais possuem uma interface com a inteligência emocional (IE) definida como um conjunto de habilidades que permite identificar e compreender as emoções, gerenciá-las em si e nos outros, e utilizá-las para melhorar a performance cognitiva. O conceito estudado pelo psicólogo norte-americano Daniel Goleman compreende as habilidades de autoconhecimento (conhecer as próprias emoções), autocontrole (controlar as próprias emoções), motivação, empatia e habilidade de relacionamentos interpessoais.

As dimensões que compõem a IE são: capacidade de expressar os próprios sentimentos; capacidade de regular as emoções de acordo com o evento vivido; e efetividade no uso da informação emocional nos relacionamentos interpessoais, ou seja, ter consciência das emoções pessoais e alheias, manejando as emoções conforme a situação social vivida.

Com base nesses novos constructos decorrentes do avanço do conhecimento, e conforme apontado anteriormente, a representação usual de alguns gerentes que acreditam, ainda, que o trabalho em equipe acontece quando um grupo se encontra e discute o trabalho, deve ser reconhecida e superada. Nessa mesma direção, há a representação de que quando o trabalho em equipe ocorre, não ocorrem desavenças, conflitos ou atritos entre pessoas e todos se dão bem. Há, também, a representação de que ele acontece quando um grupo toma decisões votando democraticamente. O que foi ressaltado, até então, é que esses elementos não constituem necessariamente uma equipe integrada, nem mesmo um grupo, e sim um agrupamento ou uma serialidade. Diante do exposto, afirma-se que a EIP engloba aspectos mais profundos que ocorrem no processo grupal, que se constituem em competências a serem aprimoradas.

Na atualidade, a necessidade de desenvolvimento contínuo das competências para trabalhar em equipe e coordenar grupos acentua-se à medida que o fenômeno da globalização – que engloba uma multiplicidade de outros fenômenos que configuram uma redefinição nas relações internacionais em diferentes áreas da vida social (economia, finanças, tecnologia, saúde, comunicações, cultura, entre outras) – gera um cenário de extrema volatilidade, incertezas, complexidade e ambiguidade. Esse cenário complexo, em que o trabalho em saúde se insere no setor terciário da economia, sob a forma de prestação de serviços, demanda esforços para uma compreensão global e ampliada da problemática que, em última instância, requer dos profissionais/trabalhadores o desenvolvimento de múltiplas competências, incluindo as socioemocionais, para trabalhar de modo cooperativo, em times ou equipes de trabalho.

Com base no conceito atual de que as organizações se configuram a partir de redes de relações, constituindo-se em verdadeiras arenas, onde os conflitos emergem inevitavelmente, é importante considerar que as equipes podem aprender a exercitar a análise das situações de conflito, permitindo que as questões implícitas ao conflito venham à tona, sejam explicitadas e exploradas, permitindo desenvolver a capacidade do grupo na autoanálise.

Esse processo não é feito de cima para baixo, nem de fora para dentro, mas no próprio seio heterogêneo do coletivo interessado. Assim, no cenário dos serviços de saúde, as complexas demandas da clientela interna e externa, bem como a necessidade de articular as ações nos diferentes âmbitos, por si só, justificam o investimento no desenvolvimento de competências interprofissionais específicas para o trabalho em equipe e, principalmente, para exercerem a coordenação de grupos.

O estabelecimento das referidas competências, tanto na prática quanto na formação profissional, tem a potencialidade de formar, desenvolver e preparar os profissionais de saúde para o trabalho interprofissional.

No âmbito da formação, no que se refere à EIP, é necessário que as propostas curriculares explicitem as competências interprofissionais que serão desenvolvidas nos estudantes, bem como adotem estratégias de ensino e de avaliação que possibilitem o desenvolvimento das competências nos estudantes. Destaca-se a aprendizagem em cenários clínicos e/ou simulados como promissora para o desenvolvimento das competências interprofissionais, bem como processos avaliativos que incluam avaliação diagnóstica, somativa e processual, processos articulados que possam contribuir para a aferição dos níveis de aprendizado interprofissionais alcançados. Do mesmo modo, na formação permanente dos profissionais de saúde, deve-se investir na ampliação de experiências, na formação interprofissional, para que os profissionais formados ainda em uma lógica uniprofissional e tradicional também tenham oportunidades de aprender de forma interprofissional (LEONELLO, 2020).

Ainda considerando a interdependência entre trabalho e formação interprofissional, é necessário considerar também a criação de ambientes favoráveis para que ocorram processos decisórios compartilhados nas equipes, os quais incluem definir, na filosofia institucional, a descentralização dos processos decisórios. Assim, as estruturas organizacionais matriciais são as que mais se ajustam à proposta do trabalho em equipe, visto que as estruturas verticais e tradicionais, em geral, baseiam-se na definição de cargos hierarquizados, e não de competências.

Ressalta-se que, para trabalhar em equipe, cada membro deve estar preparado para assumir o papel de coordenador de grupo, pois o enfoque da liderança se desloca para a tarefa.

O coordenador de grupo deve favorecer o espaço de integração do pensar, sentir e agir, estimulando a superação do pensamento racional-explicativo, deixando-se saber pelo contato e pelas sensações de descoberta e aprendizagem com o outro.

Um fato que não se pode deixar de abordar consiste nas resistências que se apresentam ao trabalho interprofissional. As mudanças requeridas passam por abandonar a segurança do modelo funcionalista de organização do trabalho, em que cada um é responsável por uma parte da atividade, e assumir posturas criativas que precisam ser empreendidas para que se crie o consenso e a flexibilização das tarefas. Isso faz emergir o medo da perda dos padrões conhecidos, porque traz à tona a fragilidade dos saberes inerentes aos períodos de construção e coloca a necessidade de lidar com incertezas, cenas temidas, definições imprecisas de papéis e alternância de saberes e práticas, sempre provisórios. Assim, assumir o compromisso de tecer a autonomia dos sujeitos para trabalhar em equipe – incluindo os diferentes agentes (profissionais, clientes, familiares, comunidade) –, com base na ética da solidariedade, constitui-se em um grande desafio.

Muito poderia ser discutido sobre a dinâmica e os fenômenos inerentes aos processos grupais. Há, por exemplo, aspectos intrínsecos à natureza humana que tendem a ser desconsiderados quando se lida com pessoas, como: inveja, competitividade, agressividade, sabotagem, mecanismos de defesa, necessidade de aceitação e reconhecimento, projeção, deslocamentos, entre outros. Esses fatores levam à emergência de sentimentos contraditórios que circulam no campo grupal, sendo de difícil manejo. Contudo, cabe destacar a importância de preparar os profissionais para assumirem a função de coordenação de grupos, a qual, na proposta do trabalho em equipe, deve ser alternante entre os seus componentes (CIAMPONE, 1998; CIAMPONE; PEDUZZI, 2000).

Para esse preparo, considera-se que deve haver investimento em pelo menos três dimensões. Na dimensão individual, estariam os investimentos pessoais em busca do autoconhecimento. A carência de habilidades pessoais na mobilização de recursos internos para o enfrentamento ativo das situações pode ser explicada pela ausência de experiências e interações que favoreçam a aprendizagem, pela existência de emoções e sentimentos negativos que bloqueiam ou dificultam o uso dessas habilidades, ou, ainda, pela discrepância entre a extensão dos problemas reais e os recursos do sujeito para enfrentá-los.

Na dimensão grupal, estariam os investimentos do grupo no sentido de exercitar a aprendizagem coletiva e a análise ampliada das situações-problema – envolve conhecer as diferentes percepções e definições atribuídas pelos atores que explicam os problemas, explorando o perfil ou padrão de comportamento de cada um diante deles; a identificação de recursos e alternativas; os sentimentos emergentes explícitos e implícitos que permeiam o campo grupal; e a identificação dos porta-vozes que os enunciam. A vivência do processo grupal contribui para a construção coletiva de estratégias de enfrentamento das cargas de trabalho e dos processos de desgaste, isto é, do sofrimento acarretado pelo trabalho, potencializando a saúde.

Na dimensão institucional, deveriam ocorrer investimentos, como a mudança da filosofia, da estrutura organizacional e das políticas de gerenciamento de pessoal, que constituem suportes importantes para a sustentação da proposta do trabalho em equipe.

É importante salientar que, mesmo buscando a participação de todos – uma das grandes justificativas para o trabalho em equipe –, o grupo nem sempre será democrático. Tem sido observado que, nas práticas de gerenciamento, muitas vezes o grupo é usado por aqueles que detêm poder e autoridade de modo manipulativo, isto é, para referendar ou ratificar decisões ou posições já tomadas, tornando-as mais aceitáveis. Caso não seja estabelecido de antemão se a instância grupal é de decisão ou de legitimação, surgem, então, importantes questões éticas decorrentes do gerenciamento. Nas três dimensões (institucional, grupal e pessoal), as questões relativas à circulação de poder e autoridade devem, portanto, ser amplamente debatidas por todos. Cabe lembrar que, para que o poder de decisão ocorra, as informações precisam ser amplamente socializadas nas três dimensões.

Finalizando, aponta-se que qualquer proposta fechada em si mesma, nos "condomínios de saber" de qualquer área, poderia caminhar na contramão de qualquer processo de inovação, pois evitaria o risco da aprendizagem, do contágio, da troca, da interação e, por conseguinte, da formação de verdadeiras equipes. Considera-se que a busca por construir trabalho interprofissional com qualidade nos cuidados dos usuários, dos familiares e da comunidade, coloca os partícipes do processo diante de desafios permanentes a serem superados.

BIBLIOGRAFIA

AGRELI, H. F. **Prática interprofissional colaborativa e clima do trabalho em equipe na APS**. [Tese] – Escola de Enfermagem, Universidade de São Paulo, São Paulo, 2017.

ALVES, E.; OLIVEIRA, M. A. C. (orgs.). **Desenvolvimento da competência crítica e reflexiva no contexto de um currículo integrado**. Londrina: iNESCO, 2014. v. 1. 240 p.

BARR, H. *et al.* **Evaluating interprofessional education**: a UK review for health and social care. London: BERA/CAIPE, 2000.

BATISTA, N. A. Educação interprofissional em saúde: concepções e práticas. **Cad FNEPAS**, v. 2, p. 25-28, 2012.

BRAVO, V. A. A. *et al.* Produzindo pesquisa, formação, saúde e educação na integração ensino, serviço e comunidade. **Interface**, 22(Suppl.1), p. 1481-1491, 2018. doi: 10.1590/1807-57622017.0440.

CANADIAN INTERPROFESSIONAL HEALTH COLLABORATIVE (CIHC). **A national interprofessional competence framework**. Vancouver: Canadian Interprofessional Health Collaborative, 2010.

CARTER, B. L.; BOSWORTH, H. B.; GREEN, B. B. The hypertension team: the role of the pharmacist, nurse, and teamwork in hypertension therapy. **The Journal of Clinical Hypertension**, v. 14, n. 1, p. 51-65, 2012.

CENTRE FOR THE ADVANCEMENT OF INTERPROFESSIONAL EDUCATION. Interprofessional Education (CAIPE). **Today, yesterday and tomorrow** [Internet]. Fareham: CAIPE, 2004. Disponível em: https://www.caipe.org/resources/publications/caipe-publications/caipe-2002-interprofessional-education-today-yesterday-tomorrow-barr-h. Acesso em: 04 dez. 2021.

CIAMPONE, M. H. T. **Grupo operativo**: construindo as bases para o ensino e a prática na enfermagem. [Tese (Livre docência)] – Escola de Enfermagem, Universidade de São Paulo, São Paulo, 1998.

CIAMPONE, M. H. T.; PEDUZZI, M. Trabalho em equipe e trabalho em grupo no programa de saúde da família. **Revista Brasileira de Enfermagem**, v. 53, n. especial, p. 143-147, 2000.

KATZENBACH, J.; SMITH, D. **The wisdom of teams**: creating the high performance organization. Boston, MA: Harvard Business School Press, 1993.

LE BOTERF, G. **Desenvolvendo a competência dos profissionais**. Tradução de Patrícia Chittoni Ramos Reuilard. 3. ed. Porto Alegre: Artmed, 2003.

LEONELLO, V. M. **Educação interprofissional em saúde**: construindo caminhos para uma mudança necessária. [Tese (Livre docência)] – Escola de Enfermagem, Universidade de São Paulo, São Paulo, 2020.

MARIN, M. J. S. *et al.* A integração ensino-serviço na formação de enfermeiros e médicos: a experiência da FAMEMA. **Ciência & Saúde Coletiva**, v. 19, n. 3, p. 967-974, 2014. doi: 10.1590/1413-81232014193.09862012.

NATIONAL ACADEMIES OF SCIENCES, ENGINEERING, AND MEDICINE. **The future of nursing 2020-2030**: charting a path to achieve health equity. Washington, D.C.: The National Academies Press, 2021.

PEDUZZI, M. Equipe multiprofissional de saúde: conceito e tipologia. **Revista de Saúde Pública**, v. 35, n. 1, p. 103-109, 2001. doi: 10.1590/S0034-89102001000100016.

PEDUZZI, M.; SILVA, J. A. M.; LEONELLO, V. M. A formação dos profissionais de saúde para a integralidade do cuidado e prática interprofissional. *In*: MOTA, A.; MARINHO, A. G.; SCHRAIBER, L. B. (orgs.). **Educação, medicina e saúde**: tendências historiográficas e dimensões interdisciplinares. Santo André (SP): UFABC, 2018. p. 141-172.

PEDUZZI, M. *et al.* Trabalho em equipe: uma revisita ao conceito e a seus desdobramentos no trabalho interprofissional. **Trabalho, Educação e Saúde**, v. 18, suppl. 1, e0024678, 2020. Epub 16 Mar 2020. doi: 10.1590/1981-7746-sol00246.

PERRENOUD, P. **Construir as competências desde a escola**. Porto Alegre: Artmed, 1999.

PROPP, K. M. *et al.* Meeting the complex needs of the health care team: identification of nurse-team communication practices perceived to enhance patient outcomes. **Qualitative Health Research**. v. 20, n. 1, p. 15-18, 2010. doi: 10.1177/1049732309355289.

REEVES, S. *et al.* **Interprofessional teamwork for health and social care**. Oxford, UK: Blackwell-Wiley, 2010. doi: 10.1002/9781444325027.FMATTER.

REEVES, S. *et al.* Interprofessional education: effects on professional practice and healthcare outcomes. **Cochrane Database of Systematic Reviews**, v. 3, 2013. doi: 10.1002/14651858.cd002213.pub3.

REEVES, S. *et al.* A BEME systematic review of the effects of interprofessional education: BEME Guide Nº 39. **Medical Teacher**, v. 38, n. 7, p. 656-668, 2016. doi: 10.3109/0142159x.2016.1173663.

REEVES, S. *et al.* Interprofessional collaboration to improve professional practice and healthcare outcomes. **Cochrane Database of Systematic Reviews**, v. 6, n. 6, CD000072, 2017. doi: 10.1002/14651858.CD000072.pub3.

REEVES, S.; XYRICHIS, A.; ZWARENSTEIN, M. Teamwork, collaboration, coordination, and networking: Why we need to distinguish between different types of interprofessional practice. **Journal of Interprofessional Care**, v. 32, n. 1, p. 1-3, 2018. doi: 10.1080/13561820.2017.1400150.

SOUZA, G. C. **Trabalho em equipe de enfermagem**: interação, conflito e ação interprofissional em hospital especializado. [Dissertação em enfermagem] – Universidade de São Paulo, São Paulo, 2011.

WORLD HEALTH ORGANIZATION (WHO). **Framework for action on interprofessional education & collaborative practice**. Geneva: WHO, 2010.

WORLD HEALTH ORGANIZATION (WHO). **Global strategy on human resources for health**: workforce 2030. Geneva: WHO, 2016.

WORLD HEALTH ORGANIZATION (WHO). **State of the World's Nursing 2020**: investing in education, jobs and leadership. Geneva: WHO, 2020.

ZWARENSTEIN, M.; GOLDMAN, J.; REEVES, S. Interprofessional collaboration: effects of practice-based interventions on professional practice and healthcare outcomes. **Cochrane Database of Systematic Reviews**, n. 3, CD000072, 2009. doi: 10.1002/14651858. CD000072.pub2.

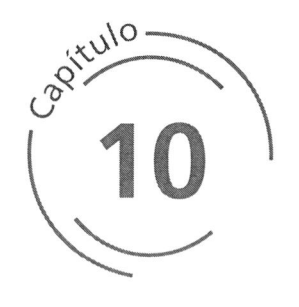

Capítulo

10

Dimensionamento de Profissionais de Enfermagem em Instituições de Saúde

Fernanda Maria Togeiro Fugulin ♦ Antônio Fernandes Costa Lima ♦ Raquel Rapone Gaidzinski

INTRODUÇÃO

A temática "dimensionamento de profissionais de enfermagem" tem se constituído, ao longo dos anos, como o foco de atenção dos enfermeiros e dos administradores dos serviços de saúde, por interferir diretamente na eficácia, na qualidade e no custo da assistência à saúde. No entanto, tem sido responsável também pela instalação de conflitos entre esses profissionais, uma vez que a necessidade crescente de diminuir custos e aumentar a oferta de serviços na área da saúde coloca imediatamente em questão o quadro de profissionais de enfermagem existente nas instituições, que representa o maior quantitativo e, consequentemente, o maior custo nas organizações de saúde.

Por outro lado, a demanda de atendimento aos pacientes com necessidades cada vez mais complexas tem imprimido sobrecarga de trabalho aos integrantes das equipes de enfermagem, o que influencia e dificulta a implantação de qualquer medida que favoreça a qualidade da assistência prestada.

Diante desse contexto, para subsidiar a prática profissional e proporcionar condições favoráveis para o desenvolvimento de assistência qualificada, os gerentes dos serviços de enfermagem necessitam desenvolver competências para respaldar o planejamento, a provisão, a coordenação e a avaliação do quantitativo e do qualitativo de profissionais de enfermagem. Por traduzir o significado de um quadro de pessoal adequado às necessidades dos pacientes e dos serviços de saúde, o dimensionamento de profissionais de enfermagem apresenta-se, ainda, como instrumento gerencial capaz de subsidiar o desempenho eficiente na negociação e no direcionamento das políticas de recursos humanos de enfermagem nas instituições de saúde.

O conceito mais utilizado na literatura sobre o assunto no Brasil foi proposto por Kurcgant, Cunha e Gaidzinski (1989), que definem "dimensionamento de pessoal de enfermagem" como a etapa inicial do processo de provimento de pessoal, que tem por finalidade a previsão da quantidade de funcionários por categoria requerida para suprir as necessidades de assistência de enfermagem direta ou indiretamente prestada aos pacientes. Entretanto, considerando que o processo de dimensionar profissionais de enfermagem possibilita também a avaliação da carga de trabalho existente nas unidades já em funcionamento, esse conceito pode ser ampliado, como um processo sistemático que fundamenta o planejamento e a avaliação da quantidade e da qualidade de profissionais de enfermagem para prover a assistência de acordo com a singularidade dos serviços de saúde que garanta a segurança dos pacientes e dos trabalhadores.

MÉTODO PARA DIMENSIONAR OS PROFISSIONAIS DE ENFERMAGEM

Para Gaidzinski (1998), a operacionalização do processo de dimensionamento de pessoal de enfermagem requer a aplicação de um método capaz de sistematizar o inter-relacionamento e a mensuração das variáveis que interferem na carga de trabalho da equipe de enfermagem. Nesse sentido, a autora propôs um método que possibilita a identificação e a análise das variáveis intervenientes no processo, tornando-o um instrumento auxiliar no planejamento e na avaliação do serviço de enfermagem, uma vez que possibilita projetar um quadro de profissionais de enfermagem para os serviços de saúde a serem instalados, bem como avaliar o quantitativo e o qualitativo de unidades já em funcionamento.

Para sua aplicação, o método indica a identificação das seguintes variáveis: carga média de trabalho da unidade, distribuição percentual dos profissionais de enfermagem, índice de segurança técnica e tempo efetivo de trabalho. A partir do conhecimento do comportamento dessas variáveis, aplica-se uma equação que possibilita estimar o quantitativo e o qualitativo de profissionais de enfermagem.

Carga média de trabalho da unidade ($C_{média}$)

A carga média de trabalho ($C_{média}$) da unidade de assistência de enfermagem é a soma do produto do número médio diário (n) de pacientes assistidos – segundo o grau de dependência da equipe de enfermagem para as unidades de internação; o porte cirúrgico para centro cirúrgico e a intervenção/atividade realizada para as unidades ambulatoriais –, pelo tempo médio de assistência de enfermagem despendido por paciente, de acordo com o grau de dependência, o porte cirúrgico ou o tempo médio da intervenção/atividade realizada.

$$C_{média} = (n_1 \times h_1) + (n_2 \times h_2) + \ldots + (n_i \times h_i)$$

Em que:

- $C_{média}$: carga média de trabalho
- n_i: quantidade média diária de pacientes assistidos segundo o grau de dependência ou o tipo de intervenção/atividade realizada

- h_i: tempo médio diário de cuidado segundo o grau de dependência ou a intervenção/ atividade
- i: qualquer grau de dependência, porte cirúrgico ou intervenção/atividade.

A Resolução Cofen nº 543/2017, que "atualiza e estabelece parâmetros para o dimensionamento do quadro de profissionais de enfermagem nos serviços/locais em que são realizadas atividades de enfermagem" (COFEN, 2017), denomina a variável "carga média de trabalho" como "total de horas de enfermagem" (THE), representada pela expressão:

$$THE = [(PCM \times TM\ PCM) + (PCI \times TM\ PCI) + (PCAD \times TM\ PCAD) + (PCSI \times TM\ PCSI) + (PCIt \times TM\ PCIt)]$$

Em que:

- THE: total de horas diárias médias de trabalho de enfermagem na unidade
- PCM: número médio diário de pacientes de cuidados mínimos
- PCI: número médio diário de pacientes de cuidados intermediários
- PCAD: número médio diário de pacientes de cuidados de alta dependência
- PCSI: número médio diário de pacientes de cuidados semi-intensivos
- PCIt: número médio diário de pacientes de cuidados intensivos
- TM PCM: tempo médio diário para assistência aos pacientes de cuidados mínimos
- TM PCI: tempo médio diário para assistência aos pacientes de cuidados intermediários
- TM PCAD: tempo médio diário para assistência aos pacientes de cuidados de alta dependência
- TM PCSI: tempo médio diário para assistência aos pacientes de cuidados semi-intensivos
- TM PCIt: tempo médio diário para assistência aos pacientes de cuidados intensivos.

Nas unidades em que há impossibilidade de utilização de instrumentos de classificação de pacientes ou classificação de pacientes por porte cirúrgico, o THE poderá ser obtido pela soma do produto da quantidade de intervenções/atividades realizadas pelo tempo médio despendido em cada uma delas, referendado nos estudos que mensuraram a frequência e o tempo médio despendido para a realização das intervenções de enfermagem, em unidades básicas de saúde (BONFIM, 2014; BONFIM *et al.*, 2016), ambulatório de oncologia (SANTOS; GAIDZINSKI, 2019), serviço de radiologia (CRUZ, 2015), central de material e esterilização (COSTA; FUGULIN, 2020) e unidade de hemodiálise (LIMA, 2015). O Cofen propõe que a carga média diária de trabalho seja calculada, especificamente, com base na equação:

$$THE = [(NMP_1 \times TMP_1) + (NMP_2 \times TMP_2) + (NMP_3 \times TMP_3) + \ldots + (NMP_n \times TMP_n)]$$

Em que:

- THE: total de horas médias de enfermagem da unidade
- $NMP_{(1;\,2;\,3\ldots\,n)}$: número médio diário da intervenção/atividade$_{(1;\,2;\,3\ldots\,n)}$
- $TMP_{(1;\,2;\,3\ldots\,n)}$: tempo médio da intervenção/atividade$_{(1;\,2;\,3\ldots\,n)}$.

Quantidade média diária de pacientes (*n*)

Para determinar a quantidade média diária de pacientes (*n*) assistidos, de acordo com o grau de dependência da equipe de enfermagem, o porte cirúrgico ou o tipo de intervenção/atividade, é necessário classificar os pacientes quanto ao grau de dependência de enfermagem; ao porte cirúrgico ou ao tipo de intervenção/atividade realizada. Nas unidades de internação de instituições hospitalares, essa variável pode ser identificada por meio da adoção de um sistema de classificação de pacientes (SCP).

Giovannetti (1979) conceituou o SCP como a identificação e a classificação de pacientes em grupos de cuidados ou categorias, e a quantificação dessas categorias como uma medida de esforços de enfermagem requeridos. Para Gaidzinski (1994), o SCP pode ser entendido como uma forma de determinar o grau de dependência de um paciente em relação à equipe de enfermagem, objetivando estabelecer o tempo despendido nos cuidados direto e indireto, bem como o quantitativo de pessoal para atender às necessidades biopsicossociais e espirituais do paciente.

A literatura apresenta vários instrumentos de classificação que possibilitam evidenciar o grau de dependência do paciente em relação à enfermagem. Perroca (1996; 2000) construiu um instrumento de classificação de pacientes com base nas necessidades básicas preconizadas por Horta (1979). Dini (2013) propôs e validou um instrumento para classificação dos pacientes pediátricos, constituído por 11 indicadores de demanda de enfermagem: atividade; intervalo de aferição de controles; oxigenação; terapêutica medicamentosa; alimentação e hidratação; eliminações; higiene corporal; integridade cutaneomucosa; mobilidade e deambulação; rede de apoio e suporte; e participação do acompanhante.

A Resolução Cofen nº 543/2017 (COFEN, 2017) referendou a definição das categorias de cuidados do SCP de Fugulin (FUGULIN, 2002; FUGULIN; GAIDZINSKI; KURCGANT, 2005) como uma forma de classificar o grau de dependência do paciente em relação à assistência de enfermagem, introduzindo, nessa atualização, a categoria de cuidados de alta dependência de enfermagem, não contemplada nas resoluções anteriores. Esse sistema define cinco categorias de cuidado, de acordo com a complexidade assistencial dos pacientes:

- Cuidados intensivos: paciente grave e recuperável, com risco iminente de morte, sujeito à instabilidade das funções vitais, requerendo assistência de enfermagem e médica permanente e especializada
- Cuidados semi-intensivos: paciente passível de instabilidade das funções vitais, recuperável, sem risco iminente de morte, requerendo assistência de enfermagem e médica permanente e especializada
- Cuidados de alta dependência: paciente crônico, incluindo o de cuidado paliativo, estável sob o ponto de vista clínico, porém com total dependência das ações de enfermagem para o atendimento das necessidades humanas básicas
- Cuidados intermediários: paciente estável sob o ponto de vista clínico e de enfermagem, com parcial dependência dos profissionais de enfermagem para o atendimento das necessidades humanas básicas
- Cuidados mínimos: paciente estável sob o ponto de vista clínico e de enfermagem, e autossuficiente quanto ao atendimento das necessidades humanas básicas.

Para classificar os pacientes em cada uma dessas categorias de cuidado, o SCP de Fugulin indica um instrumento que atribui pontos a cada nível de dependência em relação às áreas de cuidado estabelecidas: estado mental, oxigenação, sinais vitais, motilidade, deambulação, alimentação, cuidado corporal, eliminação e terapêutica. Assim, o paciente é avaliado em relação a todas as áreas, na opção que melhor retrate a sua situação, sendo inserido na categoria correspondente à soma dos valores parciais obtidos, observando-se ainda a correlação entre a pontuação alcançada e a definição da categoria de cuidado correspondente (FUGULIN, 2002; FUGULIN; GAIDZINSKI; KURCGANT, 2005).

Apesar da pontuação, determinadas alterações nas áreas "estado mental" e "oxigenação" são consideradas compulsórias para a classificação dos pacientes nas categorias de cuidado "alta dependência" e "intensivo", respectivamente. Isso significa que a existência de confusão mental ou qualquer outro tipo de alteração no comportamento que coloque em risco a segurança do paciente e requeira sua vigilância constante determina a classificação do paciente na categoria de cuidados "alta dependência" de enfermagem. Da mesma maneira, a necessidade de ventilação mecânica estabelece a classificação do paciente na categoria de "cuidado intensivo", com exceção daqueles considerados fora de possibilidades terapêuticas, internados para receber cuidados paliativos, que são classificados na categoria "alta dependência" de enfermagem (TSUKAMOTO, 2010).

Em unidades de centro cirúrgico, os pacientes podem ser classificados de acordo com o porte da cirurgia a que são submetidos (I, II, III, IV), conforme estudo desenvolvido por Possari (2011).

O art. 3º, inciso III, §§ 3º e 4º, da Resolução Cofen nº 543/2017 (COFEN, 2017) determina:

> § 3º Para alojamento conjunto, o binômio mãe/filho deve ser classificado, no mínimo, como cuidado intermediário.
>
> § 4º Para berçário e unidade de internação em pediatria todo recém-nascido e criança menor de 6 anos deve ser classificado, no mínimo, como cuidado intermediário, independente da presença do acompanhante.

Os pacientes devem ser classificados de acordo com o grau de dependência, o porte da cirurgia, os tipos de intervenções realizadas etc., por um período mínimo de 30 dias, 1 vez/dia, para se obter uma amostra que retrate o perfil dos pacientes atendidos (quantidade de pacientes segundo o grau de dependência da equipe de enfermagem, o porte cirúrgico ou a intervenção/atividade). Entretanto, considerando que a representatividade da população estudada se baseia no pressuposto de que uma oferta constante gera uma demanda constante, recomenda-se, para a escolha do período de coleta de dados, que seja utilizado um "mês típico", ou seja, 1 mês em que a unidade não esteja exposta a qualquer tipo de ocorrência que possa influenciar a quantidade de pacientes assistidos.

Tempo médio diário de cuidado (*h*)

A maior dificuldade encontrada na operacionalização dos métodos de dimensionamento de pessoal de enfermagem está relacionada com a identificação do tempo médio despendido para o atendimento das necessidades assistenciais dos pacientes em decorrência de um conjunto de fatores que intervêm na sua determinação. Esses fatores estão ligados à instituição, ao amparo legal, ao serviço de enfermagem e à clientela.

A Resolução Cofen nº 543/2017 (COFEN, 2017) indicou parâmetros para as horas mínimas de assistência para cada tipo de cuidado do SCP:

- 4 horas de enfermagem, por paciente, no cuidado mínimo
- 6 horas de enfermagem, por paciente, no cuidado intermediário
- 10 horas de enfermagem, por paciente, no cuidado de alta dependência
- 10 horas de enfermagem, por paciente, no cuidado semi-intensivo
- 18 horas de enfermagem, por paciente, no cuidado intensivo.

Pesquisa realizada por Massuda (2018) junto a 344 instituições hospitalares (IHs) públicas e privadas do estado de São Paulo, referentes a 1.589 unidades de internação, com o objetivo de analisar a operacionalização do método de dimensionamento de pessoal de enfermagem perante o preconizado pelo Cofen, concluiu que as horas médias de assistência encontradas na realidade assistencial validam as preconizadas na Resolução Cofen nº 543/2017, nas categorias "cuidado intensivo", "cuidado semi-intensivo", "cuidado intermediário" e "cuidado mínimo". No que diz respeito à categoria de cuidado de alta dependência de enfermagem, considerou que os resultados obtidos são incipientes e necessitam ser investigados futuramente, no sentido de validar os valores indicados na Resolução Cofen nº 543/2017, uma vez que a introdução dessa categoria de cuidados ainda não tinha sido promulgada no período considerado pela pesquisa, apesar de ser adotada nas IHs do estado, por retratar uma parcela significativa de pacientes.

Para as unidades de centro cirúrgico, conforme indicado no estudo de Possari (2011), o Cofen preconizou as horas médias de assistência segundo o porte cirúrgico, acrescentando que a essas horas de cirurgia é necessário adicionar os tempos médios de limpeza das salas e de espera das cirurgias. Assim, para efeito de cálculo, devem ser consideradas:

- 1,4 hora média de enfermagem, por cirurgia de Porte I
- 2,9 horas médias de enfermagem, por cirurgia de Porte II
- 4,9 horas médias de enfermagem, por cirurgia de Porte III
- 8,4 horas médias de enfermagem, por cirurgia de Porte IV.

Como tempo de limpeza, por cirurgia:

- Cirurgias eletivas: 0,5 hora
- Cirurgias de urgência e emergência: 0,6 hora.

Como tempo de espera, por cirurgia:

- 0,2 hora por cirurgia.

Nas unidades de hemodiálise convencional, com base em estudo (LIMA, 2015) que identificou os tempos médios relacionados ao preparo do material, à instalação e à desinstalação do procedimento, ao monitoramento da sessão, à desinfecção interna e à limpeza das máquinas e mobiliários, à recepção e à saída do paciente, a Resolução Cofen nº 543/2017 (COFEN, 2017) estabeleceu como referencial mínimo para determinação do quadro de profissionais de enfermagem:

- 4 horas de cuidado de enfermagem/paciente/turno.

Além das horas médias de assistência indicadas para as unidades de internação, centro cirúrgico e hemodiálise, o Cofen referendou o tempo padrão das atividades realizadas em unidades de Central de Materiais e Esterilização (CME) e de Centro de Diagnóstico por Imagem (CDI), conforme identificado nos estudos de Costa e Fugulin (2020) e Cruz (2015), respectivamente.

Sugere-se, para as unidades básicas de saúde e as unidades ambulatoriais de oncologia, utilizar as horas médias das intervenções/atividades apresentadas nos estudos de Bonfim (2014), Bonfim *et al.* (2016) e Santos e Gaidzinski (2019), respectivamente.

Para a projeção do quadro de profissionais de enfermagem de novas unidades/serviços, parte-se do conhecimento da demanda e do perfil epidemiológico dos pacientes, bem como da proposta assistencial a ser implementada. Então, projeta-se a carga de trabalho da unidade/serviço com base na previsão da quantidade de pacientes, de acordo com suas necessidades assistenciais, porte cirúrgico e intervenções/atividades oferecidas, e na estimativa do tempo de assistência a ser dispensado.

Distribuição percentual dos profissionais de enfermagem (P_K)

A distribuição percentual (P) da carga média diária de trabalho da unidade entre as categorias (k) da equipe de enfermagem varia de acordo com o significado atribuído à assistência de enfermagem e com a disponibilidade do mercado de trabalho. Conforme a Resolução Cofen nº 543/2017 (COFEN, 2017), deve-se observar as seguintes proporções mínimas nas unidades de internação das IHs:

- Para cuidado mínimo e cuidado intermediário: 33% são enfermeiros (mínimo de seis) e os demais auxiliares e/ou técnicos de enfermagem
- Para cuidado de alta dependência: 36% são enfermeiros e os demais técnicos e/ou auxiliares de enfermagem
- Para cuidado semi-intensivo: 42% são enfermeiros e os demais técnicos de enfermagem
- Para cuidado intensivo: 52% são enfermeiros e os demais técnicos de enfermagem.

Para essas unidades, o Cofen recomenda, ainda, que a distribuição percentual do total de profissionais de enfermagem, de acordo com as categorias de cuidado do SCP, deve "seguir o grupo de pacientes que apresentar a maior carga de trabalho" (COFEN, 2017). Entretanto, verifica-se que os percentuais preconizados pela Resolução nº 543/2017 (COFEN, 2017) ainda estão distantes da realidade brasileira e são um horizonte a ser alcançado. A proporção de enfermeiros apresentada pelas IHs do estado de São Paulo, identificadas no estudo de Massuda (2018), evidencia a importância de os órgãos oficiais de enfermagem empreenderem esforços no sentido de promover condições apropriadas para o desenvolvimento dos processos assistenciais, de forma segura e eficaz, em conformidade com a Lei do Exercício Profissional da Enfermagem:

- Nas unidades de centro cirúrgico: 20% do total de profissionais são enfermeiros e 80% são técnicos ou auxiliares de enfermagem
- Em CDI: nos setores de mamografia e radiografia (raios X) convencional, a participação do enfermeiro ocorre em situações pontuais: supervisão, urgência e emergência, devendo ser garantida "a presença de no mínimo um enfermeiro durante todo o período em que ocorra assistência de enfermagem" (COFEN, 2017)
- Em CME: o CME deve contar com a presença de um enfermeiro em todos os turnos de trabalho em que ocorrer processamento de material, além do enfermeiro responsável pela unidade
- Nas unidades de hemodiálise convencional: a proporção mínima recomendada corresponde a 33% de enfermeiros e 67% de técnicos de enfermagem.

Índice de segurança técnica (IST)

A determinação de um índice de segurança técnica (IST) consiste em um acréscimo no quantitativo de pessoal de enfermagem por categoria profissional, para a cobertura das ausências ao serviço. O IST merece atenção especial na área de enfermagem pelas implicações que a redução da equipe acarreta na quantidade e na qualidade da assistência prestada ao paciente, especialmente nas unidades que funcionam ininterruptamente.

Gaidzinski (1998) entende como ausências previstas os dias relativos às folgas (descanso semanal remunerado e feriados) e às férias, e como ausências não previstas os dias referentes às faltas e às licenças. O IST tem sido utilizado a fim de designar os percentuais para a cobertura de todos esses tipos de ausência.

Os percentuais referentes a cada tipo de ausência podem ser calculados a partir das equações propostas por Gaidzinski (1998), citadas a seguir.

Ausências previstas por folga semanal (E%)

As cargas de trabalho semanal mais frequentemente adotadas nas instituições de saúde do Brasil são o sistema de 36 horas de trabalho por semana, com uma folga semanal, e o sistema de 30 horas de trabalho por semana, com duas folgas semanais.

O valor percentual do acréscimo de pessoal devido à variável "folgas semanais por trabalhador" (E%) pode ser calculado pela equação:

$$E\% = \frac{e}{d - e} \times 100$$

Em que:

- $E\%$: percentual de folgas
- e: número de dias de folga, por semana, dos profissionais de enfermagem
- d: número de dias trabalhados na unidade na semana.

Ausências previstas por feriado (F%)

Nos serviços ininterruptos de enfermagem, os profissionais têm direito a tantos dias de folga quantos forem os feriados não coincidentes com os domingos. O número de folgas varia de acordo com o ano, em função da quantidade de feriados não coincidentes com o domingo.

Dessa maneira, calculam-se os valores-limites percentuais dos acréscimos devidos aos dias de feriados (*F%*) pela aplicação da equação:

$$F\% = \frac{f}{D - f} \times 100$$

Em que:

- *F%*: percentual de dias de feriados
- *f*: dias de feriados no ano
- *D*: dias do ano (365).

Ausências previstas por férias ($V_k\%$)

O valor máximo para férias de qualquer categoria profissional, conforme a legislação, é de 30 dias/ano por trabalhador. No entanto, para a avaliação de uma unidade já em funcionamento, recomenda-se que os valores de $V_k\%$ sejam determinados por meio de um levantamento direto do número médio de dias de férias gozadas durante o ano, por cada categoria profissional que compõe o quadro de pessoal de enfermagem da unidade, utilizando a seguinte equação:

$$V_k\% = \frac{v_k}{D - v_k} \times 100$$

Em que:

- $V_k\%$: percentual de férias segundo a categoria profissional
- *k*: enfermeiro, técnico/auxiliar
- v_k: média de dias de férias da categoria profissional *k*
- *D*: dias do ano (365).

Ausências não previstas ($A_k\%$)

A variável "ausência não prevista"($A_k\%$) é resultante da soma de uma série de tipos de ausência, como: faltas abonadas e não abonadas, licença médica, licença-maternidade, licença-prêmio, licença por acidente de trabalho, entre outros (casamento, luto, paternidade etc.), cujos valores diferem de uma categoria profissional para outra.

Todos esses tipos de ausência comportam-se como variáveis aleatórias, pois podem ocorrer em qualquer dia do ano. Para efeito de avaliação das condições de uma unidade, o serviço de enfermagem poderá levantar o quantitativo dessas ausências por profissional, usando os registros da instituição durante o período de um ou mais anos.

Como a ausência não prevista é composta da soma das diversas situações relatadas anteriormente, é possível representá-la com a seguinte equação:

$$A_k\% = \left[\frac{a_{k1} + a_{k2} + \ldots + a_{ki}}{D - (a_{k1} + a_{k2} + \ldots + a_{ki})} \right] \times 100$$

Em que:

- $A_k\%$: percentual de ausências não previstas segundo a categoria profissional
- k: enfermeiro, técnico/auxiliar de enfermagem
- $a_{k1} + a_{k2} + \ldots + a_{ki}$: somatória dos dias médios de ausências não previstas, segundo os tipos de ausências (faltas e licenças) por categoria profissional k
- D: dias do ano (365).

Quando as ausências referentes à licença-maternidade e às licenças médicas forem repostas pela instituição, com contratação temporária de profissionais para cobertura dos dias de afastamento, não deverão ser computadas no cálculo das ausências não previstas.

Sugere-se, para fins de avaliação ou projeto de uma nova unidade, adotar os seguintes valores para a determinação do IST:

- Folgas semanais remuneradas: 17% para o sistema de 36 horas de trabalho por semana, com uma folga semanal, e 40% para os sistemas de 30 e 40 horas de trabalho por semana, com duas folgas semanais
- Folgas por feriados não coincidentes com o domingo: 3,6%
- Férias: 9% para 30 dias de férias
- Faltas e licenças: 3% para 10 dias de ausência, por trabalhador, durante o ano
- Treinamento e desenvolvimento: 1,5%.

Diante dos resultados referentes às ausências previstas e não previstas, calcula-se o IST_k para o acréscimo de profissionais de enfermagem, conforme demonstrado a seguir:

$$IST_k\% = \left\{ \left[\left[1 + \frac{E\%}{100} \right] \cdot \left[1 + \frac{F\%}{100} \right] \cdot \left[1 + \frac{V_k\%}{100} \right] \cdot \left[1 + \frac{A_k\%}{100} \right] \right] - 1 \right\} \cdot 100$$

A Resolução Cofen nº 543/2017 (COFEN, 2017), que já considera o descanso semanal remunerado na equação utilizada para dimensionar a equipe de enfermagem, estabeleceu que, ao quantitativo de profissionais necessários para a prestação da assistência de enfermagem, deverá ser acrescido um IST não inferior a 15%, dos quais 8,33% se destinam à cobertura de férias e 6,67%, à cobertura das ausências não previstas. Considera ainda que:

> Art. 13 – O responsável técnico de enfermagem deve dispor de, no mínimo, 5% do quadro geral de profissionais de enfermagem da instituição para cobertura de situações relacionadas à rotatividade de pessoal e participação em programas de educação permanente.
>
> [...]

Art. 14 – O quadro de profissionais de enfermagem de unidades assistenciais, composto por 50% ou mais de pessoas com idade superior a 50 (cinquenta) anos ou 20% ou mais de profissionais com limitação/restrição para o exercício das atividades, deve ser acrescido 10% ao quadro de profissionais do setor.

Tempo efetivo de trabalho (t)

A identificação da variável "tempo efetivo de trabalho" considera o tempo diário de trabalho da equipe de enfermagem, determinado pela instituição. No entanto, de acordo com Gaidzinski (1998), desde os primeiros estudos sobre o trabalho, constata-se que os trabalhadores não são igualmente produtivos em todo o tempo do turno de trabalho, pois realizam uma série de atividades não diretamente relacionadas com as suas tarefas profissionais, como: necessidades fisiológicas, períodos de descanso, trocas de informações não ligadas ao trabalho, deslocamentos desnecessários, comemorações, entre outras. Desse modo, a autora sugere que sejam consideradas as perdas de produtividade dos trabalhadores de enfermagem mediante a redução das horas disponíveis do trabalhador em seus turnos de trabalho, quando nas horas médias adotadas para o dimensionamento de profissionais de enfermagem não estiver incluída essa variável, de maneira que o tempo efetivo de trabalho seja assim mensurado:

$$t_{efetivo} = t_k \cdot p_k$$

Em que:

- t_k: jornada de trabalho da categoria profissional k
- p_k: proporção do tempo produtivo da categoria profissional k.

Para a determinação do tempo produtivo, é possível optar pelo percentual de 85% ($p = 0,85$) da jornada diária de trabalho. Estudo realizado por O'Brien-Pallas *et al.* (2004) também recomenda que os níveis de produtividade da equipe de enfermagem devem ser mantidos em 85%, com variações de 5%. Níveis acima de 90% podem representar elevação de custos e queda na qualidade da assistência ao paciente e nos resultados de enfermagem; e abaixo de 80% indicam maior probabilidade de satisfação dos profissionais e redução do absenteísmo.

Aplicação da equação para dimensionar o pessoal de enfermagem

Diante do levantamento das variáveis descritas, é possível, finalmente, calcular o dimensionamento de profissionais de enfermagem, substituindo os valores na seguinte equação:

$$Q_k = \frac{C_{média}}{t_k \times p_k} \times P_k \times IST_k$$

Em que:

- Q_k: quantidade de profissionais de uma categoria profissional k
- $C_{média}$: carga média de trabalho da unidade k

- t_k: jornada de trabalho da categoria profissional k
- p_k: proporção do tempo produtivo da categoria profissional k
- P_k: percentual da carga de trabalho atribuída à categoria profissional k, de acordo com o tipo de cuidado prevalente na carga de trabalho da unidade
- IST_k: índice de segurança técnica para cobertura das ausências previstas e não previstas.

A partir dos resultados qualitativos e quantitativos obtidos, caberá aos enfermeiros, que vivenciam o dia a dia da assistência de enfermagem, a decisão de distribuir os profissionais nos diferentes turnos, de acordo com a dinâmica da unidade. Para tanto, eles devem avaliar se o quadro de enfermagem obtido com a aplicação do método exposto é qualitativa e quantitativamente suficiente para prestar a assistência no padrão pretendido.

Os modelos de dimensionamento de pessoal de enfermagem propostos evidenciam a necessidade de lançar mão dos recursos da informática, com o desenvolvimento de um programa computacional que disponibilize informações quanti-qualitativas eficazes para um adequado planejamento do quadro de profissionais, agilizando o processo de tomada de decisão com economia de custos, tempo e energia.

Nesse sentido, cabe destacar que, para o dimensionamento de profissionais de enfermagem na atenção primária à saúde, a Resolução Cofen nº 543/2017 (COFEN, 2017) referenda o modelo, as intervenções e os parâmetros do estudo de Bonfim (2014), fundamentado no método Workload Indicators of Staffing Need (WISN) (WHO, 2010). O Anexo II da Resolução (BONFIM *et al.*, 2017) demonstra a aplicação do método, disponibilizando, inclusive, planilhas nas quais os dados são lançados e calculados eletronicamente.

CONSIDERAÇÕES FINAIS

As instituições de saúde estão constantemente incorporando novas tecnologias e novos métodos terapêuticos, o que incide na elevação do custo hospitalar. A necessidade de contenção de gastos, no entanto, tem colocado em evidência o quantitativo de profissionais de enfermagem, que representa, em geral, o maior contingente de pessoal dessas organizações.

A redução de despesas por meio da diminuição numérica e qualitativa de profissionais de enfermagem colabora para a instalação de conflitos que se estabelecem entre o custo e o benefício, entre o pessoal e o institucional, entre o capital e o trabalho, entre o técnico e o ético. Assim, torna-se necessário que os enfermeiros ética, técnica e politicamente capacitados explicitem as reais condições da assistência prestada, utilizando métodos de dimensionamento de profissionais adequados, que possibilitem fundamentar a argumentação e as justificativas de suas propostas referentes ao quadro de pessoal. Dessa maneira, os responsáveis pela aprovação desse quadro de profissionais estarão cientes da responsabilidade que estão assumindo diante dos riscos a que os usuários/clientes estão expostos devido à ausência de recursos necessários à prestação de uma assistência de enfermagem segura e humanizada.

BIBLIOGRAFIA

BONFIM, D. **Planejamento da força de trabalho na estratégia de saúde da família**: indicadores de carga de trabalho. [Tese] – Universidade de São Paulo, São Paulo, 2014.

BONFIM, D. *et al.* Padrões de tempo médio das intervenções de enfermagem na Estratégia de Saúde da Família: um estudo observacional. **Revista da Escola de Enfermagem da USP**, v. 50, n. 1, p. 121-129, 2016.

BONFIM, D. *et al.* **Parâmetros para dimensionar os profissionais de enfermagem na atenção primária à saúde**. Anexo II da Resolução Cofen nº 543/2017. 2017. Disponível em: http://www.cofen.gov.br/resolucao-cofen-5432017_51440.html. Acesso em: 22 jul. 2022.

CONSELHO FEDERAL DE ENFERMAGEM (COFEN). **Resolução nº 543/2017**. Atualiza e estabelece parâmetros para o Dimensionamento do Quadro de Profissionais de Enfermagem nos serviços/locais em que são realizadas atividades de enfermagem. *In*: Conselho Regional de Enfermagem. [texto na Internet]. 2017. Disponível em: http://www.cofen.gov.br/resolucao-cofen-5432017_51440.html. Acesso em: 9 out. 2022.

COSTA, J. A.; FUGULIN, F. M. T. Identificação da carga de trabalho da enfermagem em centro de material e esterilização. **Revista da Escola de Enfermagem da USP**, v. 54, e03621, 2020.

CRUZ, C. M. C. **Carga de trabalho de profissionais de enfermagem em centro de diagnóstico por imagem**. [Tese] – Universidade de São Paulo, São Paulo, 2015.

DINI, A. P. **Validação do instrumento de classificação de pacientes pediátricos**. [Tese] – Universidade Estadual de Campinas, Campinas, 2013.

FUGULIN, F. M. T. **Dimensionamento de pessoal de enfermagem**: avaliação do quadro de pessoal de enfermagem das unidades de internação de um hospital de ensino. [Tese] – Universidade de São Paulo, São Paulo, 2002.

FUGULIN, F. M. T.; GAIDZINSKI, R. R.; KURCGANT, P. Sistema de classificação de pacientes: identificação do perfil assistencial dos pacientes das unidades de internação do HU-USP. **Revista Latino-Americana de Enfermagem**, v. 13, n. 1, p. 72-78, 2005.

GAIDZINSKI, R. R. **O dimensionamento do pessoal de enfermagem segundo a percepção de enfermeiras que vivenciam esta prática**. [Tese] – Universidade de São Paulo, São Paulo, 1994.

GAIDZINSKI, R. R. **Dimensionamento de pessoal de enfermagem em instituições hospitalares**. [Tese] – Universidade de São Paulo, São Paulo, 1998.

GIOVANNETTI, P. Understanding patient classification systems. **The Journal of Nursing Administration**, v. 9, n. 2, p. 4-9, 1979.

HORTA, W. A. **Processo de enfermagem**. São Paulo: EPU, 1979.

KURCGANT, P.; CUNHA, K. C.; GAIDZINSKI, R. R. Subsídios para a estimativa de pessoal de enfermagem. **Enfoque**, v. 17, n. 3, p. 79-81, 1989.

LIMA, A. F. C. **Custo direto da hemodiálise convencional realizada por profissionais de enfermagem em hospitais de ensino.** [Tese (Livre-docência)] – Escola de Enfermagem, Universidade de São Paulo, São Paulo, 2015.

MASSUDA, M. B. **Dimensionamento de pessoal de enfermagem nas unidades de interação das instituições hospitalares do estado de São Paulo.** [Dissertação] – Universidade de São Paulo, São Paulo, 2018.

O'BRIEN-PALLAS, L. *et al.* **Evidence-based standards for measuring nurse staffing and performance.** Ottawa: Canadian Health Services Research Foundation, 2004.

PERROCA, M. G. **Sistema de classificação de pacientes**: construção e validação de um instrumento. [Dissertação] – Universidade de São Paulo, São Paulo, 1996.

PERROCA, M. G. **Instrumento de classificação de pacientes de Perroca**: validação clínica. [Tese] – Universidade de São Paulo, São Paulo, 2000.

POSSARI, J. F. **Dimensionamento de profissionais de enfermagem em centro cirúrgico especializado em oncologia**: análise dos indicadores intervenientes. [Tese] – Universidade de São Paulo, São Paulo, 2011.

SANTOS, D. V.; GAIDZINSKI, R. R. Dimensionamento de profissionais de enfermagem em quimioterapia ambulatorial: aplicação do método workload indicators of staffing need. **Revista da Escola de Enfermagem da USP**, v. 53, e03456, 2019.

TSUKAMOTO, R. **Tempo médio de cuidado ao paciente de alta dependência de enfermagem segundo o Nursing Activities Score (NAS).** [Dissertação] – Universidade de São Paulo, São Paulo, 2010.

WHO. Workload Indicators of Staffing Need (WISN). **User's manual**. 2010.

Educação Continuada: Recrutamento e Seleção, Treinamento e Desenvolvimento e Avaliação de Desempenho Profissional

Vera Lucia Mira ◆ Maria Madalena Januário Leite ◆ Heloisa Helena Ciqueto Peres

INTRODUÇÃO

Os processos de recrutamento e seleção, treinamento, desenvolvimento e educação (TDE) e avaliação de desempenho profissional são, em geral, coordenados por uma mesma unidade gerencial, denominada Educação Continuada (EC), Educação Permanente (EP), Área de Recursos Humanos (RH), entre outras denominações. Neste estudo, optou-se pela definição mais usual: Educação Continuada. Independentemente da nomenclatura adotada institucionalmente, este capítulo tem como objetivo discutir os principais elementos constitutivos de cada um dos processos, além de refletir sobre os desafios enfrentados e as lições aprendidas em virtude da pandemia da covid-19.

A necessidade de capacitar e desenvolver profissionais, há muito tempo, é inquestionável. O que vem se modificando, no entanto, é o desenvolvimento desse processo por meio de uma educação reflexiva e participativa, abandonando práticas exclusivamente técnicas e simplistas.

Essa mudança no enfoque do desenvolvimento profissional foi impulsionada, principalmente, por pressões sociais, como a elevação da escolaridade, o crescente aumento do nível de informação das pessoas e as inovações tecnológicas, além da motivação e da expectativa dos indivíduos na participação das decisões, nos resultados e no futuro da organização. Isso tornou imperativa a flexibilização da estrutura organizacional, na perspectiva de preparar seus trabalhadores para enfrentar as mudanças, ressaltando, ainda, que o profissional é um dos principais agentes de mudanças, atuando como facilitador ou impedidor para o alcance dos objetivos organizacionais.

Desse modo, é fundamental ajustar os objetivos e as expectativas da empresa com os dos indivíduos, dada a importância da educação no gerenciamento de recursos humanos, como plano estratégico para as ações de recrutamento e seleção, transferência do conhecimento e avaliação de desempenho, considerando a interface desses processos.

Ainda, é essencial que a modernização das formas de trabalho esteja sintonizada com uma política integrada dos recursos humanos (RH), buscando mecanismos apropriados para diagnóstico, desenvolvimento e avaliação de desempenho individual e grupal.

Nessa perspectiva, compreende-se a EC como um processo que impulsiona a transformação da organização, criando oportunidades de capacitação e de desenvolvimento pessoal e profissional dentro de uma visão crítica e responsável da realidade, o que resulta na construção de conhecimentos importantes para a organização, a profissão e a sociedade.

Assim, é papel da EC apoiar os processos de mudança, adotando uma gestão de pessoal que considere o homem como centro da organização, em que o profissional assume uma posição estratégica nas instituições de saúde e adota uma gestão participativa com flexibilização das relações de poder, compartilhando planos e decisões e sensibilizando as pessoas quanto à responsabilidade pelo autodesenvolvimento, pela disseminação do conhecimento e pelo aprendizado na vivência de novos valores.

Para viabilizar os objetivos e concretizar as atribuições, os profissionais envolvidos com a EC devem manter-se integrados aos ambientes interno e externo e às políticas vigentes em ambos os cenários, preocupando-se em desenvolver suas próprias competências, capacitando-se e atualizando-se com propostas pedagógicas, a fim de implementar novas tecnologias de ensino.

Além disso, é essencial a integração entre os profissionais das unidades assistenciais com os da EC, com o claro estabelecimento dos papéis dos diferentes agentes e a compreensão das lógicas da estrutura de poder e do sistema de informação e comunicação, a fim de obter consonância com as características e as necessidades dos usuários internos e externos à instituição. A não observância desses aspectos tem causado conflitos e insatisfação entre os profissionais, levando a decisões inadequadas e, consequentemente, ineficiência e ineficácia do processo educacional.

EDUCAÇÃO CONTINUADA E PANDEMIA DE COVID-19

A covid-19, doença causada pelo coronavírus SARS-CoV-2, tem causado mudanças na vida das pessoas e dos profissionais de saúde, afetando a saúde física e psicológica (BRASIL, 2021). Nas fases iniciais do surto de covid-19, muitos sistemas de saúde conseguiram manter a prestação de serviços de rotina; no entanto, à medida que as demandas aumentaram e os próprios profissionais de saúde passaram a adoecer devido à covid-19 e pelas consequências indiretas da pandemia, houve a necessidade de adaptações estratégicas institucionais para garantir que os limitados recursos dos setores público e privado oferecessem o máximo benefício para as populações (OPAS, 2020c).

Diante desse contexto, as organizações de saúde foram pressionadas a adaptar e inovar seus métodos de recrutamento e seleção de pessoal, treinamento e desenvolvimento e avaliação de desempenho da equipe de enfermagem. São novos tempos, que exigem dos serviços de enfermagem e das áreas de EC processos decisórios proativos, criativos e imediatos, compartilhados com a equipe de enfermagem sem perder de vista os princípios éticos e legais da profissão. Assim, trata-se de um desafio muito grande, sendo necessário mobilizar pessoas, instituições e poder público para repensar os caminhos que têm sido tomados no âmbito do treinamento e desenvolvimento, com base na ciência e na tecnologia da informação e comunicação (ESTRELA; COUTINHO; KOBAYASHI, 2021).

Diante do exposto, em meio a esse cenário adverso ocorreu a reinvenção dos Serviços de Educação Continuada em busca de uma assistência de enfermagem segura e humanizada. Com as premissas do Sistema Único de Saúde (SUS), tem ido em busca de oferecer respostas contextualizadas com as possibilidades institucionais e da equipe de enfermagem.

Para tanto, têm sido adotadas abordagens inovadoras, como o uso de plataformas digitais, para compartilhar e trocar rapidamente informações direcionadas, seja para treinamento, seja para apoio à força de trabalho em saúde, permitindo uma comunicação ponto a ponto. As tecnologias devem ser selecionadas após se levar em conta a infraestrutura existente, os padrões e a interoperabilidade, a legislação, os regulamentos e as capacidades da força de trabalho. A Organização Mundial de Saúde (OMS) recomenda que "sejam utilizadas plataformas comuns sempre que possível, e a interoperabilidade deve ser cuidadosamente avaliada e planejada para que não haja várias soluções de programas que não possam interagir entre si" (OPAS, 2020c).

A Organização Pan-Americana de Saúde – OPAS (OPAS, 2020a) recomenda às instituições de saúde a adoção de estratégias de treinamento acelerado no redirecionamento dos funcionários de enfermagem para outras áreas; a implementação de mecanismos de coordenação e supervisão apropriados para reforçar o conhecimento e as habilidades rapidamente adquiridas e dar apoio aos trabalhadores de enfermagem; o estabelecimento de sistemas para monitorar e garantir a aquisição apropriada e a aplicação (prática) de conhecimentos, habilidades e competências necessários para a resposta à covid-19.

Concluindo, quando bem orientadas e coordenadas, as estratégias realizadas no recrutamento, seleção e treinamento e desenvolvimento no contexto da covid-19 têm o potencial de se tornarem sustentável após a pandemia.

Atualmente, é inegável que as tecnologias como a inteligência artificial e a mineração de dados, que sustentam a Quarta Revolução Industrial, têm grande impacto nos processos de trabalho, e os papéis e as responsabilidades estão sendo redefinidos no ambiente profissional (RAO, 2018; WEBSTER; IVANOV, 2020). Assim, a educação *on-line* se tornou global, impulsionada pela adoção generalizada da internet (KUMAR *et al.*, 2019).

O aprendizado híbrido, ou *blended learning*, é um fenômeno global e crescente que combina os aprendizados presencial e *on-line* (MOSKAL; DZIUBAN; HARTMAN, 2013). Rasheed, Kamsin e Abdullah (2020), em uma revisão sistemática, identificaram os desafios do *blended learning* e concluíram que muitos professores ainda relutam em incluir a tecnologia na educação presencial, e os estudantes têm como desafio a autorregulação e as dificuldades de usar a tecnologia.

De acordo com Silva (2020), algumas pesquisas compararam os resultados do *blended learning* com a educação presencial, indicando a ausência de perdas no aprendizado híbrido: a redução do número de horas em sala de aula obteve resultados superiores com essa modalidade de aprendizagem. Abordaram-se alguns fatores que podem influenciar o desempenho no *blended learning*, como a sincronicidade e as experiências prévias com cursos *on-line* (SILVA, 2020).

RECRUTAMENTO E SELEÇÃO DE PESSOAL DE ENFERMAGEM

Historicamente, os processos de recrutamento e seleção de pessoal nas organizações mostram supervalorização do suprimento das necessidades da instituição. Assim, consistem em processos mecânicos que visam apenas captar a melhor mão de obra disponível no mercado, sem a preocupação com o ser humano, o que caracteriza uma abordagem tecnicista e burocrática.

Em uma era tecnológica, de constantes mudanças e imprevisibilidade, o recrutamento e a seleção de pessoal não podem mais ser concebidos como processos de escolha da pessoa certa para o lugar certo. Na atualidade, devem ser enxergados como um processo complexo, atrelado a propostas, políticas e objetivos organizacionais, ao mercado de trabalho, à situação social, política e econômica vigente, e às necessidades individuais.

Para a Organização das Nações Unidas (ONU), deve-se aprimorar processos organizacionais, buscando serviços oferecidos da melhor forma possível; promover o crescimento econômico sustentado, níveis mais elevados de produtividade, inovação tecnológica; incentivar o empreendedorismo e a criação de empregos decentes, além de valorizar e defender políticas que garantam os direitos do trabalhador, como saúde e segurança no trabalho (UNITED NATIONS, 2015).

Nessa perspectiva, a ONU, em sua *Estratégia mundial sobre recursos humanos para a saúde: força de trabalho 2030*, reflete sobre as evidências contemporâneas para o desenvolvimento da força de trabalho em saúde em diferentes aspectos, desde avaliação, planejamento e educação, na gestão, até retenção, incentivos e produtividade (WHO, 2016).

Destaca-se que o principal desafio é mobilizar vontade política e recursos financeiros para a agenda do sistema de saúde contemporâneo e seu componente crítico de Recursos Humanos em Saúde, abordando evidências que otimizem a motivação, a satisfação, a retenção e o desempenho do trabalhador de saúde por meio de um sistema integrado de políticas de atração e retenção, incluindo segurança no emprego, carga de trabalho gerenciável e justa, oportunidades de educação e desenvolvimento profissional e pessoal, melhores planos de desenvolvimento de carreira, família e incentivos de estilo de vida, ajudas de custo para alimentação, moradia e educação. Além de garantir a proteção dos trabalhadores de saúde da violência e do dano, em contextos caracterizados por fragilidade, insegurança e instabilidade, como parte de uma agenda mais ampla de ambientes de prática positiva, garantindo saúde ocupacional e segurança no trabalho (WHO, 2016).

Entretanto, diante da covid-19, instalou-se no mundo uma crise sanitária, econômica e social sem precedentes, que ameaça as vidas e os meios de subsistência, dificultando ainda mais atingir os objetivos mundiais e as estratégias de fortalecimento da força de trabalho em saúde propostos para 2030.

A pandemia da covid-19 apresenta desafios para o recrutamento e a seleção do pessoal de enfermagem, por exemplo, buscar profissionais de enfermagem com as capacidades necessárias para responder adequadamente a essa situação, bem como a possível redução de disponibilidade de profissionais devido, entre outros motivos, a doenças, situações de risco e questões pessoais ou familiares (OPAS, 2020b).

A OMS, diante da covid-19, considera que a instituição de saúde, com relação ao recrutamento e seleção, deve formular as seguintes perguntas (OPAS, 2020b):

- Quais são os perfis de profissionais de enfermagem mais necessários
- Quais categorias de profissionais de enfermagem são necessárias para as medidas que estão sendo consideradas
- Quais marcos regulamentares, acordos ou mecanismos legais existem para acessar as diferentes opções? Eles podem facilitar ou dificultar as opções que estão sendo consideradas? Podem ser adaptados, se for necessário
- Quais procedimentos administrativos e mecanismos contratuais estão disponíveis atualmente ou podem ser adaptados, conforme necessário, para facilitar a contratação ou mobilização de profissionais ou alterações no perfil do profissional (mudança de função e compartilhamento de funções, ampliação de funções)?

Ainda, observa-se que, no contexto da covid-19, os processos de recrutamento e seleção passaram a ser realizados com maior agilidade e redução de tempo médio e desenvolvidos por meio de recursos tecnológicos, para viabilizar atendimento à demanda sem comprometer a qualidade do processo seletivo (ESTRELA; COUTINHO; KOBAYASHI, 2021).

Destaca-se a importância social do processo de recrutamento e seleção, considerando essencial direcionar os recursos humanos (pessoas empregadas) para posições em que farão o melhor uso de seus talentos, promovendo a empregabilidade e a satisfação no trabalho, e contribuindo para o desenvolvimento social sustentável.

O recrutamento e a seleção constituem uma ação de marketing voltada para o público externo ou interno da organização. O segredo está em tratar o candidato como se fosse um verdadeiro cliente, de maneira ética, com processos ágeis e transparentes. O desafio do recrutamento externo é atrair e reter pessoas talentosas, que detenham conhecimento e agreguem valores com suas potencialidades, habilidades e saberes. As empresas devem proporcionar condições para que as pessoas expressem seus talentos, articulando as próprias necessidades e as das outras pessoas. Por outro lado, o recrutamento interno auxilia a acelerar e dinamizar as carreiras dos colaboradores (CHIAVENATO, 2020b).

O ponto-chave do processo de recrutamento e seleção é construir um relacionamento em que ambas as partes se sintam compreendidas e atendidas em suas necessidades econômicas, sociais e psicológicas, identificando oportunidades de mútua contribuição e fazendo uma diferença real para a organização e para o indivíduo. O problema é que essa não tem sido a abordagem nas instituições de saúde; ela ainda é centrada exclusivamente nas necessidades da empresa, desconsiderando os indivíduos. As organizações buscam encontrar as pessoas com o máximo de talentos, sem considerar, no entanto, suas necessidades e expectativas, negligenciando o desenvolvimento dos potenciais que inicialmente foram tão exigidos.

Vários autores, ao analisarem o contexto institucional e a gênese das políticas de pessoal, conferem importância ímpar ao processo de recrutamento e seleção de pessoal, considerando-o uma ferramenta de manutenção ou mudança da cultura organizacional à medida que atrai seletivamente as pessoas com perfis compatíveis com a transformação ou com o reforço dos pressupostos e valores organizacionais (CHIAVENATO, 2020a; LUCENA, 2017).

Para Peres (1995), o recrutamento e a seleção em enfermagem são percebidos como um processo complexo, determinado pelas relações entre homem, organização e sociedade.

A etapa inicial do processo seletivo é a construção do perfil profissional considerando objetivos, perspectivas e pontos críticos da área, além do relacionamento interpessoal, das características e expectativas do grupo e do modelo gerencial.

O perfil profissional é um conjunto constituído das atribuições profissionais, das competências indispensáveis e das competências desejáveis para o desempenho da função ou cargo, representando claramente as exigências pessoais e profissionais. Considerando que as competências para os cargos sofrem mudanças, o perfil deve ser constantemente ajustado às necessidades do trabalho e do indivíduo.

Para que a organização selecione profissionais que correspondam ao perfil estabelecido, visando ao alcance dos resultados esperados e à integração ao grupo de trabalho, devem ser elaborados critérios de seleção. Esses critérios têm por finalidade propiciar a comparação entre o perfil estabelecido e o perfil do candidato, identificando as competências indispensáveis (sem as quais não seria possível contratar o profissional) e as competências desejáveis (que, mesmo não estando presentes, poderão ser desenvolvidas posteriormente).

Os critérios devem ser flexíveis e compatíveis com o mercado de trabalho. Assim, quando a oferta de candidatos for grande, os critérios poderão ser mais rigorosos; em contrapartida, quando a oferta for baixa, esse rigor poderá fazer com que um cargo permaneça vago por longo tempo.

Os critérios devem fundamentar a escolha de técnicas de seleção para proporcionar o levantamento de informações específicas sobre os candidatos, com o objetivo de medir e avaliar a capacidade técnica e as competências pessoais. Assim, técnicas como análise de currículo, prova situacional, prova teste, prova prática, prova dissertativa, entrevista, testes de personalidade, testes psicométricos, técnicas de simulação, dinâmica de grupo, entre outras, são adotadas nos processos seletivos. Há ainda a adoção de métodos menos convencionais e polêmicos, como grafologia, mapa astral e numerologia, que ainda não tiveram sua eficácia comprovada cientificamente.

A avaliação do processo seletivo, tanto quantitativa quanto qualitativa, não tem sido realizada sistematicamente nas organizações de saúde. O que se aprende é que o processo tem sido desgastante e estressante para a empresa e para os candidatos, diminuindo sua eficiência e sua eficácia.

Uma forma de avaliar o processo é o índice de rotatividade de seleção (IRS), que representa a relação entre o número de admissões e o de desligamentos de profissionais de determinado processo seletivo em dado período. A avaliação deve ser estabelecida para curto e médio prazos, de acordo com os ambientes interno e externo à instituição, pois geram diferentes significados.

$$IRS = \frac{N^{\underline{o}} \text{ de admissões no período} \times 100}{N^{\underline{o}} \text{ de desligamentos no período}}$$

Em que:

- IRS: índice de rotatividade de seleção.

Essa relação expressa um parâmetro relevante para a análise do processo. Um alto IRS a curto prazo sugere problemas de adaptação dos recém-admitidos à organização, que podem ser decorrentes da inadequação do perfil estabelecido ou dos critérios e/ou técnicas seletivas adotadas. Um alto IRS em médio prazo pode traduzir, por exemplo, problemas na EC ou desequilíbrio em relação ao mercado na dimensão oferta e procura.

Nesse contexto, é importante considerar que o processo seletivo não pode ser um fim, e sim a porta de entrada dos recursos humanos e, desse modo, um meio para alimentar outros processos gerenciais, como liderança, supervisão, treinamento e desenvolvimento e avaliação de desempenho, imprescindíveis à gestão de pessoal e às propostas de mudança, que integram as políticas de RH.

TREINAMENTO, DESENVOLVIMENTO E EDUCAÇÃO

Os conceitos de treinamento (ações formais e pontuais de capacitação para dada atividade profissional), desenvolvimento (ações visando, em médio prazo, ao aprimoramento profissional e à habilidade de exercer novos papéis) e educação (ações formais e informais para o crescimento do indivíduo para além da esfera profissional) estão, atualmente, integrados em TDE, considerando ações processuais de longa duração, visto que o conhecimento é concretizado a partir de informações e conhecimentos anteriores.

Os programas de TDE devem ser fundamentados na compreensão das necessidades e das competências a serem alcançadas, na adequada aplicação de métodos disponíveis, e na conscientização e na manutenção do interesse dos treinandos pelo aprendizado. Se não houver uma política de valorização do capital humano, integrando aprendizagem, conhecimento e competências, não haverá programa que consiga estimular as pessoas para o autodesenvolvimento.

Diante disso, refletindo sobre o cenário atual na era da informação e considerando a presença e a importância do ser humano nas organizações, a política de RH deverá, obrigatoriamente, privilegiar programas que busquem a modernização dos processos de trabalho.

Para desenvolver programas de TDE que alcancem os resultados esperados, deverá ser realizado um **planejamento** com metas congruentes às políticas da organização, construídas de modo participativo e integrando mentores e executores dos programas aos treinandos.

Os profissionais da EC devem proceder ao diagnóstico, definindo os problemas tratáveis ou não pelo treinamento, questionando se as lacunas identificadas se configuram como problemas passíveis de solução por meio de ações educativas e, sobretudo, avaliando as **necessidades de aprendizagem**. Ferreira e Abbad (2014) definem a avaliação de necessidades de treinamento (ANT) "como o processo sistemático de coleta, análise e interpretação de dados ligados a discrepâncias de competências nos níveis organizacional e individual de tarefas destinadas a desenho, planejamento, execução e avaliação de cursos".

Para a **elaboração do programa**, a EC deverá adotar uma metodologia que favoreça a reflexão crítica, a criatividade e a aprendizagem significativa. Para tanto, é indispensável abandonar técnicas de ensino prescritivas e adotar estratégias ativas e com a individualização do processo ensino-aprendizagem.

No contexto da covid-19, os Serviços de Educação Continuada têm utilizado estratégias como gravações de procedimentos e protocolos nas plataformas disponibilizadas para profissionais de enfermagem, e até mesmo em celulares; troca de experiências em reuniões virtuais; treinamentos e capacitações pelos gestores em tecnologia da informação; simulações realísticas e instruções práticas descritas em manuais ou guias de procedimento e desenvolvidas *in loco* (BEZERRA, 2020; TRECCOSSI *et al.*, 2020).

A implementação das plataformas digitais trouxe múltiplas possibilidades de comunicação entre as equipes de enfermagem e multiprofissional, resultando em um trabalho colaborativo, acelerando o processamento de informações, interação, gestão e treinamento, e desenvolvimento de enfermeiros, técnicos e auxiliares de enfermagem (ESTRELA; COUTINHO; KOBAYASHI, 2021).

As tecnologias educacionais digitais fazem parte do modelo contemporâneo de ensino-aprendizagem e apresentam tendência de maior incorporação à medida que ocorrem inovações científicas e tecnológicas. Entretanto, é relevante a capacitação tecnológica e pedagógica dos enfermeiros para a incorporação e o sucesso no uso dessas estratégias nos processos de ensino-aprendizagem em enfermagem, bem como a reflexão sobre os aspectos éticos e legais envolvidos e as potencialidades e os limites das tecnologias.

Nesse sentido, o processo de TDE tem sido facilitado pela ação de agentes multiplicadores ou enfermeiros instrutores, pois se trata de uma estratégia em que os profissionais de determinada área são responsáveis pelo processo de treinamento e desenvolvimento (T&D) da respectiva equipe. Um dos fatores mais relevantes dessa ação é a pertença do agente ao grupo, o que favorece a troca de experiências e informações, estimula a motivação e a cooperação entre os membros e facilita a realização do diagnóstico situacional e a mensuração dos resultados.

Ainda na busca pela concepção de estratégias de aprendizagem que considerem o indivíduo como parte de um contexto mais amplo, que extrapolem as delimitações do cargo, surge a noção de trilhas de aprendizagem como alternativa às tradicionais grades de treinamento (BORGES-ANDRADE; ABBAD; MOURÃO, 2006).

As trilhas de aprendizagem podem ser concebidas como um conjunto sistemático e multimodal de unidades de aprendizagem, contendo diferentes esquemas de navegação, que podem ser desde modelos lineares, prescritivos, passando por modelos mais hierárquicos, até modelos em rede, cuja navegação é mais livre e tendo como propósito o desenvolvimento de competências (LOPES; LIMA, 2019). Cada trilha de aprendizagem deve prever as competências necessárias para a aprendizagem de determinado tema (SALINAS; DE BENITO; DARDER, 2011; BENITO *et al.*, 2012).

Assim, as trilhas de aprendizagem se diferenciam das grades de treinamentos pela riqueza e pela diversidade de recursos de aprendizagem contemplados. Além de cursos presenciais, podem compor uma trilha: treinamentos autoinstrucionais, estágios, reuniões de trabalho, viagens de estudo, seminários, jornais, livros, revistas, *sites* e grupos de discussão pela internet, filmes, vídeos, entre outros meios alternativos de aprimoramento pessoal e profissional (BORGES-ANDRADE; ABBAD; MOURÃO, 2006).

A facilidade de **aprovação do programa**, no entanto, será proporcional ao grau de participação das pessoas e à coerência em relação à cultura e às necessidades das pessoas e da organização; afinal, o respeito às pessoas e à organização confere legitimidade ético-política ao programa, sendo mais facilmente aprovado e executado.

Avaliar o processo de T&D significa verificar se as informações transmitidas promoveram conhecimento e se este está sendo aplicado às ações. A **avaliação do programa** averigua a pertinência do conteúdo e a adequação das estratégias de ensino e dos recursos, enquanto a **avaliação dos resultados** se preocupa com a verificação da mudança de comportamento dos treinandos.

Na atualidade, há várias técnicas de avaliação, cuja maioria é baseada na obra de Kirkpatrick. Alguns exemplos estão nos estudos de: Hamblin (1978), que ampliou os níveis de avaliação para cinco; Borges-Andrade (2006), que incluiu aspectos relacionados com o ambiente de trabalho no Modelo de Avaliação Integrado e Somativo (MAIS); e Abbad (1999), com o Modelo Integrado de Avaliação do Impacto do Treinamento no Trabalho (IMPACT).

Apesar da irrefutável importância, a avaliação tem recebido pouca atenção dos responsáveis, que alegam falta de tempo ou de preparo para tal. O não envolvimento das pessoas no processo como um todo também explica essa resistência, já que, por não conhecerem os objetivos do programa, pouco sabem sobre o que avaliar e que resultados esperar. Além disso, a situação demonstra como a avaliação está diretamente relacionada com a política de RH e o processo de planejamento dos programas. Um processo participativo e uma política integrada de desenvolvimento de pessoal proporcionam maior interação das pessoas e melhores resultados dos programas.

A **avaliação dos custos**, embora indispensável, pouco tem sido realizada, tanto no que se refere ao levantamento do custo direto quanto, e principalmente, no que tange à análise de custo-benefício ou custo-efetividade, verificando se o investimento valeu a pena. Sistematicamente, ao finalizar um programa, a EC deve emitir **relatórios** analíticos com a finalidade de proporcionar as informações necessárias para a tomada de decisão, bem como divulgar as atividades realizadas. Essa divulgação é essencial ainda para a visibilidade e o reconhecimento da EC no que diz respeito à sua ação como promotora de mudanças.

Destaca-se que o MAIS, além de ser um modelo de avaliação, é uma excelente ferramenta para planejamento das ações de TDE, pois apresenta todas as etapas e os procedimentos necessários, tal como no estudo de Gonçalves (2016), que avalia as necessidades de aprendizagem da equipe de enfermagem considerando o indivíduo, o grupo e o ambiente organizacional, a fim de delinear estratégias de suporte às necessidades de aprendizagem.

Planejar e implementar programas de TDE não constituem tarefas fáceis; é preciso coadunar a alta complexidade de informações com os problemas específicos da capacitação de pessoas. Assim, para a construção de uma educação transformadora, participativa e crítica, é indispensável a reflexão ética e política, a fim de assegurar que tal educação não favoreça o aumento das diferenças sociais impostas pela condição econômica que privilegia o acesso ao conhecimento.

AVALIAÇÃO DE DESEMPENHO PROFISSIONAL

Considerando a qualidade dos resultados da organização como consequência do desempenho humano e o cenário atual de constantes transformações e de valorização do conhecimento, o processo de avaliação de desempenho profissional tem sido concebido como um importante recurso gerencial para a promoção do crescimento profissional e pessoal.

A **avaliação de desempenho** é um processo dinâmico de mensuração individual da qualidade do desempenho profissional no exercício de um cargo, conforme critérios predefinidos. Constitui um instrumento de diagnóstico gerencial que fundamenta as decisões administrativas, por meio do qual é possível estabelecer metas de desenvolvimento. Compreende a análise de aspectos atitudinais e técnicos, como o comportamento no trabalho, o conhecimento, as competências, as habilidades, a produtividade, a eficiência e a eficácia do avaliado, bem como a sua satisfação e a da instituição (GONÇALVES, 2003).

Os pontos fundamentais para a formalização do processo de avaliação de desempenho estão esquematicamente apresentados na Figura 11.1.

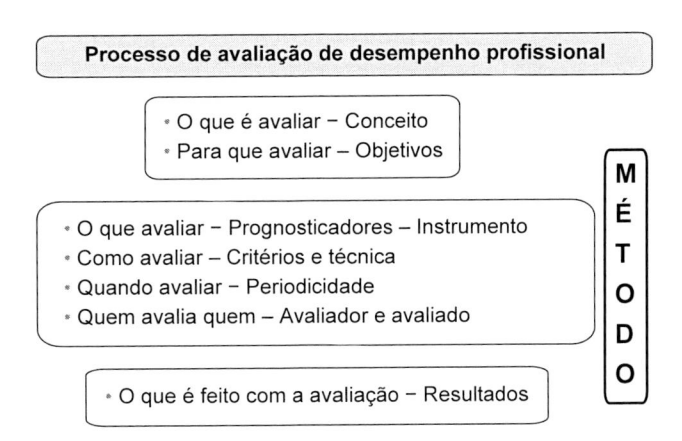

Figura 11.1 Elementos constitutivos do processo de avaliação de desempenho.

A elaboração de um **instrumento** é essencial para que todas as pessoas avaliem sob os mesmos parâmetros, observando critérios objetivos na apreciação do desempenho, visando diminuir a subjetividade.

Embora o instrumento não resolva os problemas da avaliação, pois não pode dirimir a subjetividade humana, tampouco a intencionalidade das pessoas, alguns profissionais, sobretudo os avaliadores, tendem a responsabilizar o instrumento de avaliação pelo insucesso do processo. Isso é decorrente da ênfase no preenchimento do instrumento em detrimento de uma avaliação reflexiva e objetiva do desempenho. Para sua construção, a Figura 11.2 mostra os elementos essenciais.

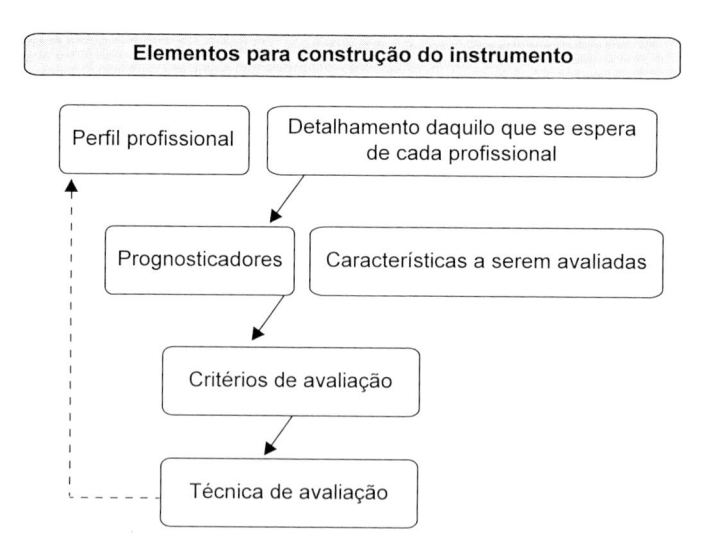

Figura 11.2 Elementos constitutivos para a construção de instrumento.

O passo inicial para a construção do instrumento é o **perfil profissional**, no qual constam as competências ou características do desempenho que serão avaliadas em cada categoria funcional, representando o desempenho demandado pela organização. Essas características ou competências podem ser denominadas, entre outras maneiras, de fatores, itens, indicadores ou **prognosticadores** do desempenho, e referem-se às características técnicas e pessoais diretamente relacionadas com o exercício profissional.

Bergamini e Beraldo (2007) ressaltam a importância de conceituar os prognosticadores de modo a expressar o que se deseja no desempenho, e não o indesejável. A definição deve garantir a mesma compreensão de linguagem e de julgamento emitido tanto pelo avaliador quanto pelo avaliado ou outro profissional envolvido na avaliação.

A avaliação feita por prognosticadores facilita o diagnóstico de pontos específicos; entretanto, leva a uma fragmentação da visão do desempenho, exigindo do avaliador e do avaliado uma apreciação mais global para reintegralizar o indivíduo em suas competências técnicas e pessoais.

Para avaliação do desempenho e mensuração dos prognosticadores, há várias **técnicas e métodos de avaliação**, dependendo do que se deseja apreciar, do desempenho individual ou grupal, e de quem avalia quem (KURCGANT, 1991; BERGAMINI; BERALDO, 2007; GIL, 2016; CHIAVENATO, 2016; MARQUIS; HUSTON, 2015; MARRAS, 2016).

Com maior frequência é utilizada a avaliação direta ou absoluta, a qual se volta exclusivamente ao desempenho individual do avaliado, descrevendo suas características em determinado trabalho e a avaliação relativa ou por comparação, que enfoca a maior ou menor eficiência de desempenho do avaliado em relação à eficiência do grupo do qual faz parte.

A avaliação 360 graus é um método de ressonância atual nas organizações brasileiras, identificando-se com ambientes democráticos e participativos em que o avaliado é focado por praticamente todos os elementos que tenham contato com ele – subordinados, superiores, pares e clientes. Recebe o nome de 360 graus por ser um processo total

(MARRAS, 2016). Na enfermagem, no entanto, é pouco comum devido à alta exigência de capacitação, maturidade e equilíbrio emocional, que são fatores determinantes para seu sucesso.

As avaliações podem ser realizadas de modo descritivo, nas quais se discorre livremente sobre os prognosticadores, ou pode haver um gradiente em que, a cada grau ou intervalo, é atribuído um nível de desempenho. Ambas as técnicas apresentam vantagens e desvantagens. Descrever espontaneamente sobre o desempenho, embora exija mais preparo e capacitação, facilita a expressão genuína e criativa e, por esse motivo, pode facilitar também a subjetividade. Graduar o desempenho em níveis ou intervalos preestabelecidos pode diminuir a subjetividade, mas é inviável descrever em quatro ou cinco graus toda a diferença de desempenho possível de se encontrar.

Outro aspecto a ser definido no processo de avaliação do desempenho é a **periodicidade** das avaliações, conforme o que se pretende avaliar. Se o objetivo for avaliar a **adaptação** do profissional à instituição e a **adequação** do perfil ao cargo, deverá ser agendada uma avaliação logo após a admissão; e para avaliar a **evolução** do desempenho e o **domínio** das atividades desempenhadas, poderão ser estabelecidas avaliações anuais.

É importante ressaltar que a avaliação é uma constante, devendo ser realizada de maneira continuada, reforçando os pontos positivos e dialogando sobre os problemas tão logo eles apareçam, a fim de evitar que outros ocorram.

Para o sucesso e a continuidade do processo de avaliação, é indispensável proceder a uma análise de seus **resultados**, com o intuito de viabilizar as intervenções administrativas, traduzidas em ações educacionais ou decisões de movimentação de pessoal.

Essa análise deve contemplar: a apreciação dos fatores intervenientes ao desempenho e às possibilidades, além de oportunidades de desenvolvimento profissional considerando as características e a constância do desempenho do profissional no período avaliado; a ciência do avaliado sobre suas deficiências e habilidades; e o tipo de intervenção a ser implementada para a melhoria do desempenho.

Na formalização do processo de avaliação do desempenho, ainda é preciso decidir quem são os **avaliadores**. Essa escolha está relacionada com a estrutura e a política organizacional, mas, tradicionalmente, o responsável por avaliar tem sido o chefe imediato. Como afirma Kurcgant (1991), a avaliação não deveria ter como único responsável o chefe imediato, ou aquele que registra formalmente a avaliação no instrumento, pois todos os que participam do processo são responsáveis por seus resultados.

Algumas organizações, como explica Chiavenato (2020b), atribuem a responsabilidade da avaliação exclusivamente ao chefe imediato, para reforçar a hierarquia; outras procuram integrar o gerente e o subordinado na avaliação, para reduzir a diferença hierárquica; e, em outras, a avaliação ainda é realizada pelas equipes, principalmente quando se trata de grupos autogeridos. Algumas organizações centralizam o processo de avaliação em uma comissão central.

Na avaliação 360 graus, a responsabilidade de avaliar é de todos os profissionais da estrutura hierárquica, bem como de clientes e pessoas externas à organização que têm relação com o avaliado. Ser o avaliado o único responsável pela avaliação, embora seja menos frequente, pode demonstrar uma flexibilização da estrutura e uma gestão de pessoal mais participativa.

No entanto, é bom lembrar que, nos casos em que há divergências e discordâncias entre avaliador e avaliado, prevalece, normalmente, a avaliação do avaliador, que em geral é um superior hierárquico e, portanto, quem toma as decisões.

Independentemente do método adotado e do avaliador, considera-se imprescindível a autoavaliação, pois, como dito anteriormente, a responsabilidade de desenvolvimento é do próprio indivíduo, e, em última instância, essa é a finalidade da avaliação do desempenho.

Além disso, analisar o próprio desempenho leva à reflexão de pontos importantes, como pensar nas condições de trabalho; detectar suas competências, habilidades e deficiências; e definir expectativas e metas de desenvolvimento. É também o meio mais adequado para o alcance dessas metas.

Pensando na avaliação do desempenho como um instrumento útil no gerenciamento de pessoal e relevando seus pontos de vulnerabilidade, que a tornam bastante polêmica, sua **implantação** requer, mais do que cuidados técnicos, uma mudança nas atitudes e na postura das pessoas.

Como afirma Gonçalves (2003), parte da insatisfação das pessoas pode advir do pressuposto de que a avaliação de desempenho é tratada como um fim em si mesma, utilizada para finalidades punitivas ou de recompensa, como o sistema de mérito adotado na maioria das empresas. Essa afirmação explica, em parte, o fato de a avaliação ser utilizada como um instrumento de poder, sendo considerada como um processo injusto e tendencioso, o que leva a uma reação negativa por parte do avaliado.

Nesse círculo, aparecem sentimentos de tensão, medo e ansiedade, causando impacto ainda mais negativo. Desse modo, e reforçando o já dito anteriormente, o primeiro aspecto a ser observado na implementação do processo é definir sua finalidade, que deverá estar integrada à política de RH de maneira clara e explícita.

Ponderando que a avaliação de desempenho não é um fim, mas um meio por si só, pois não é capaz de promover o crescimento das pessoas ou demiti-las, é que se faz indispensável seu ajuste à política de RH, definindo claramente seus objetivos e limites enquanto instrumento de diagnóstico. Assim, ações subsequentes e providências administrativas a serem concretizadas dependem da política do processo, e não da avaliação propriamente dita.

Os **programas de TDE** são uma dessas ações, haja vista que, para alcançar a finalidade da avaliação de desempenho, que é promover o crescimento, devem ser concretizadas as estratégias educacionais.

A **supervisão** também é uma atividade indissociável da avaliação de desempenho, pois pressupõe o acompanhamento constante do desempenho. Educar também é um princípio da supervisão; por isso, problemas isolados, que não caracterizam o desempenho profissional como um todo, devem ser resolvidos conforme acompanhamento e orientação constantes, em vez de serem apontados somente no momento da avaliação.

Para compreensão da avaliação de desempenho e de seus fatores intervenientes, é indispensável a **capacitação** dos avaliadores e avaliados considerando os aspectos cognitivos e afetivos, pois a capacitação não se restringe à técnica de avaliar. O resultado disso é que as pessoas mais preparadas necessitam menos de usar o poder enquanto avaliadores, porque não precisam se defender por não se sentirem atacadas.

BIBLIOGRAFIA

ABBAD, G. S. **Um modelo integrado de avaliação de impacto de treinamento no trabalho**. [Tese] – Universidade de Brasília, Brasília, 1999.

BENITO, B. *et al*. Itinerarios de aprendizaje con mapas conceptuales como recurso para el aprendizaje autónomo. *In*: CAÑAS, A. J. *et al*. (ed.). **Concept maps**: theory, methodology, technology. Conference on Concept Mapping: University of Malta, Valetta, 2012. p. 274-281.

BERGAMINI, C. W.; BERALDO, D. G. R. **Avaliação de desempenho humano na empresa**. 4. ed. São Paulo: Atlas, 2007. 292 p.

BEZERRA, I. M. P. State of the art of nursing education and the challenges to use remote technologies in the time of coronavirus pandemic. **Journal of Human Growth and Development**, v. 30, n. 1, p. 141-147, 2020. doi: 10.7322/jhgd.v30.10087.

BORGES-ANDRADE, J. E. Avaliação integrada e somativa em TD&E.
In: BORGES-ANDRADE, J. E.; ABBAD, G. S.; MOURÃO, L. **Treinamento, desenvolvimento e educação em organizações e trabalho**: fundamentos para a gestão de pessoas. Porto Alegre: Artmed, 2006. p. 343-358.

BORGES-ANDRADE, J. E.; ABBAD, G. S.; MOURÃO, L. (orgs.). **Treinamento, desenvolvimento e educação em organizações e trabalho**: fundamentos para a gestão de pessoas. Porto Alegre: Artmed, 2006. p. 97-113.

BRASIL. Ministério da Saúde. **Coronavírus Brasil**: síntese de casos, óbitos, incidência e mortalidade. 2021. Disponível em: https://covid.saude.gov.br/. Acesso em: 20 mar. 2021.

CHIAVENATO, I. **Desempenho humano nas empresas**: como desenhar cargos e avaliar o desempenho para alcançar resultados. 7. ed. São Paulo: Manole, 2016. 178 p.

CHIAVENATO, I. **Administração nos novos tempos**: os novos horizontes em administração. 4. ed. São Paulo: Atlas, 2020a.

CHIAVENATO, I. **Gestão de pessoas**: o novo papel da gestão do talento humano. 5. ed. São Paulo: Atlas, 2020b. 480 p.

ESTRELA, D. M. A.; COUTINHO, R. M. C.; KOBAYASHI, R. M. Impactos da Covid-19 na capacitação profissional. *In*: CONSELHO FEDERAL DE ENFERMAGEM. Conselho Regional de Enfermagem de São Paulo. **Guia de enfermagem na assistência a Covid-19**: aspectos relevantes. São Paulo: Cofen/Coren, 2021. Disponível em: https://portal.coren-sp.gov.br/wp-content/uploads/2021/09/guia-de-enfermagem-na-assistencia-a-covid-19-aspectos-relevantes.pdf. Acesso em: 28 jul. 2022.

FERREIRA, R. R.; ABBAD, G. S. Avaliação de necessidades de treinamento no trabalho: ensaio de um método prospectivo. **Revista Psicologia Organizações e Trabalho**, v. 14, n. 1, 2014.

GIL, C. A. **Gestão de pessoas**: um enfoque nos papéis estratégicos. 2. ed. São Paulo: Atlas, 2016. 328 p.

GONÇALVES, G. C. C. **Avaliação de necessidades de aprendizagem no âmbito hospitalar**: construção coletiva. [Dissertação] – Universidade de São Paulo, São Paulo, 2016.

GONÇALVES, V. L. M. **Reconstruindo o processo de avaliação de desempenho da equipe de enfermagem do Hospital Universitário da USP**. [Tese] – Universidade de São Paulo, São Paulo, 2003.

HAMBLIN, A. C. **Avaliação e controle do treinamento**. São Paulo: McGraw-Hill do Brasil, 1978.

KUMAR, P. *et al.* Online business education research: systematic analysis and a conceptual model. **The International Journal of Management Education**, v. 17, n. 1, p. 26-35, 2019.

KURCGANT, P. A avaliação de desempenho do pessoal de enfermagem. *In*: KURCGANT, P. (coord.). **Administração em enfermagem**. São Paulo: EPU, 1991. p. 133-145.

LOPES, P.; LIMA, G. A. Estratégias de organização, representação e gestão de trilhas de aprendizagem: uma revisão sistemática de literatura. **Perspectivas em Ciência da Informação**, v. 24, n. 2, p. 165-195, 2019.

LUCENA, M. D. S. **Planejamento estratégico de recursos humanos**. 2. ed. São Paulo: Atlas, 2017.

MARQUIS, L. B.; HUSTON, C. J. **Administração e liderança em enfermagem**: teoria e aplicação. Porto Alegre: Artmed, 2015.

MARRAS, J. P. Administração de recursos humanos: do operacional ao estratégico. São Paulo: Saraiva, 2016.

MOSKAL, P.; DZIUBAN, C.; HARTMAN, J. Blended learning: a dangerous idea? **Internet and Higher Education**, v. 18, p. 15-23, 2013.

ORGANIZAÇÃO PAN-AMERICANA DE SAÚDE (OPAS). *Checklist* **para a gestão dos recursos humanos em saúde em resposta à Covid-19**. Washington, D.C.: OPAS, 2020a. Disponível em: https://www.paho.org/pt/documentos/checklist-para-gestao-dos-recursos-humanos-em-saude-em-resposta-covid-19-6-maio-2020. Acesso em: 28 jul. 2022.

ORGANIZAÇÃO PAN-AMERICANA DE SAÚDE (OPAS). **Gestão dos profissionais de saúde no combate à Covid-19**: mobilização de recursos humanos em saúde. Washington, D.C.: OPAS, 2020b. Disponível em: https://opascovid.campusvirtualsp.org/covid-19/trabalhadores-de-saude. Acesso em: 28 jul. 2022.

ORGANIZAÇÃO PAN-AMERICANA DE SAÚDE (OPAS). **Manutenção de serviços essenciais de saúde**: orientação operacional para o contexto da COVID-19. Orientação provisória. 1º de junho de 2020. Washington, D.C.: OPAS, 2020c. Disponível em: https://iris.paho.org/handle/10665.2/52363. Acesso em: 28 jul. 2022.

PERES, H. H. C. **O fenômeno recrutamento e seleção de enfermeiros em hospitais**: um enfoque fenomenológico. [Dissertação] – Universidade de São Paulo, São Paulo, 1995.

RAO, M. S. Soft skills: toward a sanctimonious discipline. **On the Horizon**, v. 26, n. 3, p. 215- 224, 2018.

RASHEED, R. A.; KAMSIN, A.; ABDULLAH, N. A. Challenges in the online component of blended learning: a systematic review. **Computers & Education**, v. 144, p. 1-17, 2020.

SALINAS. J.; DE BENITO, B.; DARDER, A. Los mapas conceptuales como organizadores del proceso de enseñanza-aprendizaje: los itinerarios de aprendizaje. **Investigació i Innovació Educativa i Socioeducativa**, v. 3, n. 1, p. 63-74, 2011.

SILVA, S. S. **Blended learning com jogos de empresas para desenvolver soft skills na educação executiva e gerencial**: um quase-experimento. 2020. 232 p. [Tese] – Universidade de São Paulo, São Paulo, 2020.

TRECCOSSI, S. P. C. *et al.* Protagonismo da enfermagem na organização de uma unidade para assistência à pacientes com Coronavírus. **Journal of Nursing and Health**, v. 10, n. esp., e20104039, 2020.

UNITED NATIONS. **The SDGs in action**. 2015. Disponível em: https://www.undp.org/sustainable-development-goals. Acesso em: 28 jul. 2022.

WEBSTER, C.; IVANOV, S. Robotics, Artificial Intelligence, and the Evolving Nature of Work. *In*: GEORGE, B.; PAUL, J. (eds.). **Digital transformation in business and society**. Palgrave Macmillan: Cham, 2020.

WORLD HEALTH ORGANIZATION (WHO). **Global strategy on human resources for health: Workforce 2030**. Geneva, Switzerland. 2016. Disponível em: https://apps.who.int/iris/bitstream/handle/10665/250368/9789241511131-eng.pdf. Acesso em: 28 jul. 2022.

12 Gerenciamento de Recursos Materiais

Valéria Castilho ♦ Vera Lucia Mira ♦
Antônio Fernandes Costa Lima

INTRODUÇÃO

Os avanços tecnológicos têm impulsionado o aumento constante da complexidade assistencial, exigindo um nível de atenção cada vez mais elevado por parte dos profissionais de saúde e criando uma demanda crescente por recursos materiais. Assim, impõe-se a necessidade de os serviços de saúde aprimorarem os sistemas de gerenciamento desses recursos, a fim de garantir uma assistência contínua de qualidade a um custo menor e ainda assegurar a quantidade e a qualidade dos materiais necessários para que os profissionais realizem suas atividades sem riscos para si mesmos e para os pacientes.

A administração dos recursos materiais tem sido motivo de preocupação dos gestores das organizações de saúde, tanto do setor público quanto do privado. As do setor privado, sujeitas às regras de mercado, precisam gerenciá-los com preços competitivos em relação às outras; as do setor público, devido a orçamentos restritos, necessitam de maior controle do consumo e dos custos, para que não privem funcionários e pacientes do material necessário.

Os sistemas de recursos materiais das organizações hospitalares têm registrado cerca de 3 mil a 6 mil itens de consumo (VECINA NETO; REINHARDT FILHO, 1998). Esses dados variam dependendo das peculiaridades de cada organização de saúde, das especialidades atendidas, do número de leitos e dos processos assistenciais desenvolvidos, entre outros itens.

Sabe-se que uma organização hospitalar geral, de ensino, de grande porte, com aproximadamente 300 leitos, trabalha com cerca de 2.500 itens referentes a materiais de consumo assistenciais. Só esses materiais apresentam uma média de 1.500.000 unidades consumidas mensalmente, podendo gerar um custo anual de, aproximadamente, R$ 4.000.000,00.

Estudo realizado por Castilho, Kopte e Yamada. (2001) em unidades básicas de saúde mostrou que, nesses serviços, o número de materiais utilizados é bem menor: uma média de 110 itens, cujo consumo mensal é da ordem de 3.500 unidades. Assim, o gasto com esses recursos tem representado uma parcela importante do orçamento das organizações. Além disso, a complexidade no gerenciamento devido à diversidade e à quantidade de materiais também tem consumido grande quantidade de recursos humanos e financeiros.

Diante desses fatores, o objetivo do gerenciamento de materiais na área da saúde não difere do das outras organizações e consiste em oferecer os recursos necessários ao processo produtivo com qualidade, em quantidades adequadas, no tempo correto e ao menor custo (VECINA NETO; REINHARDT FILHO, 1998).

Um aspecto fundamental no gerenciamento de recursos materiais nas organizações de saúde refere-se ao seu produto final ou atividade-fim, que é a assistência aos clientes por meio de ações que não podem sofrer interrupções. Essas interrupções são atribuídas a fatores como insuficiência na quantidade ou falta de qualidade de materiais.

PROCESSO DE GERENCIAMENTO DE RECURSOS MATERIAIS EM ORGANIZAÇÕES DE SAÚDE

Os termos "gerenciamento de recursos materiais", "administração de recursos materiais", "gerenciamento de suprimentos" e "logística" têm sido empregados, muitas vezes, como sinônimos. Cabe, no entanto, esclarecer algumas diferenças entre eles.

A administração de materiais envolve a totalidade dos fluxos de materiais de uma organização e compreende programação, compra, recepção, armazenamento no almoxarifado, movimentação de materiais, transporte interno e armazenamento no depósito de produtos acabados (CHIAVENATO, 1991).

Suprimento designa todas as atividades que visam ao abastecimento de materiais para a produção, envolvendo programação de materiais, compra, recepção, armazenamento no almoxarifado, movimentação de materiais e transporte interno para abastecer as unidades produtivas. Não engloba o depósito de produtos acabados (CHIAVENATO, 1991).

Já o conceito de logística é empregado para o armazenamento dos produtos acabados e sua movimentação, ou seja, a distribuição física até o cliente. Seu objeto de atenção está mais relacionado com a estocagem e a distribuição externa do material produzido, não incluindo a programação nem as compras (CHIAVENATO, 1991). Segundo Machline e Amaral (*apud* ROSA; GOMES; REIS, 2001):

> […] atualmente, o conceito de administração de materiais está sendo englobado por uma visão mais ampla que é a logística, conceituada em 1986, pelo Council of Logistics Management, como o processo de planejamento, implementação e controle do fluxo eficiente e eficaz de matérias-primas, estoques de produtos semiacabados e acabados, bem como o fluxo de informações desde a origem até o consumo, com o propósito de atender requisitos dos clientes.

Esses conceitos, elaborados para o setor de fabricação de bens, envolvendo transformação de insumos em produtos acabados que podem ser estocados e comercializados, são mais amplos do que os aplicados na administração de serviços de saúde, embora haja um movimento de se agregarem aspectos da logística também nesse setor. A administração ou o gerenciamento de materiais nessas organizações compreende o processo gerencial para aquisição e disponibilização de produtos já manufaturados, essenciais para a produção de serviços de saúde. Materiais são produtos que podem ser armazenados, distribuídos e consumidos para a produção de serviços.

Gerenciamento de recursos materiais, administração de recursos materiais ou suprimentos constituem a totalidade dos fluxos de materiais de uma organização de saúde, compondo um processo com as seguintes atividades principais: programação, compra, recepção, armazenamento, distribuição e controle. O setor responsável pelo gerenciamento dos recursos materiais nas instituições hospitalares está vinculado à área administrativa da estrutura organizacional e compreende os setores de Compras e de Almoxarifado, nos quais as atividades são desenvolvidas por profissionais que, geralmente, não são da área da saúde.

Dadas a diversidade e a complexidade dos materiais utilizados na área da saúde, a participação das áreas afins, como a enfermagem, a farmácia e o laboratório, entre outras, é indispensável no processo de gerenciamento dos recursos materiais, assessorando a área administrativa nos aspectos técnicos e nas ações locais.

A **programação** começa pela classificação, pela padronização, pela especificação dos materiais e pelo estabelecimento da quantidade a ser adquirida (Figura 12.1).

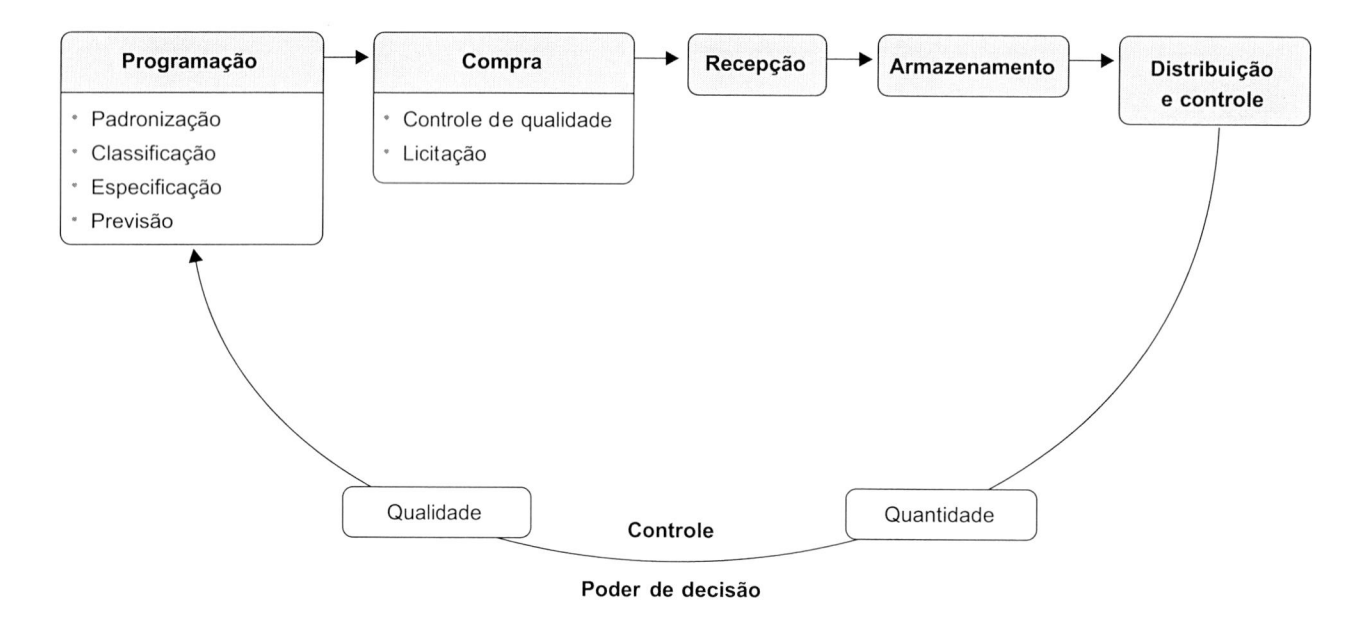

Figura 12.1 Fluxo das principais atividades do gerenciamento da cadeia logística.

Nos hospitais e nas unidades de saúde, os materiais têm diferentes **classificações**. A mais comum é a classificação por finalidade, como: medicamentos, materiais médico-hospitalares, escritório, informática, gêneros alimentícios e de higiene. Os materiais médico-hospitalares também podem ser denominados materiais de consumo ou assistenciais.

A **padronização** de materiais é essencial, haja vista a variedade de bens e produtos com a mesma finalidade técnica e as mesmas indicações de uso. Consiste, portanto, na determinação do produto específico para procedimentos específicos, com o objetivo de diminuir a diversidade desnecessária de alguns itens e normatizar o uso de similares.

É realizada por meio do estabelecimento de critérios objetivos de indicação técnica do uso do material e do custo-benefício. Segundo Bittar (1997), a padronização, particularmente, oferece resultados compensadores, tanto do ponto de vista econômico quanto do técnico, o que facilita a administração de materiais, sobretudo a previsão, pela redução de itens. Melhora também a organização e o controle dos materiais e diminui o desperdício.

Na padronização, devem-se considerar também os aspectos relacionados com os riscos e os impactos da utilização do material para os pacientes, trabalhadores e para o ambiente, como será abordado no Capítulo 13, *Gerenciamento de Recursos Físicos e Ambientais*. Como exemplo de padronização, pode ser citada a necessidade de normatização de cateteres venosos utilizados pela enfermagem, que diferem em características como biocompatibilidade, tempo de permanência, preço e segurança para o usuário. Somente por meio de uma avaliação rigorosa poderá, portanto, ser determinada a indicação do cateter, analisando o benefício para o paciente, o risco ocupacional, o impacto ambiental e a disponibilidade de recursos financeiros.

Devido a essa complexidade, algumas instituições têm comissões interdisciplinares para a padronização de materiais, que deve ser amplamente discutida. Após o seu estabelecimento, estratégias educacionais para a capacitação dos usuários deverão ser promovidas.

A **especificação** técnica consiste em uma descrição minuciosa do material, representando com precisão aquilo que se deseja adquirir. Isso impõe, principalmente às instituições públicas, uma rigorosa análise do produto no que se refere às características de fabricação, utilização e desempenho. Para Vecina Neto e Reinhardt Filho (1998), é também um meio de comunicação entre a área técnica e a área administrativa.

A especificação tem início com o nome do produto. Devem constar também dados a respeito de: indicação de uso, desempenho técnico, matéria-prima usada na fabricação, dimensões e tamanhos, acabamento, embalagem, propriedades físico-químicas, método de esterilização e prazo de validade, código e procedência, entre outros.

Para esse detalhamento, devem ser consultados os órgãos oficiais que normatizam e fazem recomendações relativas a fabricação, esterilização e uso de materiais, como a Associação Brasileira de Normas Técnicas (ABNT), a Agência Nacional de Vigilância Sanitária (Anvisa), o Ministério da Saúde e o Ministério do Trabalho. Um exemplo é a Resolução da Diretoria Colegiada (RDC) nº 3/2011 da Anvisa, que estabelece os requisitos mínimos de identidade e qualidade para seringas hipodérmicas estéreis de uso único. É útil, também, recorrer às diferentes especificações constantes nos manuais de instrução dos fabricantes.

A **previsão** de materiais, ou seja, a quantidade a ser requisitada pelas unidades ao almoxarifado, é determinada pelo perfil de consumo de cada unidade, estabelecendo-se uma cota de materiais que representa uma estimativa de gastos por determinado período (CASTILHO; LEITE, 1991). A previsão é um dos componentes do controle de estoque, compreendendo as ações gerenciais para determinação do "quanto" comprar. As ações relacionadas a isso serão mencionadas adiante.

A estimativa do material a ser comprado depende do consumo mensal das unidades hospitalares, ou seja, da soma das "cotas" de todas as unidades, cujos valores são calculados com base na média aritmética do consumo, que pode ser estimada pela seguinte expressão:

$$CM = CMM + ES$$

Em que:

- CM: cota mensal
- CMM: consumo médio mensal
- ES: estoque de segurança.

O consumo médio mensal (CMM) é a média dos valores do material utilizado nos últimos meses divididos pelo número de meses. A cota mensal com base na média aritmética móvel é o método mais usado no meio hospitalar, pois torna possível prever o consumo para o período seguinte, conforme o consumo médio do período anterior. Esse período é arbitrário, mas recomenda-se que seja, no mínimo, de 3 meses ou mais, ou igual a 12 meses (CASTILHO; LEITE, 1991; ROSA; GOMES; REIS, 2001). (Quadro 12.1).

Quadro 12.1 Exemplo de previsão de consumo de materiais para o período.

| Material | Unidades mensais consumidas | | |
	Janeiro	Fevereiro	Março
Seringa 10 mℓ	200	240	220

O cálculo do CMM de seringas de 10 ml seria:

$$CMM = \frac{\text{Soma do consumo dos 3 meses}}{3 \text{ meses}}$$

$$CMM = \frac{660}{3} = 220$$

Em que:

- CMM: consumo médio mensal.

Para o cálculo da média aritmética móvel a cada novo mês, acrescenta-se o valor do consumo mais recente e se despreza o mais antigo.

Há outros métodos para calcular a previsão de consumo, como o consumo do último período, a média móvel ponderada, a média ponderada exponencial e os mínimos quadrados (CHIAVENATO, 1991).

O estoque de segurança (ES), ou estoque mínimo, é a quantidade de cada item que deve ser mantida como reserva para garantir a continuidade do atendimento caso haja elevação brusca no consumo ou atraso no suprimento (ROSA; GOMES; REIS, 2001). A maneira mais simples e empírica de se calcular o ES é acrescentar à cota mensal 10 a 20% do CMM, somado ao consumo diário durante o tempo de reposição (CTR).

$$ES = 10 \text{ a } 20\% \text{ do (CMM + CTR)}$$

$$CTR = \frac{CMM}{30} \times N$$

Em que:

- N: número de dias de espera para reposição.

O tempo de reposição (TR) varia de acordo com o sistema de compra do hospital. Os hospitais públicos, devido ao processo de licitação, levam de 4 a 6 meses do início até o recebimento, a armazenagem e a distribuição interna do material. Com a adoção da modalidade de compra por pregão, o tempo tem diminuído para cerca de 1 mês.

Devido ao custo de se manterem estoques elevados, além do consumo e do tempo de ressuprimento, é possível considerar a classificação do material obtido pela aplicação da curva ABC. Essa foi desenvolvida por Pareto (CHIAVENATO, 1991) e adaptada à administração de materiais, classificando-os em classes A, B e C, e obedecendo a faixas predeterminadas, em que os itens classe A correspondem a 20% do total de itens; os de classe B, de 20 a 30%; e os de classe C, 50%. Esses valores têm uma relação com o percentual de custos ou investimentos. Assim, os itens de classe A correspondem a quase 50% dos custos; os de classe B, cerca de 20 a 30%; e os de classe C, 20%. Os de classe A, embora em menor número, são os de maior custo ou investimento e, por isso, têm maior importância quanto à maneira de gerenciá-los.

Para a construção da curva ABC, deve-se levantar a relação de todos os itens, os custos unitários, o consumo anual de cada item e o custo anual ou capital investido, ordenando-os segundo o custo anual. Os itens que alcançarem o custo anual acumulado próximo de 50% do total serão classificados como grupo A (Quadro 12.2).

Quadro 12.2 Classificação ABC.

Item	Custo anual (R$)	Custo anual acumulado (R$)	Percentual do custo anual acumulado (%)	Percentual do nº de itens acumulados (%)	Classificação
1	35.250,00	35.250,00	41,60	7,30	A
2	18.640,00	53.890,00	64,00	20,90	
3	10.631,00	64.521,00	76,14	35,80	B
4	8.000,00	72.521,00	85,58	52,50	
5	6.034,00	78.555,00	92,70	64,30	
6	2.880,00	81.435,00	96,10	72,70	
7	1.940,00	83.375,00	99,03	81,90	C
8	820,00	84.195,00	99,35	88,70	
9	545,00	84.740,00	100,00	100,00	

O estoque de segurança deverá ser calculado por item e por classe, de acordo com as seguintes fórmulas (ROSA; GOMES; REIS, 2001):

$$ES \text{ de itens } A = CMM \times 1/3 \text{ do } TR$$
$$ES \text{ de itens } B = CMM \times 1/2 \text{ do } TR$$
$$ES \text{ de itens } C = CMM \times TR$$

Em que:

- TR: tempo de reposição em meses.

Nesse exemplo, se o TR do material do hospital fosse de 30 dias, o estoque dos itens A seria para 10 dias; dos itens B, 15 dias; e dos itens C, 30 dias. O ES dos materiais classe A deve ser menor devido ao seu custo, tendo, assim, maior rotatividade. Isso é aconselhável para possibilitar maior capital de giro disponível, evitando a imobilização de recursos financeiros.

Outra classificação importante para auxiliar na decisão de quando comprar é a XYZ (VECINA NETO; REINHARDT FILHO, 1998), que tem como critério o grau de imprescindibilidade do material para a produção dos serviços de saúde, ou seja, o quanto a sua falta pode acarretar interrupções no atendimento e colocar os pacientes ou profissionais em risco.

Os itens classe Z são imprescindíveis, não podendo ser substituídos por outros, e/ou são de difícil acesso no mercado. Por isso, precisam de um controle melhor, já que não podem faltar na organização. Os de nível Y são de média criticidade, podem ser substituídos por outros e são encontrados no mercado com relativa facilidade. Os de classe X são de baixa criticidade e sua falta não acarreta danos ou riscos. Eles apresentam facilidade na sua obtenção (BARBIERI; MACHLINE, 2006; LOURENÇO; CASTILHO, 2007).

Outro aspecto do controle de estoque é a decisão sobre quando comprar. Esse momento é denominado ponto de requisição ou nível de ressuprimento. Ele é deflagrado quando o nível de estoque alcançado é incompatível com a demanda de consumo, ou seja, a quantidade do produto é suficiente apenas para atender às necessidades de consumo entre a solicitação de compra e a sua entrega pelo fornecedor. Esse nível de estoque deve levar em consideração as classificações ABC e XYZ.

Há vários modelos para calcular o ponto de ressuprimento (PR), como modelo de estoque mínimo, modelo de estoque máximo ou de renovação periódica, lote de ressuprimento e lote econômico (CHIAVENATO, 1991; VECINA NETO; REINHARDT FILHO, 1998; ROSA; GOMES; REIS, 2001). A escolha depende da política financeira e de compras da organização, do processo de compra, da capacidade de armazenamento, da facilidade de obtenção do material, da pontualidade de entrega pelo fornecedor, entre outros fatores. Nas instituições que apresentam facilidade e rapidez no processo de compra, o ES será igual ao do nível de ressuprimento, calculado de acordo com a classificação ABC. As organizações cujo prazo de aquisição é longo podem determinar o PR pelo estoque máximo.

Para Rosa, Gomes e Reis (2001), o PR pode ser calculado da seguinte maneira:

$$PR = CM \times TR + ES$$

Em que:

- CM: média aritmética móvel
- TR: tempo de reposição (em meses)
- ES: estoque de segurança (calculado de acordo com a classificação ABC).

Exemplificando, a sua aplicação para um item classe A seria:

CM: 1.000 unidades; TR: 4 meses; ES: 1.000 × 1/3 do TR: 1.300;
PR: 1.000 × 4 meses + 1.300; P: 5.300 unidades.

Isso significa que, quando o estoque chegar a 5.300 unidades, deverá ser deflagrado o pedido de compra do material.

A área de **Compras** é responsável pelas atividades de apoio fundamentais ao processo produtivo, suprindo-o com todas as necessidades de materiais. Pode ser também um excelente sistema de redução de custos da empresa, por meio da negociação de preço e da busca de materiais alternativos e de novos fornecedores (POZO, 2001).

No gerenciamento de recursos materiais, é inquestionável a necessidade do **controle de qualidade**, tanto dos produtos existentes na instituição quanto dos disponíveis no mercado. Para aquisição de um material, portanto, é preciso submetê-lo a testes de desempenho técnico e análise de riscos para os pacientes e os trabalhadores.

Esses testes devem ser realizados pelos usuários diretos, cabendo ao responsável pelo teste coordenar o processo de avaliação estabelecendo, junto aos usuários, critérios técnicos objetivos para apreciação do produto e emissão de parecer técnico. Além disso, o responsável deverá proceder a uma pré-seleção, encaminhando para teste somente os produtos que atenderem a alguns pré-requisitos, como a observância das normas técnicas de embalagem.

Qualquer que seja a finalidade da organização de saúde, o processo de compra deverá observar os requisitos de qualidade do material. No entanto, a condução desse processo difere nas organizações públicas, pois, segundo Mello (1997), enquanto à administração privada é permitido fazer tudo o que a lei não proíbe, à administração pública só é permitido fazer o que a lei autoriza (Princípio da Legalidade).

Assim, os órgãos governamentais procedem às compras por meio de **licitação**, que é o procedimento administrativo regido por legislação específica, utilizado para aquisição ou alienação de bens e serviços com o objetivo de garantir a observância do princípio constitucional da isonomia e de selecionar a proposta mais vantajosa para a Administração (BRASIL, 1993).

Para o procedimento de licitação, estão previstas fases a serem rigorosamente observadas. Para cada uma delas há prazos estabelecidos, e toda documentação é unida aos autos do processo, cabendo recurso por parte dos licitantes. Com base em Santos e Carrijo (1999), a Figura 12.2 mostra uma simplificação desse fluxo.

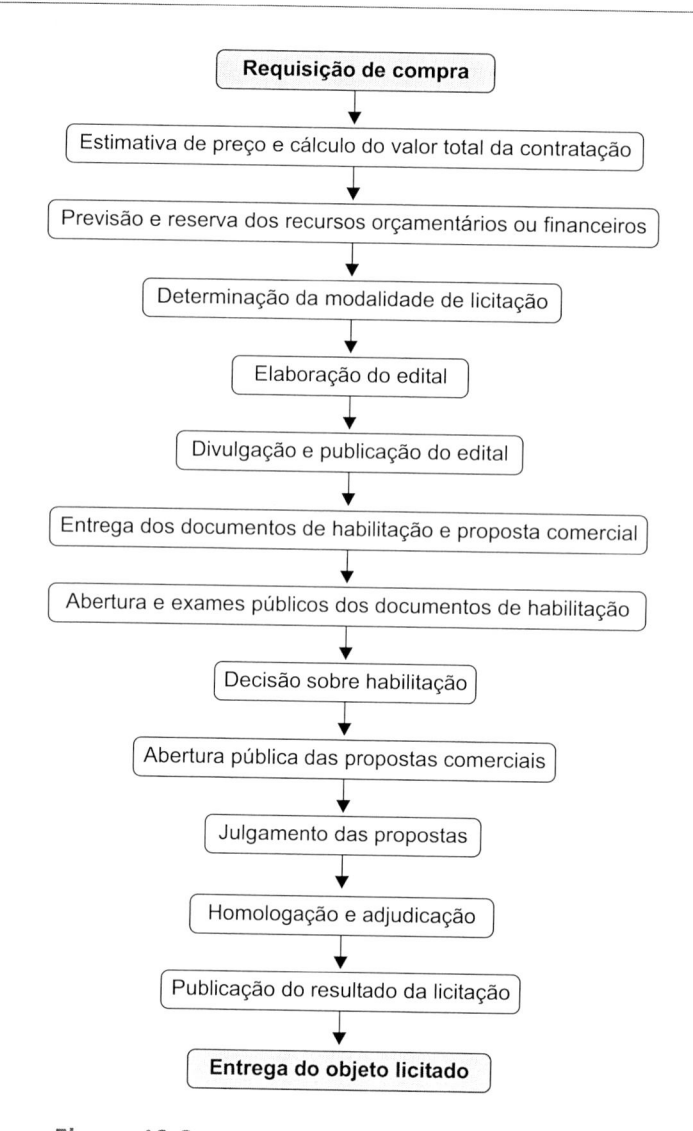

Figura 12.2 Fluxo simplificado do processo licitatório.

Para a licitação, é indispensável que se faça uma caracterização detalhada do projeto do serviço ou objeto licitável sem indicação de marca, salvo em casos excepcionais, o que reforça a importância da especificação do material. É necessário, ainda, realizar orçamentos com, no mínimo, três fornecedores, além de ter recursos orçamentários disponíveis para compra e condições de armazenamento.

As modalidades de licitação constantes na Lei nº 8.666/1993 são:

- Convite: utilizado entre os interessados, cadastrados ou não, escolhidos e convidados em número mínimo de três pela unidade administrativa, sendo extensivo aos demais cadastrados na correspondente especialidade. É indicado para aquisições de valores baixos estabelecidos pela lei
- Tomada de preço: utilizada entre interessados devidamente cadastrados ou que atenderem a todas as condições exigidas para cadastramento. É indicada para aquisições de valores médios estabelecidos pela lei

- Concorrência: utilizada entre quaisquer interessados que, na fase inicial de habilitação preliminar, comprovem ter os requisitos mínimos de qualificação exigidos no edital. É indicada para aquisições de valores altos estabelecidos pela lei
- Concurso: utilizado entre quaisquer interessados para escolha de trabalho técnico, científico ou artístico
- Leilão: utilizado entre quaisquer interessados para venda de bens móveis inservíveis para a Administração, ou de produtos legalmente apreendidos ou penhorados.

Outra forma prevista nas Leis nº 8.666 (BRASIL, 1993) e nº 6.544 (SÃO PAULO, 1989) é o **Sistema de Registro de Preços**, definido como um conjunto de procedimentos para registrar formalmente em ata obrigatória, com relação ao objeto licitatório, os preços, as quantidades e as condições a serem observadas em contratações futuras. Para tal, realiza-se ampla pesquisa de mercado com a finalidade de aferir os preços praticados, antes da realização do certame e trimestralmente, verificando a compatibilidade dos preços registrados com os praticados.

O **pregão** é uma modalidade de licitação mais recente, instituída pela Lei nº 10.520, de 17 de julho de 2002 (BRASIL, 2002). A opção por essa modalidade não depende do valor estimado da contratação, e a disputa pelo fornecimento de bens e serviços comuns é feita por meio de propostas e lances sucessivos em sessão pública. Essa modalidade vem ganhando espaço na Administração Pública por ser um processo mais dinâmico, que proporciona maior competitividade entre os concorrentes e maior transparência à gestão de compras, visto que a negociação é realizada em sessão pública. Tem também contribuído para a diminuição dos gastos com materiais.

A determinação da modalidade é baseada no valor estimado da contratação, podendo ser adotada uma acima da que deveria ser escolhida. Não é permitida a combinação de modalidades em um mesmo procedimento licitatório.

O valor estimado de contratação é obtido multiplicando-se a quantidade total a ser adquirida pela média de preço de mercado. Para calcular a média de mercado é obrigatório o orçamento em pelo menos três diferentes fornecedores. A quantidade total refere-se ao montante dos objetos afins a serem adquiridos no período de ressuprimento.

Assim, somam-se as previsões mensais de seringas descartáveis de todos os setores da instituição e multiplica-se essa soma pelo número de meses relativos ao período de ressuprimento; faz-se o mesmo procedimento para cada tamanho de seringa e, somando-se todos eles, obtém-se o valor total estimado para aquisição de seringas. Essa quantidade não poderá ser dividida, pois poderá ocasionar a escolha incorreta da modalidade de licitação, devido à diminuição do valor total de contratação.

O critério para avaliação das propostas é, em geral, o "menor preço", e os critérios de "melhor técnica" ou de "técnica e preço" são utilizados para julgamento de serviço intelectual (FÜHRER; FÜHRER, 2000).

Mais uma vez, destaca-se a importância de especificações técnicas consistentes, pois, em uma licitação, inúmeros materiais são oferecidos, de boa qualidade ou não. Além disso, o critério de "menor preço" impõe algumas dificuldades no julgamento das propostas, caso as especificações não garantam exatamente aquilo que se deseja adquirir.

A **recepção** e o **armazenamento** dos materiais após a compra e a distribuição aos diferentes serviços da organização são de responsabilidade do serviço de almoxarifado, que, por ter o controle dos estoques, deflagra novos processos de compra quando os materiais alcançam o nível de ressuprimento. O recebimento se dá pela conferência dos materiais entregues pelo fornecedor no prazo determinado, constantes na nota fiscal com os dados da nota de empenho. Depois disso, é registrada a entrada do material no almoxarifado, sendo este codificado de acordo com as normas e a tecnologia disponível na organização. Com isso, o material pode ser distribuído.

A **distribuição** dos materiais e o **controle** de estoque estão diretamente associados e constituem pontos centrais de todo o sistema, exigindo subsistemas de controles mais sofisticados. O almoxarifado dá baixa no estoque e aloca medicamentos e materiais para os usuários de acordo com o sistema de distribuição adotado. Geralmente, são distribuídos por quantidades preestabelecidas (cotas) por períodos de tempo (diariamente, semanalmente, mensalmente), segundo o perfil histórico de gastos de materiais por serviço, como já visto anteriormente. No entanto, esse sistema tem produzido estoques nas unidades, dificultando o conhecimento do consumo real de materiais.

Os estoques representam investimentos significativos para os hospitais; por isso, seu gerenciamento garante tanto a excelência dos serviços quanto resultados financeiros satisfatórios. O objetivo do gerenciamento de estoques é minimizar o capital investido, a soma dos custos de manutenção de estoques e os custos para a sua obtenção. Os custos de manutenção de estoques referem-se aos valores de armazenamento, controle, seguros, impostos, deterioração, furtos, entre outros; e os de obtenção referem-se ao processo de compra para a sua formação (MARTINS, 2001).

Outra situação causada pelo desconhecimento do consumo real, decorrente da falta de controle desses estoques periféricos, é a compra de materiais em ponto de reposição ou ressuprimento no almoxarifado, mas ainda existentes nas unidades, em detrimento de materiais que também estão em ponto de reposição, mas em falta nas unidades.

Uma tendência para melhorar o controle, principalmente, de materiais de consumo e medicamentos, devido ao volume de itens, ao custo e às dificuldades assistenciais que a sua falta representa, tem sido a alocação de todo o material que chega para os serviços de farmácia, que unitarizam cada item, ou seja, codificam unidade por unidade de cada material com a ajuda de sistemas informatizados de código de barra e leitoras ópticas. Eles distribuem para os demais serviços com base no perfil do consumo diário das unidades, identificadas também pelo código de barras. O objetivo dessa codificação não é classificar o material, mas identificá-lo. Com isso, é possível rapidamente rastrear o consumo dos produtos e repô-los às unidades, além de evitar estoques desnecessários nelas e possibilitar o conhecimento do consumo real diário por material, por unidade. Assim, as unidades assistenciais ficam apenas com pequenas quantidades de materiais e medicamentos necessários para emergências. Esse sistema está sendo implantado em alguns hospitais com algumas variações e necessita de maiores estudos quanto a sua eficácia.

Seja qual for o sistema de controle de materiais adotado, é preciso analisar o comportamento do consumo mensal de cada serviço, observando as razões que justificam as variações de consumo, tais como as alterações no número de atendimento ou na taxa de ocupação, as ocorrências sazonais das doenças, a quantidade de alunos, entre outras.

PAPEL DO ENFERMEIRO

O enfermeiro, por assumir o gerenciamento das unidades de atendimento e coordenar toda a atividade assistencial, tem papel preponderante no que diz respeito a: determinação do material necessário à consecução da assistência, tanto nos aspectos quantitativos quanto qualitativos; definição das especificações técnicas; análise da qualidade; participação do processo de compra; e estabelecimento de controle e avaliação (SILVA; FERNANDES; GONÇALVES, 1990; CASTILHO; LEITE, 1991; BOGO *et al.*, 2015).

A participação na operacionalização dessas atividades dependerá do sistema de gerenciamento de materiais implantado na organização hospitalar, isto é, se suas fases estão mais ou menos informatizadas (PASCHOAL; CASTILHO, 2010). Contudo, independentemente disso, o enfermeiro deve sempre estar envolvido nos processos de gerenciamento de recursos materiais, com a finalidade de garantir a eficácia da assistência de enfermagem.

Um aspecto essencial no papel do enfermeiro está em conhecer e acompanhar o perfil de consumo de materiais de sua unidade, não só os medicamentos, mas também os esterilizados, encaminhados pelos centros de material. Outra atividade importante do enfermeiro, junto ao serviço de educação continuada, é promover estratégias de orientação e capacitação dos profissionais de enfermagem quanto ao uso racional do material disponível e à otimização dos recursos (SILVA; FERNANDES; GONÇALVES, 1990).

É fundamental lembrar, ainda, que as medidas de contenção de gastos de materiais dependem também do estilo de liderança, do processo comunicacional que se estabelece com os funcionários, da satisfação no trabalho, da adequação do espaço físico, entre outros. Para tanto, é indispensável que o enfermeiro se mantenha atualizado em relação aos novos produtos lançados no mercado e às novas técnicas terapêuticas que exigem a adoção de outros materiais. É preciso, no entanto, avaliar sempre o impacto da inclusão de novas tecnologias na assistência e no custo para a organização.

É inquestionável que todos os profissionais, enquanto usuários e prestadores de serviço, estejam cientes de sua responsabilidade no alcance dos objetivos assistenciais e do compromisso individual e coletivo no uso e na administração de materiais. Assim como outros profissionais, os enfermeiros têm integrado as comissões de licitação (nas entidades públicas) e os grupos de assessoria de compras.

A atuação do enfermeiro no gerenciamento de recursos materiais é uma conquista para as esferas de tomada de decisão, destacando-se seu importante papel nas dimensões técnico-administrativa e financeira, inerente aos processos de cuidar e gerenciar, e não apenas na concepção de mais uma atividade burocrática que não agrega valor à profissão e ao cuidado.

BIBLIOGRAFIA

BARBIERI, J. C.; MACHLINE, C. **Logística hospitalar**: teoria e prática. São Paulo: Saraiva, 2006.

BITTAR, O. J. N. V. **Hospital**: qualidade e produtividade. São Paulo: Sarvier, 1997.

BOGO, P. C. *et al.* O enfermeiro no gerenciamento de materiais em hospitais de ensino. **Revista da Escola de Enfermagem da USP**, v. 49, n. 4, p. 632-639, 2015.

BRASIL. **Lei nº 8.666, de 21 de junho de 1993**. Regulamenta o art. 37, inciso XXI, da Constituição Federal, institui normas para licitações e contratos da Administração Pública e dá outras providências. Disponível em: http://www.planalto.gov.br/ccivil_03/LEIS/L8666 cons.htm. Acesso em: 09 set. 2022.

BRASIL. **Lei nº 10.520, de 17 de julho de 2002**. Institui, no âmbito da União, Estados, Distrito Federal e Municípios, nos termos do art. 37, inciso XXI, da Constituição Federal, modalidade de licitação denominada pregão, para aquisição de bens e serviços comuns, e dá outras providências. Disponível em: www.pregao.sp.gov.br. Acesso em: 03 maio 2004.

CASTILHO, V.; KOPTE, R.; YAMADA, M. A. T. **Estudo do gasto de material de consumo de unidades de saúde**. Relatório técnico. Secretaria de Saúde do Estado de São Paulo. Divisão Regional da Saúde (DIRII). Santo Amaro, SP, 2001.

CASTILHO, V.; LEITE, M. M. J. A administração de recursos materiais na enfermagem. *In*: KURCGANT, P. (coord.). **Administração em enfermagem**. São Paulo: EPU, 1991. p. 73-88.

CHIAVENATO, I. **Iniciação à administração de materiais**. São Paulo: Makron Books, 1991.

FÜHRER, M. C. A.; FÜHRER, M. R. E. **Resumo de direito administrativo**. São Paulo: Malheiros Editores, 2000.

LOURENÇO, K. G.; CASTILHO, V. Nível de atendimento dos materiais classificados como críticos no Hospital Universitário da USP. **Revista Brasileira de Enfermagem**, v. 60, n. 1, p. 15-20, 2007.

MARTINS, D. **Gestão financeira de hospitais**. São Paulo: Atlas, 2001.

MELLO CAB. **Curso de direito administrativo**. São Paulo: Malheiros Editores, 1997.

PASCHOAL, M. L. H.; CASTILHO, V. Implementação do sistema de gestão de materiais informatizado do Hospital Universitário da Universidade de São Paulo. **Revista da Escola de Enfermagem da USP**, v. 44, n. 4, p. 984-988, 2010.

POZO A. **Administração de recursos materiais e patrimoniais**: uma abordagem logística. São Paulo: Atlas, 2001.

ROSA, M. B.; GOMES, M. J. V. M.; REIS, A. M. M. Abastecimento e gerenciamento de materiais. *In*: GOMES, M. J. V. M.; REIS, A. M. M. (coord.). **Ciências farmacêuticas**: uma abordagem em farmácia hospitalar. São Paulo: Atheneu, 2001. p. 365-386.

SANTOS, W. B.; CARRIJO, M. T. D. **Licitações e contratos**: roteiro prático. São Paulo: Malheiros Editores, 1999.

SÃO PAULO. **Lei nº 6.544, de 22 de novembro de 1989**. Dispõe sobre o estatuto jurídico das licitações e contratos pertinentes a obras, serviços, compras, alienações, concessões e locações no âmbito da Administração Centralizada e Autárquica. Disponível em: https://www.legisweb.com.br/legislacao/?id=166320. Acesso em: 30 nov. 2021.

SILVA, S. H.; FERNANDES, R. A. Q.; GONÇALVES, V. L. M. A enfermagem e a administração de recursos materiais: experiências do Hospital Universitário da USP. **Revista Hospital Administração e Saúde**, v. 14, n. 1, p. 34-38, 1990.

VECINA NETO, G.; REINHARDT FILHO, W. **Gestão de recursos materiais e de medicamentos**. São Paulo: USP, 1998.

Capítulo

13

Gerenciamento de Recursos Físicos e Ambientais

Patrícia Campos Pavan Baptista ◆ Maristela Santini Martins

INTRODUÇÃO

A crescente transformação da assistência médico-hospitalar e os avanços da tecnologia, sobretudo dos recursos para diagnóstico e terapia, têm ocorrido associados a um crescimento desordenado dos serviços intra-hospitalares, gerando reflexos na organização funcional das unidades de saúde (SANTOS *et al.*, 2017).

Nesse aspecto, para o desenvolvimento das atividades assistenciais de saúde, é preciso assegurar condições adequadas de trabalho para o atendimento tanto das necessidades dos usuários quanto da proteção à saúde dos profissionais, vislumbrando a preservação ambiental e a sustentabilidade dos recursos institucionais, considerando a finitude desses.

O campo da saúde ambiental compreende aspectos da saúde humana que são determinados por fatores físicos, químicos, biológicos, sociais e psicossociais do meio ambiente, incluindo a qualidade de vida. Comporta o conhecimento científico, a formulação de políticas públicas e as interações entre a saúde humana e os fatores do meio ambiente natural e as ações humanas que a determinam, condicionam e influenciam, visando melhorar a qualidade de vida do ser humano sob o ponto de vista da sustentabilidade (BRASIL, 2007).

As questões relacionadas à saúde ambiental, em âmbito mundial, têm demandado um crescente empenho das instâncias governamentais para implementar ações de controle e prevenção dos riscos ambientais que impactam negativamente a saúde humana (BRASIL, 2020).

Assim, independentemente do ambiente, interno ou externo, torna-se imperativa a gestão dos fatores adversos a ele, visando à promoção da saúde e da vida. Considera-se, ainda, que a gestão de recursos físicos e ambientais não é uma atividade simples, pois pressupõe, além de conhecimento específico, compromisso com o meio ambiente e com a qualidade de vida das pessoas e do trabalhador.

GERENCIAMENTO DE RECURSOS FÍSICOS

O conceito de recursos físicos engloba as áreas internas e externas que compõem um serviço de saúde. Uma unidade, especificamente, compreende o espaço físico determinado e especializado para o desenvolvimento de atividades assistenciais. Segundo a Portaria nº 2.022, de 07 de agosto de 2017, o Estabelecimento de Assistência à Saúde (EAS) é entendido como qualquer edificação destinada à prestação da assistência à saúde da população, em qualquer nível de complexidade de atenção à saúde, em regime de internação ou não. O Estabelecimento de Saúde é o espaço físico delimitado e permanente onde são realizadas ações e serviços de saúde humana sob responsabilidade técnica. Caracterizado por dimensões e instalações diferenciadas, em função dos equipamentos, da população a ser atendida e das atividades a serem realizadas (BRASIL, 2017b).

No Brasil, para a construção de ambientação de EAS, é indispensável atender aos requisitos estabelecidos pela Agência Nacional de Vigilância Sanitária (Anvisa), órgão regulamentador do sistema de saúde brasileiro que também desempenha ação fiscalizadora quanto à adequação das condições do ambiente em que se processa a atividade e quanto à existência de instalações e equipamentos indispensáveis e condizentes com suas finalidades, com base no controle dos riscos associados. As Resoluções da Diretoria Colegiada (RDC) nº 50 e nº 307 são as principais diretrizes de normatização da infraestrutura física dos serviços assistenciais de saúde e dispõem sobre o regulamento técnico para planejamento, programação, elaboração e avaliação de projetos físicos de EAS (BRASIL, 2002a; 2002b).

A partir da Portaria nº 755, de 09 de maio de 2017, foi instituído o Grupo Trabalho (GT) com o objetivo de revisão da RDC nº 50/2002, em função das novas tendências em serviços de saúde. O GT contou com representantes do Ministério da Saúde, do Conselho Nacional de Secretários de Saúde (CONASS), do Conselho Nacional de Secretarias Municipais de Saúde (CONASEMS) e da Associação Brasileira para o Desenvolvimento do Edifício Hospitalar (ABDEH) (BRASIL, 2019).

A partir do Relatório de Mapeamento de Impactos (REMAI) da Anvisa, tem-se aspectos importantes da revisão da RDC nº 50/2002. A nova resolução se aplica aos estabelecimentos de assistência à saúde públicos e privados, civis e militares, incluindo os que tenham ações de ensino e pesquisa, fixos e itinerantes, compreendendo: as estruturas novas de serviços de saúde; os ambientes a serem ampliados de serviços de saúde já existentes; as reformas de serviços de saúde já existentes e as adequações de estabelecimentos anteriormente não destinados a serviços de saúde (BRASIL, 2019).

Entre os pontos positivos da revisão, é possível incluir: maior clareza da norma, permitindo uma análise mais ágil por parte dos analistas estaduais e municipais; flexibilização de alguns ambientes que passaram a ser opcionais, podendo proporcionar estruturas menores para prestação dos serviços de saúde; ampliação necessária de alguns ambientes, permitindo melhoria na prestação de assistência e segurança do paciente. Na Atenção Básica, a revisão normativa está alinhada à Política Nacional de Atenção Básica e à participação de representantes do Ministério da Saúde no GT de revisão da RDC nº 50/2002, o que contribuiu para uma compatibilização da infraestrutura mínima necessária para um EAS com relação às diferenças regionais do país. A atualização dos parâmetros físicos de estabelecimentos de assistência à saúde comumente ofertados pelo Sistema Único de Saúde (SUS), como as unidades de atendimento de urgência/emergência, permitirá melhor qualificação desses espaços para a segurança do paciente e da equipe de assistência (BRASIL, 2019b).

Internacionalmente, outros países seguem parâmetros para os projetos de novos estabelecimentos de saúde, a saber:

- EUA: seguem parâmetros prescritos pelo Guidelines for Design and Construction of Hospitals produzido pela organização não governamental Facility Guidelines Institute (FGI)
- Alemanha: segue a normatização por Deutsches Institut für Normung (DIN), entidade similar à Associação Brasileira de Normas Técnicas (ABNT)
- Austrália e Nova Zelândia: seguem a Australasian Health Infrastructure Alliance (AHIA), uma entidade comum do setor público da Austrália e da Nova Zelândia, que elabora o Australasian Health Facility Guidelines (AusHFG), com revisões periódicas
- Reino Unido: segue o Nacional Health Service (NHS), serviço estatal, por meio das Health Building Notes, que fornecem orientações sobre as melhores práticas para planejamento e projetos de novos estabelecimentos de saúde e adaptação/ampliação de instalações existentes
- Canadá: os parâmetros adotados são os oferecidos pelo CSA Group, organização global que trabalha em colaboração com as principais partes interessadas no setor saúde para desenvolver padrões que ajudam a melhorar a segurança e a qualidade na prestação de serviços de saúde.

Ainda, a RDC nº 509, de 27 de maio de 2021, dispõe sobre o gerenciamento de tecnologias em saúde em estabelecimentos de saúde. Essa RDC tem como objetivo estabelecer os critérios mínimos, a serem seguidos pelos estabelecimentos de saúde, para o gerenciamento de tecnologias em saúde utilizadas na prestação de serviços de saúde, garantindo a rastreabilidade, a qualidade, a eficácia, a efetividade e a segurança, e, no que couber, desempenho, desde a entrada no estabelecimento de saúde até seu destino final, incluindo o planejamento dos recursos físicos, materiais e humanos, bem como da capacitação dos profissionais envolvidos em todo o processo. Salienta-se, em seus artigos, a preservação da saúde pública e do meio ambiente e a segurança do paciente (BRASIL, 2021).

Para assegurar a viabilidade técnica e compatibilizar a necessidade com a disponibilidade de recursos, observando os parâmetros legais, é fundamental a participação do enfermeiro na proposição e no planejamento da área física, pois a visão da equipe profissional especializada em construções composta de engenheiros, ergonomistas e arquitetos não é suficiente para reconhecer as necessidades assistenciais e as atividades que devem ser desenvolvidas pela equipe de saúde.

O gerenciamento de recursos físicos e ambientais em enfermagem consiste na participação do enfermeiro no planejamento e na alocação desses recursos, com o objetivo de organizar ou gerir, cotidianamente, uma unidade de saúde, provendo segurança, conforto e privacidade aos pacientes e assegurando condições de trabalho apropriadas.

O papel do enfermeiro, desse modo, está voltado para o planejamento do espaço físico, dimensionando os recursos constituintes das unidades assistenciais e considerando a inserção e o impacto desse espaço no ambiente social dos clientes, usuários e profissionais de saúde.

Assim, a par de tantas inovações e incorporação tecnológica, é necessário que os enfermeiros que assumem a gestão de recursos físicos e ambientais estejam atentos às RDCs e a suas atualizações, bem como outros *guidelines* internacionais, buscando fontes importantes que possam ser incorporadas aos EAS. Isso porque, além dos aspectos físico-funcionais para o atendimento das demandas assistenciais, devem ser considerados para a construção de um EAS os fatores legais, técnicos, econômicos, ergonômicos, psicológicos e ambientais relacionados com o empreendimento, considerando arquitetura, instalações elétrica, eletrônica e hidráulica, fluidos mecânicos e climatização.

GERENCIAMENTO DE RECURSOS AMBIENTAIS

O gerenciamento dos recursos ambientais tornou-se um valor agregado à imagem das instituições, inclusive do setor saúde. Atualmente, as instituições de saúde precisam executar ações que harmonizem questões sociais, econômicas e ambientais.

A Organização Mundial da Saúde (OMS) alerta que os sistemas de saúde têm um impacto ambiental considerável, mas também podem ter efeitos positivos sobre o meio ambiente, dependendo do modelo de gestão adotado. Um sistema de saúde ambientalmente sustentável é aquele que melhora, mantém ou restaura a saúde, enquanto minimiza os impactos negativos sobre o meio ambiente e aproveita oportunidades para restaurá-lo e melhorá-lo, em benefício da saúde e do bem-estar das gerações atuais e futuras (WHO, 2017).

Entre as estratégias para a promoção da sustentabilidade ambiental nos sistemas de saúde, a OMS propõe a necessidade de adoção de uma política nacional de sustentabilidade ambiental voltada para o setor saúde; minimização e gestão adequada de resíduos e produtos químicos perigosos; promoção de gestão eficiente dos recursos hídricos, energéticos e de construção, que são componentes essenciais da prestação de serviços básicos de saúde; redução de emissão de gases de efeito estufa e poluição do ar pelos sistemas de saúde; envolvimento da força de trabalho em saúde como um agente de sustentabilidade; e promoção de modelos inovadores de atenção (WHO, 2017).

Nesse contexto, um dos maiores desafios da sociedade moderna é o equacionamento da geração excessiva e da disposição final ambientalmente segura dos resíduos sólidos. Embora os países mais ricos frequentemente gerem maiores quantidades de resíduos e de lixo, há maior capacidade de equacionamento dessa gestão devido a uma gama de fatores, que incluem recursos econômicos, preocupação ambiental da população e desenvolvimento tecnológico. Em cidades de países em desenvolvimento e com urbanização muito acelerada, verificam-se déficits na capacidade financeira e administrativa em prover infraestrutura e serviços essenciais capazes de garantir segurança e controle da qualidade ambiental para a população (JACOBI; BESEN, 2011).

Diante desse cenário, as instituições de saúde têm sido impelidas a buscar medidas para garantir uma atuação com práticas sustentáveis, engajadas na preservação ambiental, especialmente, no que diz respeito a utilização e descarte de materiais com resíduos biológicos, químicos e radioativos. Nesse sentido, a gestão integrada de resíduos deve inverter a lógica prevalente, priorizando a não geração, a redução da produção excessiva e do desperdício, e o reaproveitamento dos resíduos, a fim de evitar os efeitos negativos sobre o meio ambiente e a saúde pública (BRASIL, 2017).

GERENCIAMENTO DOS RESÍDUOS DOS SERVIÇOS DE SAÚDE

Resíduos dos Serviços de Saúde (RSS) podem ser conceituados como os resíduos resultantes das atividades exercidas por estabelecimentos destinados à prestação de assistência sanitária à população, tais como hospitais, unidades básicas de saúde, clínicas médicas, odontológicas, veterinárias, laboratórios e farmácias, que, por suas características potencialmente perigosas à saúde pública e ao meio ambiente, necessitam de processos diferenciados em seu manejo, exigindo ou não tratamento prévio à sua disposição final (ABNT, 2013a; 2016; CONAMABRASIL, 2005).

Em 2010, 4.080 municípios brasileiros prestaram os serviços de coleta, tratamento e disposição final de 221 mil toneladas de RSS, o equivalente a 1,156 kg por habitante/ano. Em 2019, esse volume foi de 253 mil toneladas, com coleta *per capita* de 1,213 kg/ano, e em 2020, cerca de 290 mil toneladas foram coletadas nos municípios brasileiros, com índice de coleta *per capita* em torno de 1,4 kg por habitante/ano (ABRELPE, 2021).

A Anvisa classifica os RSS em cinco grupos:

- Grupo A: resíduos com possível presença de agentes biológicos
- Grupo B: resíduos químicos
- Grupo C: resíduos radioativos
- Grupo D: resíduos comuns, que não apresentam riscos biológicos, químicos ou radioativos, podendo ser equiparados a resíduos domiciliares
- Grupo E: resíduos perfurocortantes ou escarificantes (BRASIL, 2018).

A Política Nacional de Resíduos Sólidos (PNRS), por sua vez, quanto a periculosidade, classifica os resíduos em perigosos e não perigosos, sendo os primeiros aqueles que contêm características de inflamabilidade, corrosividade, reatividade, toxicidade e/ou patogenicidade (BRASIL, 2017).

Segundo Günther e Costa (2004), qualquer que seja a classificação adotada, é imprescindível considerar as características distintas de cada categoria e os diferentes métodos para o seu tratamento ou disposição final, com especial atenção à periculosidade, às propriedades físicas, químicas e biológicas, e à possibilidade de reciclagem. Atenção deve ser dada também à legislação das esferas federal, estadual e municipal.

No Brasil, os principais órgãos que regulamentam o manejo dos resíduos comuns, químicos, biológicos e perfurocortantes são a Anvisa, a ABNT e o Conselho Nacional do Meio Ambiente (CONAMA). Ainda, a Comissão Nacional de Energia Nuclear (CNEN) normatiza o gerenciamento dos resíduos radioativos.

As normas da ABNT, da série 12.807 a 12.810, dispõem sobre a terminologia, a classificação, o manuseio e a coleta dos RSS com relação aos riscos potenciais ao meio ambiente e à saúde pública, assim como de seu gerenciamento (ABNT, 2013a; 2013b; 2016; 2020). Entre elas, destacam-se a NBR nº 12.809, que define os procedimentos para o gerenciamento dos resíduos de serviços de saúde no âmbito interno das unidades, e a NBR nº 12.810, que estabelece critérios e procedimentos para as coletas interna e externa desses resíduos, sob condições de higiene e segurança (ABNT, 2013b; 2020).

Devido ao potencial de risco dos RSS, podendo afetar a saúde e causar danos ao ambiente, contaminando e poluindo o solo, o ar e a água, as instituições de saúde devem elaborar o Plano de Gerenciamento de Resíduos de Serviços de Saúde (PGRSS), evitando a exposição dos trabalhadores, dos usuários dos serviços e do meio ambiente.

É certo que o gerenciamento dos RSS é um trabalho que deve ser articulado por uma equipe multiprofissional. Crema *et al.* (2008) descrevem a experiência de implantação de um programa de gerenciamento de resíduos infectantes em um hospital público, que ocorreu por meio das seguintes fases: diagnóstico situacional em relação ao resíduo; divulgação e sensibilização dos trabalhadores para as novas medidas; plano-piloto; e treinamento e implantação das medidas. Os autores concluem que o planejamento adequado, o treinamento com simulação de prática e a efetiva participação da equipe tiveram papel determinante no processo.

O correto gerenciamento de RSS demonstra a responsabilidade das instituições de saúde de não apenas atender à legislação vigente, mas também preocupar-se com a saúde geral da população e a conservação do meio ambiente.

Na elaboração do PGRSS, as instituições devem observar como prioridades a não geração, a redução, a reutilização, a reciclagem e o tratamento dos resíduos produzidos (BRASIL, 2017). Ainda, o plano deve apontar todas as ações relativas ao gerenciamento dos RSS, considerando as características e a classificação dos resíduos gerados, estabelecendo as diretrizes específicas de manejo para cada instituição, descrevendo os aspectos referentes à geração, identificação, segregação, acondicionamento, coleta, armazenamento, transporte, destinação e disposição final ambientalmente adequada, bem como as ações de proteção à saúde pública, do trabalhador e do meio ambiente (BRASIL, 2018).

Em relação às possibilidades de reciclagem, deve-se considerar como resíduos recicláveis aqueles que podem ser reutilizados como matéria-prima para a fabricação de outros produtos, como papel, papelão, latas e vidros. Cuidados específicos devem ser tomados com pilhas, baterias, lâmpadas fluorescentes, mercúrio de termômetros e esfigmomanômetros, que devem ser encaminhados para empresas especializadas, e não desprezados em lixo comum.

O PGRSS deve detalhar também a destinação final dos RSS. Para isso, deve-se tomar como base a Resolução CONAMA nº 358/2005, que dispõe sobre o tratamento e a disposição final desse tipo de resíduo. Estabelece os procedimentos mínimos para o gerenciamento de resíduos sólidos e semissólidos, responsabilizando os estabelecimentos pelo gerenciamento de seus resíduos (BRASIL, 2005).

A seguir, estão relatadas as ações de gerenciamento dos RSS, que devem ser detalhadamente descritas no PGRSS, segundo a RDC nº 222/2018 (BRASIL, 2018):

- Segregação: operação de separação e seleção apropriadas dos resíduos no momento em que são gerados, em função da classificação previamente adotada. Cuidados especiais devem ser tomados a fim de assegurar a segurança de todos, como prover ao funcionário equipamentos de proteção individual (EPIs) específicos (avental, botas, luvas, máscaras e uniforme). Está condicionada à prévia capacitação do pessoal de serviço
- Acondicionamento: guarda dos resíduos em recipientes adequados de acordo com o seu tipo e suas características, logo após sua geração/manipulação. São utilizados saco plástico branco leitoso, saco plástico preto e recipientes impermeáveis, rígidos e resistentes à ruptura. Ressalta-se que essas embalagens devem ser sinalizadas com o símbolo internacional de risco. Um acondicionamento inadequado compromete a segurança do processo
- Identificação: consiste no conjunto de medidas que permite o reconhecimento dos resíduos contidos nos sacos e nos recipientes, fornecendo informações ao correto manejo dos RSS. Deve estar afixada em local de fácil visualização, de forma clara e legível, utilizando símbolos internacionais de risco, cores, frases e outras exigências relacionadas à identificação de conteúdo e à periculosidade específica de cada grupo de resíduo
- Coleta e transporte internos: consistem em recolher os resíduos da lixeira, dos recipientes e dos sacos plásticos, e transportá-los até um abrigo a eles destinado. A coleta interna deve ser planejada com base no tipo de RSS, no volume gerado, nas rotas, no dimensionamento dos abrigos, na regularidade e na frequência e horários de coleta externa. O transporte interno é o traslado dos resíduos desde os pontos de geração até o local destinado ao armazenamento temporário ou à apresentação para a coleta externa
- Armazenamento: guarda temporária dos resíduos em locais específicos e apropriados, normalmente denominados abrigos ou depósitos de resíduos, à espera do recolhimento pelo serviço de coleta, seguindo para o tratamento e a disposição final. O **armazenamento interno** deve ser apenas para resíduos dos grupos B e C, que apresentam volumes pequenos e poderão ficar armazenados em um local específico dentro da própria área de trabalho, até a coleta. O **armazenamento temporário** consiste na guarda dos recipientes que contêm os resíduos já acondicionados em local próximo aos pontos de geração, visando agilizar a coleta dentro do estabelecimento e otimizar o traslado entre os pontos geradores e o ponto destinado à coleta externa. O **armazenamento externo** consiste na guarda dos recipientes de resíduos até a realização da coleta externa, em ambiente exclusivo com acesso para os veículos coletores
- Coleta e transporte externos: consistem na remoção dos resíduos do local de armazenamento externo até a unidade de tratamento ou destinação final, com a utilização de técnicas que garantam a preservação das condições de acondicionamento e a segurança dos trabalhadores, da população e do meio ambiente. Deve estar de acordo com as orientações dos órgãos de limpeza urbana. O transporte deve ser realizado nos períodos de menor circulação de pessoas, buscando a segurança dos funcionários envolvidos e reduzindo o risco de contaminação ambiental, utilizando carros específicos para essa finalidade
- Destinação: última etapa do gerenciamento dos resíduos; deve ser feita de modo a não provocar efeitos danosos à saúde pública ou ao meio ambiente. Os RSS que não apresentam risco biológico, químico ou radiológico devem ser encaminhados para disposição final ambientalmente adequada, que poderá ser reciclagem, recuperação,

reutilização, compostagem, aproveitamento energético ou logística reversa. Na presença de risco biológico ou químico, os resíduos precisam ser tratados conforme a legislação vigente. Os RSS com risco radiológico devem ser armazenados conforme determinação da CNEN.

Quanto à destinação dos RSS, cerca de 30% dos municípios brasileiros ainda depositam os resíduos no meio ambiente, sem nenhum tratamento prévio, o que contraria as normas vigentes e apresenta riscos diretos aos trabalhadores, à saúde pública e ao meio ambiente (ABRELPE, 2021).

A Figura 13.1 apresenta sinteticamente o fluxo do gerenciamento dos resíduos proposto pela RDC nº 222/2018 (BRASIL, 2018).

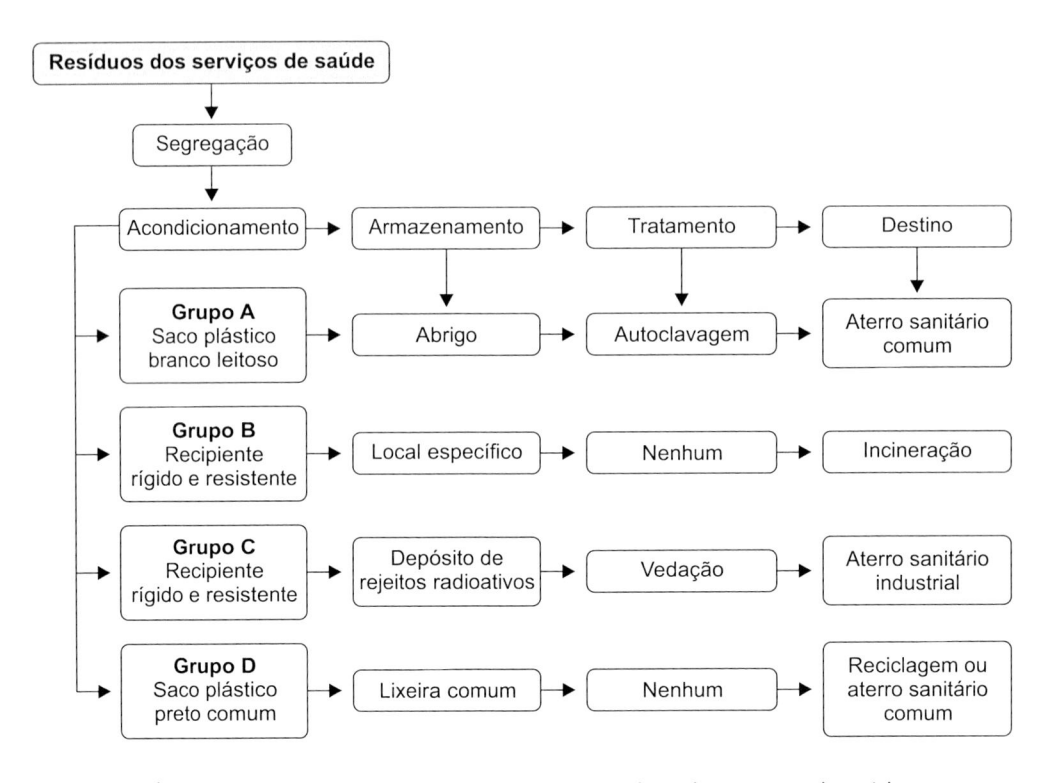

Figura 13.1 Etapas do gerenciamento dos resíduos dos serviços de saúde.

GERENCIAMENTO DE RESÍDUOS, MEIO AMBIENTE E A SAÚDE DO TRABALHADOR DE ENFERMAGEM

A crescente geração de resíduos sólidos desencadeou uma série de problemas relacionados com sua disposição final, exigindo esforços do poder público para fornecer uma forma adequada de destinação dos resíduos gerados e reduzir os impactos ambientais (UEHARA; VEIGA; TAKAYANAGUI, 2019).

A prevenção de riscos à saúde ambiental e humana é o objetivo central da biossegurança, a qual dialoga e se apropria de saberes de outras áreas do conhecimento científico, o que caracteriza sua interdisciplinaridade (ROCHA; BESSA; ALMEIDA, 2012).

O gerenciamento de recursos físicos e ambientais deve, portanto, abarcar as questões relativas à saúde do trabalhador, consolidando estratégias para o desenvolvimento de uma cultura de segurança nos processos de trabalho.

Nesse sentido, a biossegurança propõe a avaliação de risco como primeiro passo para a elaboração de propostas preventivas e como prática possibilitadora do desenvolvimento sustentável, constituindo uma estratégia capaz de promover interseções entre as instituições e a sociedade em todos os níveis de representação ou atuação, no sentido de preservar a vida no planeta (ROCHA; BESSA; ALMEIDA, 2012).

A construção do ambiente deve não apenas privilegiar o espaço físico para o atendimento das necessidades dos usuários, mas também garantir aos trabalhadores condições seguras e confortáveis para a execução do trabalho.

Estudo de vigilância à saúde do trabalhador de enfermagem realizado por meio do Sistema de Monitoramento da Saúde do Trabalhador de Enfermagem (SIMOSTE) em cenário nacional identificou uma série de agravos ocorridos com os trabalhadores em decorrência de falhas na estrutura física e na sinalização dos ambientes. Esses agravos incluem quedas, torções e fraturas, responsáveis por afastamento e incapacidade temporária dos trabalhadores (FELLI *et al.*, 2015).

No processo de gerenciamento de RSS, a palavra que norteia os processos é "segregação", uma vez que todo o processo de manejo dos resíduos está relacionado a essa etapa, bem como a minimização ou potencialização de riscos de acidentes. Dessa forma, os profissionais da saúde devem ser conscientes e orientados sobre o descarte seguro dos resíduos e os órgãos fiscalizadores devem buscar trabalhar em parceria com os estabelecimentos de saúde visando colaborar para um manejo seguro Nesse sentido, deve-se destacar a necessidade de um trabalho integrado entre gestão, gerenciamento e operacionalização na determinação de metas e objetivos, na implementação de programas periódicos de treinamentos, além de monitoramento contínuo das etapas que compõem o manejo de RSS (UEHARA; VEIGA; TAKAYANAGUI, 2019).

Considerando que a equipe de enfermagem manipula grande quantidade de materiais na realização da assistência, gerando resíduos, é fundamental estar alerta para as questões ambientais nas instituições, mantendo condições seguras para o desenvolvimento dessas atividades.

Além disso, embora haja legislações que regulamentem as diretrizes para o gerenciamento dos RSS, pesquisa recente evidenciou inadequações referentes ao manejo desses resíduos, além do desconhecimento técnico sobre o gerenciamento dos RSS apresentado pelos responsáveis pela elaboração e pela execução do PGRSS e pelo manejo insipiente dos RSS (UEHARA; VEIGA; TAKAYANAGUI, 2019).

Para proceder ao uso e ao descarte, o enfermeiro deve considerar a natureza do material, o tipo de contato com o paciente (contaminação microbiológica) e a recomendação para o destino. Os subprodutos e os recipientes de envase (almotolias, frascos) também requerem os mesmos cuidados. Ao desprezar seringas e agulhas, por exemplo, as agulhas não devem ser reencapadas nem desconectadas da seringa, e sim descartadas em caixa impermeável e resistente, específica para material perfurocortante, cujo preenchimento não deve exceder 3/4 de sua capacidade.

Paradoxalmente, muitos acidentes envolvendo fluido biológico acontecem não por falta de conhecimento, mas por falta de atenção e em decorrência de rotina atribulada, em que os trabalhadores tendem a descuidar das medidas de proteção (BERNARDES; BAPTISTA, 2015).

Quanto aos resíduos químicos, alguns cuidados não são tomados devido à ausência de controle rígido e específico, como no descarte final de produtos que não podem ser desprezados em pias comuns, como o formol, o glutaraldeído e outros resíduos. Por outro lado, o problema pode ser o desconhecimento das regras ou o fato de a instituição não fornecer as condições ou a estrutura física adequada.

É de responsabilidade de todos os participantes da equipe de saúde prevenir e reduzir os riscos à saúde e ao meio ambiente, assegurados pelo correto gerenciamento dos resíduos gerados nos serviços. É importante lembrar que uma substância química e seus resíduos são considerados perigosos não somente quando apresentam propriedade de toxicidade, mas também quando têm características de inflamabilidade, corrosividade e reatividade, associadas ou individualmente (COSTA; TAKAYANAGUI, 2015).

Em decorrência dos possíveis efeitos dessas substâncias, situações inadequadas de descarte podem expor o ambiente e os profissionais a diversos problemas de saúde.

Os rejeitos radioativos devem, portanto, ser acondicionados em recipientes adequados, etiquetados e mantidos em local seguro até sua liberação para a sala específica. As medidas de segurança não são determinadas pelo enfermeiro, mas ele deve conhecê-las e reivindicá-las aos responsáveis na instituição, como o Serviço de Engenharia, Segurança e Medicina do Trabalho e a Comissão Interna de Prevenção de Acidentes (CIPA), e ao serviço de higiene e limpeza. Além disso, deve adquirir capacitação necessária para argumentar sobre a necessidade e a relevância do gerenciamento de resíduos.

Cabe ainda ao enfermeiro recomendar, orientar e monitorar, junto aos trabalhadores de enfermagem, o uso de EPIs, uma vez que muitos acidentes de trabalho ocorrem porque os profissionais não acreditam nos riscos a que estão expostos e, assim, não aderem às práticas seguras.

Nesse caminho, o gerenciamento de recursos físicos e ambientais deve estar pautado também nos processos educativos, considerando que os programas de capacitação devem ir além dos aspectos técnicos, promovendo sensibilização e conscientização da equipe quanto à observância das normas e aos riscos e medidas de segurança, a fim de reduzir a ocorrência de acidentes de trabalho e a exposição desnecessária a riscos.

CONSIDERAÇÕES FINAIS

Cada vez mais os enfermeiros têm assumido o compromisso com o gerenciamento de recursos físicos e ambientais, seja nas instituições de saúde, seja em cargos específicos na área de higiene hospitalar e na área de gestão de resíduos.

Desse modo, essa é uma atividade que exige o conhecimento específico do aparato legal e da política institucional vigente, a fim de que ocorra observância às normas, avaliação criteriosa do ambiente, monitoramento da utilização dos EPIs e atenção ao manejo dos resíduos.

Torna-se relevante o papel do enfermeiro no gerenciamento de recursos físicos e ambientais no aspecto educativo, de modo a engajar sua equipe para o compromisso ético com a preservação da saúde e do planeta.

BIBLIOGRAFIA

ASSOCIAÇÃO BRASILEIRA DE EMPRESAS DE LIMPEZA PÚBLICA E RESÍDUOS ESPECIAIS (ABRELPE). **Panorama dos Resíduos Sólidos no Brasil 2021**. São Paulo: ABRELPE, 2021.

ASSOCIAÇÃO BRASILEIRA DE NORMAS TÉCNICAS (ABNT). **NBR 12.807**: Resíduos de serviços de saúde – terminologia. Rio de Janeiro: ABNT, 2013a.

ASSOCIAÇÃO BRASILEIRA DE NORMAS TÉCNICAS (ABNT). **NBR 12.808**: Resíduos de serviços de saúde – classificação. Rio de Janeiro: ABNT, 2016.

ASSOCIAÇÃO BRASILEIRA DE NORMAS TÉCNICAS (ABNT). **NBR 12.809**: Resíduos de serviços de saúde – gerenciamento de resíduos de serviços de saúde intraestabelecimento. Rio de Janeiro: ABNT, 2013b.

ASSOCIAÇÃO BRASILEIRA DE NORMAS TÉCNICAS (ABNT). **NBR 12.810**: Resíduos de serviços de saúde – gerenciamento extraestabelecimento – requisitos. Rio de Janeiro: ABNT, 2020.

BERNARDES, C.; BAPTISTA, P. C. P. Occupational exposures to biological fluids – Rethinking intervention strategies: a qualitative study. **Online Brazilian Journal of Nursing**, Niterói, v. 14, n. 3, p. 332-342, 2015.

BRASIL. Agência Nacional de Vigilância Sanitária (Anvisa). **Relatório de Mapeamento de Impactos – REMAI**. Brasília: Agência Nacional de Vigilância Sanitária, 2019a.

BRASIL. Agência Nacional de Vigilância Sanitária (Anvisa). **Resolução – RDC nº 50, de 21 de fevereiro de 2002**. Dispõe sobre o regulamento técnico para planejamento, programação, elaboração e avaliação de projetos físicos de estabelecimentos assistenciais de saúde. Brasília: MS, 2002a.

BRASIL. Agência Nacional de Vigilância Sanitária (Anvisa). **Resolução – RDC nº 222, de 28 de março de 2018**. Regulamenta as boas práticas de gerenciamento dos resíduos de serviços de saúde e dá outras providências. Brasília: MS, 2018.

BRASIL. Agência Nacional de Vigilância Sanitária (Anvisa). **Resolução – RDC nº 307, de 14 de novembro de 2002**. Altera a Resolução RDC nº 50, de 21 de fevereiro de 2002, que dispõe sobre o regulamento técnico para planejamento, programação, elaboração e avaliação de projetos físicos de estabelecimentos assistenciais de saúde. Brasília: MS, 2002b.

BRASIL. Agência Nacional de Vigilância Sanitária (Anvisa). **Resolução – RDC nº 509, de 27 de maio de 2021**. Dispõe sobre o gerenciamento de tecnologias em saúde em estabelecimentos de saúde. Brasília: Agência Nacional de Vigilância Sanitária, 2021. Disponível em: https://www.in.gov.br/en/web/dou/-/resolucao-rdc-n-509-de-27-de-maio-de-2021-323002855. Acesso em: 17 out. 2022.

BRASIL. Agência Nacional de Vigilância Sanitária (Anvisa). **Voto nº 017/2019/DIRE1/ ANVISA/2019/SEI/DIRE1/ANVISA**. Proposta de Consulta Pública que dispõe sobre o regulamento técnico para planejamento, elaboração, análise e aprovação de projetos de serviços de saúde. Brasília, 2019b. Disponível em: https://www.gov.br/anvisa/pt-br/composicao/diretoria-colegiada/reunioes-da-diretoria/votos/2019/20a-rop-de-2019/item-2-3-1-voto-17_2019_dire1_sei_25351-926158_2019_71-8.pdf . Acesso em: 17 out. 2022.

BRASIL. Conselho Nacional do Meio Ambiente (CONAMA). **Resolução CONAMA nº 358, de 29 de abril de 2005**. Dispõe sobre o tratamento e a disposição final dos resíduos dos serviços de saúde e dá outras providências. Brasília: Ministério do Meio Ambiente, 2005.

BRASIL. **Lei nº 12.305, de 2 de agosto de 2010**. Política Nacional de Resíduos Sólidos. 3. ed. Brasília: Câmara dos Deputados, Edições Câmara, 2017a.

BRASIL. Ministério da Saúde. Conselho Nacional de Saúde. **Subsídios para construção da Política Nacional de Saúde Ambiental/Ministério da Saúde, Conselho Nacional de Saúde**. Brasília: Ministério da Saúde, 2007.

BRASIL. Ministério da Saúde. Fundação Nacional de Saúde. **Saúde ambiental para redução dos riscos à saúde humana**. Brasília: 2020. Disponível em: http://www.funasa.gov.br/saude-ambiental-pararreducao-dos-riscos-a-saude-humana. Acesso em: 28 jul. 2022.

BRASIL. Ministério da Saúde. Portaria nº 2.022, de 7 de agosto de 2017. Altera o Cadastro Nacional de Estabelecimentos de Saúde (CNES), no que se refere à metodologia de cadastramento e atualização cadastral, no quesito Tipo de Estabelecimentos de Saúde. **Diário Oficial da União**: seção 1:42, Brasília D. F., 15 ago. 2017b.

COSTA, T. F.; TAKAYANAGUI, A. M. M. A exposição às substâncias químicas e o gerenciamento de resíduos perigosos. *In*: FELLI, V. E. A.; BAPTISTA, P. C. P. (orgs.). **Saúde do trabalhador de enfermagem**. Barueri: Manole, 2015. p. 130-155.

CREMA, D. *et al.* **Gerenciamento de resíduos**: a experiência de um hospital universitário. Programa de atualização em enfermagem–saúde do adulto. Porto Alegre: Artmed/Panamericana, 2008. p. 127-155.

FELLI, V. E. A. *et al.* Sistema de monitoramento da saúde do trabalhador de enfermagem – Simoste. *In*: FELLI, V. E. A.; BAPTISTA, P. C. P. (orgs.). **Saúde do trabalhador de enfermagem**. Barueri: Manole, 2015. p. 204-268.

GÜNTHER, W. M. R.; COSTA, A. M. P. **Elaboração de plano de gerenciamento de resíduos de serviços de saúde (PGRSS)**. São Paulo: Apostila Mimeo, 2004.

JACOBI, P. R.; BESEN, G. R. Gestão de resíduos sólidos em São Paulo: desafios da sustentabilidade. **Estudos Avançados,** v. 25, n. 71, p. 135-158, 2011.

ROCHA, S. S.; BESSA, T. C. B.; ALMEIDA, A. M. P. Biossegurança, proteção ambiental e saúde: compondo o mosaico. **Ciência & Saúde Coletiva**, v. 17, n. 2, p. 287-292, 2012.

SANTOS, I. S. *et al.* Os recursos físicos de saúde no Brasil: um olhar para o futuro. *In*: NORONHA, J. C.; LIMA, L. D.; CHORNY, A. H.; DAL POZ, M. R.; GADELHA, P. (eds.). **Brasil Saúde Amanhã**: dimensões para o planejamento da atenção à saúde [Internet]. Rio de Janeiro: Fiocruz, 2017. p. 63-111. doi: 10.7476/9786557080900.0004.

UEHARA, S. C. S. A.; VEIGA, T. B.; TAKAYANAGUI, A. M. M. Gerenciamento de resíduos de serviços de saúde em hospitais de Ribeirão Preto (SP), Brasil. **Engenharia Sanitária e Ambiental**, v. 24, n. 1, p. 121-130, 2019. doi: 10.1590/S1413-41522019175893.

WORLD HEALTH ORGANIZATION (WHO). **Environmentally sustainable health systems**: a strategic document. Copenhagen: WHO Regional Office for Europe, 2017.

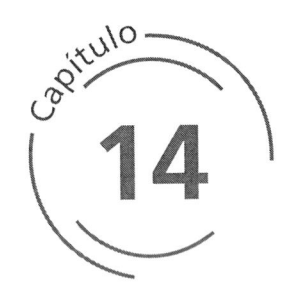

Gerenciamento de Custos nos Serviços de Enfermagem

Antônio Fernandes Costa Lima ♦ Valéria Castilho ♦ Fernanda Maria Togeiro Fugulin

INTRODUÇÃO

No gerenciamento dos serviços de enfermagem, os enfermeiros necessitam continuamente tomar decisões com relação a estrutura, processos e resultados institucionais. Para isso, eles devem dominar uma gama de conhecimentos e habilidades de diferentes áreas.

Uma das tendências para o gerenciamento de serviços de enfermagem é a inclusão de informações e o desenvolvimento de habilidades sobre custos como mais uma ferramenta a ser utilizada nos processos decisórios. Desde 1993, o Conselho Internacional de Enfermagem vem afirmando que as finanças constituem outra área de domínio de conhecimento em enfermagem e recomenda aos profissionais que promovam investigações para validar metodologias de cálculo de custos nos serviços de enfermagem. Essa necessidade é decorrente do aumento, em espiral, dos gastos com saúde, da insuficiência de recursos e da dificuldade de controle de gastos, tratando-se de um fenômeno mundial, e não só dos países em desenvolvimento.

No Brasil, o Sistema Único de Saúde (SUS) consolidou-se como uma importante política social. Contudo, há premência de se construir um novo modelo de financiamento, capaz de dar sustentabilidade ao sistema, suportar as pressões de custos e evitar a obsolescência da rede de atendimento (BRASIL, 2013).

Os maiores desafios para tornar o SUS universal e público são políticos, pois supõem a garantia do adequado financiamento, a redefinição da articulação público-privada e a redução das desigualdades de renda, poder e saúde (SOUZA *et al.*, 2019). Nessa perspectiva, considera-se que a melhoria dos sistemas de saúde depende, e muito, dos recursos disponíveis e de como eles são aplicados.

O envelhecimento da população, a extensão de cobertura, o avanço tecnológico, a baixa produtividade dos serviços e a falta de capacitação administrativa de seus gerentes, entre outros fatores, têm levado ao aumento de gastos no setor saúde (MÉDICI, 1994).

As organizações sofrem pressão dos clientes e dos seus profissionais para a aquisição de novas tecnologias, motivadas pelo *marketing* dos fabricantes. Na maioria das vezes, incorporam essas tecnologias sem fazer uma avaliação econômica para conhecer seu custo-benefício.[1]

A produção de serviços de saúde, em instituições públicas ou privadas, consome inúmeros insumos, cujo produto final são os próprios serviços de saúde. Esses insumos incluem recursos humanos, materiais hospitalares, instalações, equipamentos e, ainda, diferentes tecnologias para operá-los. Tais recursos têm custos que são cobertos pelo próprio cliente, por seguradoras ou pelo financiamento público (SUS) (COUTTOLENC; ZUCCHI, 1998).

A maneira como a produção de serviços de saúde é realizada pode também contribuir para o aumento de custos, uma vez que não produz serviços que possam ser estocados e entregues depois aos clientes, como nas empresas de fabricação de bens. A prestação do serviço acontece no momento de sua produção, ou seja, na presença do cliente, e, com isso, o fluxo de produção é descontínuo, com variações no consumo de insumos. No entanto, os recursos necessários, principalmente humanos, estão sempre disponibilizados. Assim, as ações gerenciais devem ser pautadas no conhecimento da dinâmica das unidades prestadoras de serviços, com a finalidade de melhorar a eficiência deles (ver Capítulo 6, *Qualidade e Segurança do Paciente no Setor Saúde*).

Os enfermeiros que administram unidades de saúde são responsáveis pelo gerenciamento dos recursos humanos, materiais e físicos que consomem grande volume de recursos financeiros. Sabe-se que, dependendo da instituição, a enfermagem representa 30 a 60% do total do quadro de pessoal, e o volume de materiais que gerencia em suas unidades de trabalho é outro fator importante em relação aos custos das organizações de saúde.

Com isso, os enfermeiros têm sido pressionados a reduzir pessoal e material, sem, no entanto, conhecer o perfil dos gastos, sem relacioná-los com a produção e sem fazer uma análise de seus custos (devido à inexistência de um sistema de custeio na maioria dos hospitais, principalmente os públicos). Outro problema é que os administradores das organizações de saúde sempre enfatizam os gastos da enfermagem sem avaliar as receitas[2] geradas por esse trabalho. Aburdene e Naisbitt, em 1993, alertaram para o fato de os enfermeiros serem responsáveis por 40 a 50% do faturamento dos hospitais.

A aferição e o controle de custos são essenciais para que os enfermeiros, gerentes de unidades de saúde, possam acompanhar sua evolução e implantar medidas que melhorem o desempenho do serviço, redefinindo prioridades, racionalizando recursos e acompanhando a produtividade.[3]

---

[1] Custo-benefício: relação entre os custos e os resultados reais ou potenciais de um procedimento, tratamento ou programa de saúde expressos em valores monetários. Aqui está sendo usado como o balanço entre o custo do equipamento *versus* a receita que a sua utilização pode gerar para a instituição.

[2] Receita: aqui, entendida como o valor recebido pela prestação de serviços.

[3] Produtividade: relação entre a quantidade de produtos ou serviços produzidos e a quantidade de recursos utilizados, segundo Gaither e Frazier *apud* Mello (2002).

Embora os aspectos econômico-financeiros relativos à assistência de enfermagem tenham sido historicamente ignorados pelos enfermeiros (ANSELMI; NAKAO, 1999), deixando de ser incluídos nos cursos de graduação e pós-graduação e apresentando, consequentemente, baixa produção científica a esse respeito, estudos mais recentes têm demonstrado que essa realidade está mudando. Os enfermeiros estão assumindo responsabilidades com relação ao gerenciamento de custos em seus locais de trabalho, introduzindo essa temática nos cursos de graduação (FRANCISCO, 2002) e, com isso, produzindo conhecimento nessa área (OLIVEIRA, 2001).

Por gerenciamento de custos em enfermagem entende-se o processo administrativo que visa ao controle de custos e à tomada de decisão dos enfermeiros para uma eficiente racionalização de recursos disponíveis e limitados, com o objetivo de alcançar resultados coerentes com as necessidades de saúde da clientela e com as finalidades institucionais (FRANCISCO; CASTILHO, 2002). Para isso, além de outros conhecimentos, faz-se necessária a compreensão de um conjunto de conceitos de natureza contábil.

CONTABILIDADE DE CUSTOS E SISTEMAS DE CUSTEIO

Finalidade

Hoje em dia, o grande desafio das organizações de saúde, principalmente as hospitalares, é atender às demandas com qualidade, oferecendo serviços com eficácia (ver Capítulo 6, *Qualidade e Segurança do Paciente no Setor Saúde*) e eficiência a baixos custos.

Gastos crescentes em saúde e a escassez de recursos têm requerido investimentos no processo de apuração, controle e minimização de custos, o qual deve ser o centro da atenção das fontes financiadoras (públicas e privadas), dos gestores, dos gerentes e dos profissionais de saúde visando à manutenção da sustentabilidade econômica (LIMA; CASTILHO, 2016).

Gerenciar custos com orçamentos restritos é manter o equilíbrio entre despesas, custos e receitas, garantindo a sobrevivência da organização. Contudo, o desconhecimento dos custos e da melhor combinação de recursos e de sua efetividade dificulta às organizações ajustar suas atividades aos seus orçamentos. Conhecer os custos dos serviços de saúde é essencial, pois possibilita a identificação das unidades que necessitam reduzi-los, o controle dos gastos e a eliminação dos desperdícios.

No entanto, muitas organizações de saúde precisam modernizar-se nessa área, uma vez que ainda utilizam métodos contábeis tradicionais, quando os possuem, que não permitem o conhecimento efetivo de seus custos. Os hospitais privados, na sua maioria, conhecem seus preços, mas não seus custos reais. Já os hospitais públicos dificilmente conhecem os custos reais de seus serviços e procedimentos.

Os gestores da área de saúde devem prover um sistema eficaz de gerenciamento de custos sem prejuízo da qualidade, a fim de buscar maior eficiência na distribuição dos recursos e oferecer serviços qualificados à população, compatibilizando os custos com o orçamento.[4] Para isso, os profissionais de saúde devem ter noções sobre os métodos das ciências contábeis para apuração de custos e, assim, auxiliar na adaptação e na utilização deles na produção de serviços de saúde.

Contabilidade de custos

Os objetivos da contabilidade de custos são: estabelecimento de padrões e orçamentos; comparações entre o custo real e o orçado; formação de preços; determinação de quantidades de serviços ou produtos a serem produzidos; escolha do que produzir; e avaliação ou decisão sobre o que cortar com relação aos custos. Assim, "o conhecimento dos custos é vital para saber se, dado o preço, o produto é ou não rentável e se é possível reduzir seus custos" (MARTINS, 2018).

Atualmente, a contabilidade de custos assumiu uma nova dimensão, que é a **contabilidade gerencial**, transformando-se em um importante instrumento administrativo. Esse novo papel tem duas funções relevantes: auxiliar no controle dos custos e subsidiar o processo de tomada de decisão. Com relação ao controle, tem a função de fornecer dados para o estabelecimento de padrões, orçamentos e outras formas de previsão financeira, permitindo acompanhar e comparar os valores incorridos com os anteriormente definidos (MARTINS, 2018). Para tanto, atribuem-se responsabilidades aos diversos níveis do escalão hierárquico da instituição, avaliando seus desempenhos.

Nos ambientes hospitalares, a contabilidade de custos é um instrumento gerencial importante para determinação, controle e análise dos gastos (custos e despesas), possibilitando o confronto desses custos e despesas com os preços dos procedimentos realizados, que são definidos pelo mercado composto de seguradoras, cooperativas de saúde, governo e outros (MARTINS, 2001).

Custos e despesas

Custos e despesas são gastos, isto é, um dispêndio monetário. O conceito de despesa é muito amplo; por isso, neste capítulo, será considerado como gasto não utilizado no processo de produção das atividades-fim da organização. Nas instituições de saúde, as despesas podem ser exemplificadas pelos juros de um financiamento feito junto a um banco ou pelos esforços de comercialização de tratamentos junto às seguradoras.

O termo "custo" refere-se aos gastos realizados na produção de bens ou serviços fins da organização (MARTINS, 2018). São os gastos com insumos utilizados na produção. Teoricamente, essa divisão entre despesas e custos é fácil; porém, na prática, às vezes não se consegue distingui-los de maneira clara. Por isso, há necessidade de se discutirem critérios para classificar os gastos como despesas ou custos, uma vez que isso implicará a decisão de rateá-los, ou não, para a composição dos custos dos serviços ou das atividades desenvolvidas (MARTINS, 2018).

---

[4] Orçamento: constitui-se em um instrumento eficaz de previsão e controle organizacional em relação aos gastos, aos custos e às receitas esperadas em determinado período. As estimativas orçamentárias são, geralmente, para 12 meses. Serve como padrão para comparar os valores reais com os orçados.

Os custos podem ser classificados em diretos e indiretos, fixos e variáveis. Os custos diretos são gastos, ou seja, um dispêndio monetário que se aplica diretamente na produção de um produto ou de um serviço (p. ex., o gasto com material e mão de obra na preparação e na administração de um medicamento). Já os custos indiretos são comuns a diversos procedimentos ou serviços, e não podem ser atribuídos exclusivamente a um setor ou produto. Sua apropriação se faz por meio de critérios ou fórmulas de rateio, com base em algum fator volumétrico, para serem debitados a um produto ou serviço (p. ex., gastos relativos a luz, água, limpeza, aluguéis, salário do diretor do Departamento de Enfermagem).

Custos fixos são os custos operacionais vinculados à infraestrutura instalada e que se mantêm constantes mesmo havendo modificações no número de atendimentos. São os gastos com salário, aluguel, entre outros. Já os custos variáveis são aqueles relacionados com o volume da produção, os quais aumentam quando ela cresce e contraem quando ela diminui. São os custos com materiais, medicamentos, lavanderia etc.

Sistemas de custeio

Sistema de custeio "é um conjunto de procedimentos adotados em uma empresa para calcular algo, ou seja, os bens ou serviços nela processados" (BEULK; BERTÓ, 2000).

O principal objetivo de um método de custos é mensurar os gastos com recursos consumidos quando são realizadas atividades significativas para a empresa. Um método de custos deve fornecer informações sobre o custo dos produtos, dos processos e das atividades, todos passíveis de acompanhamento para efeitos gerenciais (BERLINER; BRINSON, 1992).

Os sistemas de custeio tradicionalmente utilizados nas organizações de saúde são: custeio por absorção; por serviço, procedimento ou processo; custeio baseado em atividades (ABC, do inglês *activity-based costing*); e custeio padrão.

Custeio por absorção

O sistema de custeio por absorção é um modo de custear todas as despesas que impactam os serviços e os produtos. Inicialmente, os custos são acumulados por serviços e depois rateados pelos produtos por meio de um fator volumétrico de medição.

O esquema básico para absorção de serviços é a separação dos serviços da organização em centros de custos produtivos ou finais e centros auxiliares e administrativos. Centros de custos referem-se a uma conta destinada a agrupar todas as parcelas dos elementos de custo que incorrem em cada período nas unidades da organização (departamentos, serviços etc.). Para se definir um centro de custos, é necessário ter valores claramente identificáveis e atividades quantificáveis, por meio de uma unidade de mensuração (p. ex., o centro cirúrgico é um centro de custos com gastos identificáveis e com uma produção quantificável, que é o número de cirurgias realizadas).

Centros de custos produtivos ou finais são departamentos, serviços ou unidades que produzem diretamente serviços fins na instituição. Assim, nas organizações hospitalares, são considerados produtivos aqueles que prestam serviços de saúde diretamente aos pacientes: clínica médica, clínica cirúrgica, maternidade, pediatria, unidade de terapia intensiva (UTI), laboratório de análises clínicas, radiologia, entre outros.

Centros de custos auxiliares são aqueles que dão suporte aos centros produtivos, como: serviço de nutrição e dietética, lavanderia, centro de material e esterilização. Centros de custos administrativos correspondem aos serviços de natureza administrativa da organização de saúde, que dão suporte aos auxiliares e produtivos. Administração geral, recursos humanos, finanças, departamentos de enfermagem e médico são alguns exemplos.

Para a aferição dos custos por absorção de uma clínica cirúrgica, por exemplo, somam-se os custos diretos (pessoal e material) e os custos indiretos, que são os rateios dos custos gerais (água, luz, telefone) e os rateios dos centros de custos auxiliares e administrativos, obtendo-se o custo total (Figura 14.1).

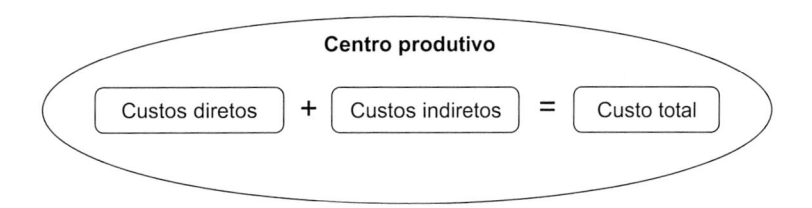

Figura 14.1 Custeio por absorção.

Geralmente, a base de rateio é uma divisão proporcional dos custos apurados para os centros produtivos. Os critérios podem ser por número de trabalhadores, por metragem de área e por percentual estimado de atendimento ou utilização (Quadro 14.1).

Quadro 14.1 Despesas e bases de rateio de centro de custos auxiliares e administrativos.

Despesas	Bases de rateio
Energia elétrica	Percentual de consumo de luz (conta de luz)
Impostos e taxas	Área ocupada (m²)
Telefone	Número de ramais (conta de telefone)
Limpeza	Área ocupada (m²)
Manutenção	Horas de manutenção
Dispensação de medicamentos	Percentual do consumo histórico de medicamentos dispensados
Lavanderia	Quantidade de roupa (kg)
Serviço de Nutrição e Dietética (SND)	Número de refeições
Centro de Material e Esterilização (CME)	Volumes processados
Administração	Número de trabalhadores
Departamento de enfermagem	Número de trabalhadores

Com isso, ao se dividir o custo total da unidade (a soma dos custos diretos e indiretos) pela produção mensal da clínica, ou seja, pelo número de internações no período de 1 mês, obtém-se o custo por paciente, por mês, podendo-se dividir esse valor pela média de permanência do indivíduo na unidade para calcular o custo da diária.

Para o levantamento do consumo dos insumos e de seus valores, bem como dos salários e da produção das diferentes unidades, há necessidade de as organizações contarem com um sistema de informação fidedigno. As planilhas de custos são elaboradas pelos serviços de contabilidade, que encaminham relatórios mensais, ou de acordo com outro período determinado, às gerências das unidades, discriminando os diferentes custos (Quadro 14.2).

Quadro 14.2 Relatório mensal dos custos de um setor de um hospital.

Insumos	Janeiro	Fevereiro	Março
Custos diretos			
Pessoal	26.980,00	27.080,00	25.342,00
Materiais			
Medicamentos	4.256,00	4.120,00	7.940,00
Materiais de consumo	6.420,00	5.897,00	7.458,00
Total dos custos diretos	37.656,00	37.097,00	40.740,00
Custos indiretos (rateios absorvidos)			
Gastos gerais			
Energia elétrica	180,00	172,00	220,00
Água	820,00	780,00	976,00
Telefones	162,00	230,00	154,00
Aluguel	3.000,00	3.000,00	3.000,00
Total dos gastos gerais	4.162,00	4.182,00	4.350,00
Gastos auxiliares			
Serviço de limpeza	3.100,00	3.300,00	3.990,00
Serviço de lavanderia e rouparia	3.526,00	3.278,00	4.699,00
Serviço de Nutrição e Dietética (SND)	4.230,00	3.878,00	5.640,00
Centro de Material e Esterilização (CME)	1.800,00	1.650,00	2.340,00
Administração de pessoal	2.320,00	2.340,00	2.210,00
Almoxarifado	189,00	162,00	219,00
Coordenação de enfermagem	1.232,00	1.230,00	1.234,00
Superintendência	3.560,00	3.789,00	3.254,00
Total dos gastos auxiliares	19.957,00	19.627,00	23.586,00
Total geral (custos diretos + custos indiretos)	61.775,00	60.906,00	68.676,00
Número de internações	178	162	212
Custo unitário/por paciente	347,00	376,00	323,94

Esses relatórios podem apresentar variações nos custos totais ou subtotais em relação aos meses anteriores, as quais podem ser calculadas usando o exemplo da Figura 14.2.

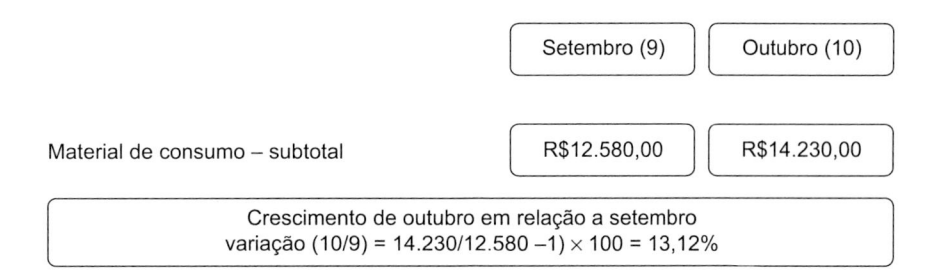

Figura 14.2 Cálculo da variação dos custos.

O acompanhamento mensal para a análise dos resultados desses relatórios permite ao gerente de enfermagem conhecer o comportamento dos custos controláveis de sua unidade, verificando se estão compatíveis com os valores e limites usuais (padrão). Possibilita também identificar as razões que justificam possíveis desvios, corrigindo-os se houver desperdícios. Custos controláveis são aqueles controlados pelo gerente da unidade, como: mão de obra, materiais e gastos gerais. Já os custos com aluguel, depreciação, entre outros, independem do gerente da unidade.

Pelo acompanhamento dos relatórios por períodos mais prolongados (mais de 1 ano), é possível conhecer o padrão de consumo, ou seja, períodos de maiores ou menores gastos do serviço, que fazem parte do perfil da unidade. Como exemplo, pode ser citado o maior consumo de materiais nos meses de janeiro, fevereiro e junho nos hospitais privados, pois estes geralmente recebem maior número de pacientes para cirurgias programadas.

Deve-se também contatar o serviço de contabilidade de custos em casos de dúvidas sobre o valor informado, pois pode haver erros com relação aos dados financeiros ou estatísticos fornecidos pelas diferentes fontes da organização. Outro aspecto importante é conhecer os critérios de rateio utilizados. Os gerentes "devem considerar não somente os gastos e o cálculo de custos, mas também a motivação das pessoas que efetuam os gastos em seus locais de trabalho", como uma estratégia de contenção de custos (FALK, 2001).

As informações sobre os custos devem ser compartilhadas com a equipe de enfermagem e com a equipe multiprofissional da unidade, como estratégia para conscientização dos gastos e dos desperdícios, propiciando o envolvimento de todos no que se refere a sugestões para melhoria do desempenho do serviço.

Outra possibilidade de aplicação do custeio por absorção é na aferição de custos de tratamentos, procedimentos médicos, procedimentos de enfermagem e processos. Estudos utilizando esse método de custeio têm sido desenvolvidos por enfermeiros na apropriação de custos de procedimentos e processos (LIMA *et al.*, 2016; LIMA, 2017; MELO; LIMA, 2017; LIMA, 2018; BEL HOMO; LIMA, 2018; SILVA; PIRES; LIMA, 2018; PIRES; LIMA, 2019; LIMA *et al.*, 2020; RUIZ *et al.*, 2020a; FURLAN; LIMA, 2020; SOUZA; CARVALHO; LIMA, 2020a; SOUZA; CARVALHO; LIMA, 2020b; RUIZ *et al.*, 2020b; SPORTELLO; CASTILHO; LIMA, 2021). No entanto, a maioria desses estudos é desenvolvida apenas com os custos diretos, porque os enfermeiros encontram dificuldades na obtenção dos custos indiretos devido à não aferição deles por centros de custos em algumas organizações hospitalares.

Apesar de publicações sistemáticas de enfermeiros em periódicos nacionais, constata-se que estudos sobre custeio de procedimentos de enfermagem ainda são escassos, havendo a descontinuidade de estudos semelhantes, em diferentes contextos assistenciais, o que propiciaria a verticalização do conhecimento desenvolvido (SOUZA; CARVALHO; LIMA, 2020a). Então, se, por um lado, os enfermeiros precisam contribuir com o incremento da produção de conhecimentos sobre custos, por outro lado, as organizações de saúde necessitam enfrentar o desafio de estruturar-se para disponibilizar informações fidedignas que propiciem, também, a obtenção dos custos indiretos visando à apuração dos custos totais de diferentes procedimentos (RUIZ *et al.*, 2020a).

A realização de determinado procedimento requer o consumo de diferentes quantidades de insumos, sendo possível o estabelecimento do valor do seu custo direto médio – $\overline{C(P_\iota)}$, considerando o custo direto médio dos materiais – $\overline{C(P_\iota)_{mat}}$, o custo direto médio das soluções/medicamentos – $\overline{C(P_\iota)_{sol}}$ – e o custo direto médio da mão de obra – $\overline{C(P_\iota)_{mob}}$ (Equação 1) (LIMA, 2015):

$$\overline{C(P_\iota)} = \overline{C(P_\iota)_{mat}} + \overline{C(P_\iota)_{sol}} + \overline{C(P_\iota)_{mob}} \tag{1}$$

O custo direto médio dos materiais – $\overline{C(P_\iota)_{mat}}$ – é obtido pela soma dos custos médios $(\overline{Cm_k})$ de cada um dos materiais (k) utilizados no procedimento (Equação 2):

$$\overline{C(P_\iota)_{mat}} = \sum_{k=1}^{n} \overline{Cm_k} \tag{2}$$

O custo médio de cada material ($\overline{Cm_k}$) é obtido pelo produto da quantidade média do material ($\overline{qm_k}$) pelo preço unitário médio ($\overline{Pmu_k}$) dele (Equação 3):

$$\overline{Cm_k} = \overline{qm_k} \cdot \overline{Pmu_k} \tag{3}$$

Substituindo a Equação 3 na Equação 2, obtém-se uma equação mais detalhada para o custo direto médio dos materiais – $\overline{C(P_\iota)_{mat}}$ (Equação 4):

$$\overline{C(P_\iota)_{mat}} = \sum_{k=1}^{n} (\overline{qm_k} \cdot \overline{Pmu_k}) \tag{4}$$

O custo direto médio das soluções/medicamentos – $\overline{C(P_\iota)_{sol}}$ – é obtido pela soma dos custos médios de cada uma das soluções/medicamentos ($\overline{Cs_k}$) consumidas no procedimento (Equação 5):

$$\overline{C(P_\iota)_{sol}} = \sum_{k=1}^{n} \overline{Cs_k} \tag{5}$$

O custo médio de cada solução/medicamento ($\overline{Cs_k}$) é obtido pelo produto da quantidade média da solução/medicamento ($\overline{qs_k}$) pelo preço unitário médio ($\overline{Psu_k}$) dela (Equação 6):

$$\overline{Cs_k} = \overline{qs_k} \cdot \overline{Psu_k} \tag{6}$$

Substituindo a Equação 6 na Equação 5, obtém-se uma equação mais detalhada para o custo direto médio das soluções/medicamentos – $\overline{C(P_\iota)}_{sol}$ (Equação 7):

$$\overline{C(P_\iota)}_{sol} = \sum\nolimits_{k=1}^{n} (\overline{qs_k} \cdot \overline{Psu_k}) \tag{7}$$

O custo direto médio da mão de obra – $\overline{C(P_\iota)}_{mob}$ – é obtido pela soma dos custos médios de cada categoria profissional $(\overline{Ch_c})$ envolvida no procedimento, assim representado (Equação 8):

$$\overline{C(P_\iota)}_{mob} = \sum\nolimits_{k=1}^{n} \overline{Ch_c} \tag{8}$$

O custo médio de cada categoria profissional $(\overline{Ch_c})$ é obtido pelo produto do tempo médio dedicado pela categoria (c) no procedimento $(\overline{t_c})$ pelo custo médio unitário da mão de obra $(\overline{Su_c})$ de cada categoria profissional (Equação 9):

$$\overline{Ch_c} = \overline{t_c} \cdot \overline{Su_c} \tag{9}$$

Substituindo a Equação 9 na Equação 8, obtém-se uma equação mais detalhada para o custo direto médio da mão de obra – $\overline{C(P_\iota)}_{mob}$ (Equação 10):

$$\overline{C(P_\iota)}_{mob} = \sum\nolimits_{k=1}^{n} (\overline{t_c} \cdot \overline{Su_c}) \tag{10}$$

Por fim, substituindo-se as Equações 4, 7 e 10 na Equação 1, obtém-se a seguinte equação para determinar o custo direto médio do procedimento – $\overline{C(P_\iota)}$ (Equação 11):

$$\overline{C(P_\iota)} = \sum\nolimits_{k=1}^{n} (\overline{q_k} \cdot \overline{Pu_k}) + \sum\nolimits_{k=1}^{n} (\overline{qs_k} \cdot \overline{Psu_k}) + \sum\nolimits_{c=1}^{n} (\overline{t_c} \cdot \overline{Su_c}) \tag{11}$$

Assim, para apuração do custo direto médio total de um dado procedimento – $\overline{C(P_\iota)}$, ficam definidas as seguintes variáveis intervenientes: quantidade média dos materiais $(\overline{qm_k})$; preço unitário médio de cada material $(\overline{Pmu_k})$; quantidade média das soluções/medicamentos $(\overline{qs_k})$; preço unitário médio de cada solução/medicamento $(\overline{Psu_k})$; tempo médio de dedicação de cada categoria profissional $(\overline{t_c})$; massa salarial unitária média da mão de obra de cada categoria profissional $(\overline{Su_c})$ (LIMA, 2015).

O custeio de tratamentos, procedimentos e processos, assistenciais e gerenciais, fundamenta os enfermeiros nas tomadas de decisão para a alocação racional de recursos escassos contribuindo para a implementação de estratégias que previnam/minimizem desperdícios e para a melhoria contínua da qualidade (SOUZA; CARVALHO; LIMA, 2020a). Nessa direção, a determinação de custos por paciente, o custo da diária e o valor dos procedimentos/tratamentos são os objetivos básicos dos custos hospitalares. Essas unidades de custos permitem o conhecimento dos gastos para controle e análise das variações com o custo-padrão e a respectiva receita (MARTINS, 2001).

Custeio baseado em atividades

As organizações hospitalares, tanto públicas quanto privadas, buscam sistemas de custeio mais eficientes que permitam melhorar o gerenciamento dos custos em relação ao planejamento e controle deles e, consequentemente, aumentar o desempenho da organização. O sistema de custeio baseado em atividades (ABC, do inglês *activity-based costing*) tem sido apontado como eficiente para os serviços. Usando como base o ABM (do inglês *activity-based management*), ou gestão baseada em atividades, em que o estudo de cada processo produtivo dos serviços possibilita visualizar os recursos gastos em cada etapa, há a possibilidade de saber quais os custos reais das atividades desenvolvidas. Conhecendo os fatores que geram custos em cada fase do processo de produção, é possível elaborar estratégias para otimizar o uso dos recursos e diminuir os custos (NAKAGAWA, 2001).

Outra vantagem do ABC é eliminar distorções de custos dos produtos e serviços decorrentes da utilização de bases únicas de rateios dos custos indiretos para todos os serviços e produtos, porque nem todos desenvolvem as mesmas atividades. Portanto, a ênfase desse sistema é a redução dos custos indiretos e, consequentemente, do custo total dos processos.

Entretanto, alguns autores alertam que a implantação do sistema ABC requer um esforço organizacional e financeiro elevado, principalmente na estruturação do sistema de informações, se comparados com outros sistemas (TOMMASI, 2000).

A aplicação das metodologias ABM e ABC na área de saúde deve ser vista como instrumento gerencial importante para estabelecimento da relação causa e efeito no uso dos recursos e, consequentemente, nos seus custos, auxiliando no controle dos desperdícios. No entanto, há dificuldades quanto à sua aplicação devido à dificuldade na obtenção de informações para contabilização, ao alto custo de medição e à existência de uma cultura que não favorece o compartilhamento de dados financeiros (JERICÓ; CASTILHO, 2010).

Custeio-padrão

O termo "custo-padrão", mais do que um método de custeio, pode ser compreendido como o valor de um procedimento ou serviço fixado como "padrão" ou meta, que auxilia na definição do preço e no controle do custo após ter sido obtido pelo custo-padrão ideal, corrente ou real. Os custos ideal e corrente são propostos mediante estudos teóricos sobre a produção de determinado procedimento, enquanto o custo real ou estimado utiliza outras formas de custeio, como por absorção (MARTINS, 2018). Nas organizações de saúde, os custos-padrão de procedimentos, muitas vezes, são estimados por absorção, sendo aferidos somente os custos diretos com base na experiência passada da instituição ou de um grupo de especialistas, o que pode levar a distorções com relação aos custos reais.

Os custos-padrão são, portanto, predeterminados para procedimentos repetitivos, transformados em taxas para cobrança e utilizados para controle, planejamento e tomadas de decisão.

Ao elaborar e utilizar os protocolos de enfermagem, o enfermeiro fornece subsídios para o estabelecimento dos custos-padrão relacionados com a assistência de enfermagem (MUNHOZ, 2002).

Apropriação dos métodos de aferição de custos pelos enfermeiros

Conhecendo os diferentes métodos de aferição de custos, os enfermeiros podem auxiliar na geração de informações que subsidiem a missão de melhorar o desempenho e a eficiência da sua unidade ou serviço, bem como da organização como um todo. Ao se evidenciarem os fatores que afetam o aumento dos custos, é possível monitorá-los ou diminuí-los sem afetar a qualidade e sem deixar de atender à demanda.

Saber onde há possibilidade de cortar etapas dos processos de atendimento ou dos procedimentos que não agregam qualidade, mas gastos, ou ainda buscar modificações inserindo novas tecnologias que possibilitem a contenção de custos deve ser uma meta para os enfermeiros.

Outra possibilidade é desenvolver métodos de aferição de custos mais adequados aos serviços de saúde e de enfermagem, que possibilitem melhor compreensão da composição dos custos dos tratamentos de diferentes pacientes e dos distintos procedimentos terapêuticos a que são submetidos.

Alguns autores têm chamado a atenção para o fato de os custos de enfermagem serem tratados como um valor médio com relação ao custo total da assistência, ou seja, incluído no valor da diária hospitalar e captado com base no cálculo do custo do paciente/dia. Assim, deixa-se de considerar a variabilidade de exigências do cuidado de enfermagem para os diferentes tipos de paciente (ANSELMI, 2000).

Nesse sentido, o Sistema de Classificação de Pacientes (SCP) (ver Capítulo 10, *Dimensionamento de Profissionais de Enfermagem em Instituições de Saúde*) pode constituir a base de um sistema de contabilidade de custo para a enfermagem, permitindo uma aferição mais acurada e diferenciada da participação dos profissionais de enfermagem nos tratamentos e nos procedimentos realizados nos pacientes (ANSELMI, 2000; FALK, 2001).

Para isso, estudos têm sido desenvolvidos a fim de propor modelos de estimação do custo de mão de obra de enfermagem, de acordo com o grau de dependência dos pacientes em relação à equipe de enfermagem (LIMA; CASTILHO, 2015; LIMA; ORTIZ, 2015; LIMA *et al.*, 2016) ou de acordo com o nível de gravidade dos pacientes (TELLES; CASTILHO, 2007).

CONSIDERAÇÕES FINAIS

A busca por conhecimentos relacionados com o gerenciamento de custos e sua aplicação na prática assistencial e gerencial exigem mudança na capacitação dos profissionais de saúde no que se refere, principalmente, à valorização dos aspectos financeiros da assistência à saúde e ao entendimento de que a finalidade de gerenciar os aspectos econômicos na área está fundamentada na otimização dos recursos, na garantia de acesso e equidade aos usuários e na manutenção da qualidade do atendimento. No entanto, embora os aspectos econômicos sejam importantes, não devem sobrepor-se aos técnicos, humanos, éticos e sociais nas tomadas de decisão.

Embora as organizações de saúde, por movimentarem grandes somas de dinheiro, possam ser descritas como grandes empresas sob o ponto de vista econômico-financeiro, não se pode esquecer que elas são recursos necessários para a população à qual prestam assistência, devendo ser administradas para oferecerem serviços com qualidade e baixos custos, para poderem sobreviver, para disporem de insumos necessários e de instalações apropriadas, e, ainda, para remunerarem adequadamente seus profissionais (MARTINS, 2001).

Administrar com eficiência e eficácia essas organizações complexas, cujas atividades são extremamente importantes para a sociedade, é um compromisso moral e ético de todo profissional que gerencia. Para tanto, esses profissionais devem aplicar instrumentos gerenciais que os auxiliem nas tomadas de decisão.

BIBLIOGRAFIA

ABURDENE, P.; NAISBITT, J. **Megatendências para as mulheres**. Rio de Janeiro: Rosa dos Tempos, 1993.

ALMEIDA, M. V. R.; INFANTOSI, A. F. C. A avaliação de tecnologia em saúde: uma metodologia para países em desenvolvimento. *In*: BARRETO, M. L. *et al.* **Epidemiologia, serviços e tecnologias em saúde**. Rio de Janeiro: Fiocruz/Abrasco, 1998. p. 25-29.

ANSELMI, M. L. **Quadro de referência para elaboração do orçamento de enfermagem em instituições hospitalares**. [Tese] – Universidade de São Paulo, Ribeirão Preto, 2000.

ANSELMI, M. L.; NAKAO, J. R. S. A enfermagem no processo de gestão econômica dos serviços de saúde: limites e possibilidades. **Revista Brasileira de Enfermagem**, v. 52, n. 2, p. 223-232, 1999.

BEL HOMO, R. F.; LIMA, A. F. C. Custo direto da manutenção da permeabilidade de cateter venoso central totalmente implantado. **Revista Latino-Americana de Enfermagem**, v. 26, e3004, 2018.

BERLINER, C.; BRINSON, J. A. **Gerenciamento de custos em indústrias avançadas**: base conceitual do CAM-I. São Paulo: T.A. Queiroz, Fundação Salim Farah Maluf, 1992.

BEULK, R.; BERTÓ, D. J. **Gestão de custos e resultados na saúde**: hospitais, clínicas, laboratórios e congêneres. 2. ed. São Paulo: Saraiva, 2000.

BRASIL. Ministério da Saúde (MS). **Financiamento Público de Saúde**. Organização Pan-Americana da Saúde. Brasília: MS, 2013.

COUTTOLENC, B. F.; ZUCCHI, P. **Gestão de recursos financeiros**. São Paulo: Faculdade de Saúde Pública, 1998. (Série Saúde e Cidadania).

FALK, J. A. **Gestão de custos para hospitais**: conceitos, metodologias e aplicação. São Paulo: Atlas, 2001.

FRANCISCO, I. M. **O ensino de custos nas escolas de graduação em enfermagem**. [Dissertação] – Universidade de São Paulo, São Paulo, 2002.

FRANCISCO, I. M. F.; CASTILHO, V. A enfermagem e o gerenciamento de custos. **Revista da Escola de Enfermagem da USP**, v. 36, n. 3, p. 240-244, 2002.

FURLAN, M. S.; LIMA, A. F. C. Custo direto dos procedimentos para o tratamento do evento adverso flebite em Unidade de Internação Clínica. **Revista da Escola de Enfermagem da USP**, v. 54, e03647, 2020.

JERICÓ M. C.; CASTILHO, V. Gerenciamento de custos: aplicação do método de Custeio Baseado em Atividades em Centro de Material Esterilizado. **Revista da Escola de Enfermagem da USP**, v. 44, n. 3, p. 745-752, 2010.

JERICÓ M. C.; CASTILHO, V. Treinamento e desenvolvimento de pessoal de enfermagem: um modelo de planilha de custos. **Revista da Escola de Enfermagem da USP**, v. 38, n. 3, p. 326-331, 2004.

LIMA, A. F. C. **Custo direto da hemodiálise convencional realizada por profissionais de enfermagem em hospitais de ensino.** [Tese] – Universidade de São Paulo, São Paulo, 2015.

LIMA, A. F. C. Custo direto da monitorização da hemodiálise convencional realizada por profissionais de enfermagem. **Revista Brasileira de Enfermagem**, v. 70, n. 2, p. 374-381, 2017.

LIMA, A. F. C. Custos diretos de procedimentos integrantes da hemodiálise convencional realizada por profissionais de enfermagem. **Revista Latino-Americana de Enfermagem**, v. 26, e2944, 2018.

LIMA, A. F. C.; CASTILHO, V. Gerenciamento de custos em UTI. *In*: PADILHA, K. G.; VATTIMO, M. F. F.; SILVA, S. C.; KIMURA, M.; WATANABE, M. (orgs.). **Enfermagem em UTI**: cuidando do paciente crítico. 2. ed. ampliada e atualizada. São Paulo: Manole, 2016. p. 1317-1332.

LIMA, A. F. C.; CASTILHO, V. Mobilização corporal para prevenção de úlceras por pressão: custo direto com pessoal. **Revista Brasileira de Enfermagem**, v. 68, n. 5, p. 930-936, 2015.

LIMA, A. F. C.; ORTIZ, D. R. Custo direto da condução e documentação do processo de enfermagem. **Revista Brasileira de Enfermagem**, v. 68, n. 4, p. 683-689, 2015.

LIMA, A. F. C. *et al.* Acesso venoso periférico utilizando dispositivos sobre agulha com e sem extensão: custos e desfechos. **Revista Brasileira de Enfermagem**, v. 73, n. 5, e20180921, 2020.

LIMA, A. F. C. *et al.* Custo direto dos curativos de úlceras por pressão em pacientes hospitalizados. **Revista Brasileira de Enfermagem**, v. 69, n. 2, p. 290-297, 2016.

MARTINS, D. **Gestão financeira de hospitais.** São Paulo: Atlas, 2001.

MARTINS, E. **Contabilidade de custos.** 11. ed. São Paulo: Atlas, 2018.

MÉDICI, A. C. **Economia e financiamento do setor saúde no Brasil**: balanços e perspectivas do processo de descentralização. São Paulo: USP, 1994.

MELLO, M. C. **Estudo do tempo no trabalho da enfermagem**: construção de instrumento de classificação de atividades para implantação do método amostragem do trabalho. [Dissertação] – Universidade de São Paulo, São Paulo, 2002.

MELO, T. O.; LIMA, A. F. C. Custo de procedimentos de enfermagem realizados com maior frequência ao grande queimado. **Revista Brasileira de Enfermagem**, v. 70, n. 3, p. 506-513, 2017.

MUNHOZ, S. **Custo padrão dos procedimentos de enfermagem na assistência ao paciente crítico**: diferenças entre a prescrição da enfermeira e a do médico. [Dissertação] – Universidade Federal de São Paulo, São Paulo, 2002.

NAKAGAWA, M. **ABC**: custeio baseado em atividades. 2. ed. São Paulo: Atlas, 2001.

OLIVEIRA, J. C. **Estudo bibliométrico das publicações de custos em enfermagem no período de 1966 a 2000.** [Dissertação] – Universidade de São Paulo, São Paulo, 2001.

PIRES, A. B. M.; LIMA, A. F. C. Custo direto da passagem de cateter central de inserção periférica por enfermeiros. **Revista Brasileira de Enfermagem**, v. 72, n. 1, p. 95-101, 2019.

RUIZ, P. B. O. *et al.* Custos de procedimentos/intervenções de enfermagem: revisão integrativa da literatura. **Revista Brasileira de Enfermagem**, v. 73, Suppl 6, e20190351, 2020a.

RUIZ, P. B. O. *et al.* Profissionais de enfermagem recém-admitidos em um hospital-escola: custos diretos dos treinamentos e da não produtividade. **Revista Paulista de Enfermagem**, v. 31, 2020b.

SILVA, V. G.; PIRES, A. B. M.; LIMA, A. F. C. Cateter central de inserção periférica: motivos de remoção não eletiva e custo do consumo mensal. **Cogitare Enfermagem**, v. 23, n. 4, p. e57498, 2018.

SOUZA, L. E. P. F. *et al.* Os desafios atuais da luta pelo direito universal à saúde no Brasil. **Ciência & Saúde Coletiva**, v. 24, n. 8, p. 2783-2792, 2019.

SOUZA, P. G.; CARVALHO, L. S.; LIMA, A. F. C. Contribuições de enfermeiros na produção de estudos sobre custos no contexto nacional: revisão narrativa da literatura. **Revista Paulista de Enfermagem**, v. 31, 2020a.

SOUZA, P. G.; CARVALHO, L. S.; LIMA, A. F. C. Produção científica do Grupo de Pesquisa Dimensão Econômica do Gerenciamento em Enfermagem: revisão narrativa da literatura. **Revista Paulista de Enfermagem**, v. 31, 2020b.

SPORTELLO, E. F.; CASTILHO, V.; LIMA, A. F. C. Cobertura do custo dos procedimentos de enfermagem ambulatoriais pelo Sistema Único de Saúde: análise percentual. **Revista da Escola de Enfermagem da USP**, v. 55, e03692, 2021.

TELLES, S. C. R.; CASTILHO, V. Custo de pessoal na assistência direta de enfermagem em unidade de terapia intensiva. **Revista Latino-Americana de Enfermagem**, v. 15, n. 5, p. 1005-1009, 2007.

TOMMASI, M. Custeio gerencial – conceituação, considerações e perspectivas. *In*: SILVA JÚNIOR, J. B. (coord.). **Custos**: ferramentas de gestão/conselho de contabilidade do Estado de São Paulo. São Paulo: Atlas, 2000. p. 17-27 (Coleção Seminários CRC-SP/Ibracon).

Responsabilidade Civil do Enfermeiro na Assistência e na Gestão

Genival Fernandes de Freitas ◆ Marcelo José dos Santos

INTRODUÇÃO

Define-se responsabilidade como a incumbência ou tarefa que cabe a alguém; a condição de quem tem obrigação de responder pelos efeitos dos próprios atos ou pelos de outros; a autoria e/ou culpa por ato danoso ou criminoso; e a capacidade de agir de maneira sensata. Além disso, a responsabilidade civil consiste na obrigatoriedade imposta pela prática de um ato ilícito no âmbito civil (RESPONSABILIDADE, 2021a; RESPONSABILIDADE, 2021b).

Segundo Maria Helena Diniz, a responsabilidade civil é a aplicação de medidas que obriguem uma pessoa a reparar dano moral ou patrimonial causado a terceiro em razão de ato por ela mesma praticado, por pessoa por quem responda, por algo que a pertença ou de simples imposição legal (DINIZ, 2018).

Há uma distinção entre a responsabilidade decorrente de culpa e a de dolo. A primeira ocorre quando determinada ação ou omissão produz ou não impede um evento indesejável; nesse caso, o agente não almeja obter um resultado danoso (p. ex., a morte de uma pessoa). A segunda hipótese ocorre quando há intencionalidade ou vontade direcionada ao alcance de determinado resultado (DINIZ, 2018).

Na enfermagem, a responsabilidade está estabelecida na Lei do Exercício Profissional de Enfermagem. Sabe-se que, historicamente, a responsabilidade dos profissionais de enfermagem é compartilhada entre enfermeiros, técnicos e auxiliares de enfermagem, e entre esses e outros profissionais de saúde. Os profissionais de enfermagem têm as atribuições legalmente estabelecidas na Lei nº 7.498/1986 e seu Decreto Regulamentador nº 94.406/1987.

O conhecimento da legislação é fundamental para os profissionais de enfermagem, pois a responsabilização passa pelo saber e pelo fazer aquelas ações que a lei possibilita.

É possível, legalmente, o enfermeiro delegar algumas ações aos técnicos e aos auxiliares, e outras não. Sob o ponto de vista da responsabilização, é possível assegurar que, na "boa delegação", avalia-se, *a priori*, a competência técnica (de saber fazer) e a competência legal (que a lei permite fazer ou delegar). Sendo assim, quem delega bem se exime de responsabilidade caso aquele a quem delegou aja de maneira culposa, causando algum tipo de prejuízo a outrem (o paciente, por exemplo). Há ainda a "má delegação", que, sob o ponto de vista da responsabilização, consiste na atitude precipitada e que não avalia as consequências (OGUISSO; SCHMIDT, 2018).

A responsabilidade profissional do enfermeiro abrange as dimensões civil, penal e ética e, por vezes, todos esses campos de modo cumulativo. Assim, se o ato profissional implicar dano físico, moral ou patrimonial, poderá haver responsabilidade nos âmbitos civil, penal e ético (OGUISSO; SCHMIDT; FREITAS, 2018).

RESPONSABILIDADE CIVIL

Consiste na aplicação de medidas que obriguem uma pessoa a reparar dano moral ou patrimonial causado a terceiros em razão de ato praticado por ela mesma, por pessoa por quem ela responde, por algo a ela pertencente ou de simples imposição legal (DINIZ, 2018).

A reparação é fundamental na responsabilidade civil e requer retratação, ressarcimento ou indenização a que alguém é obrigado por violação do direito de outrem (REPARAÇÃO, 2021).

Na enfermagem, a reparação é obrigatória quando a atuação inadequada do profissional provoca prejuízos de ordem física ou moral ao paciente, o que pode ser configurado como ato culposo, seja este decorrente de ação (fazer algo que expõe o paciente ao risco), seja por omissão (deixar de agir ou de fazer algo quando deveria fazê-lo). Um exemplo de omissão na prática de enfermagem é não ajudar o paciente a alimentar-se quando ele depende do profissional para isso.

Os tipos de culpa estão previstos no art. 18, inciso II, do Código Penal, segundo o qual o crime é considerado culposo "quando o agente deu causa ao resultado por imprudência, negligência ou imperícia". No art. 45 do Código de Ética dos Profissionais de Enfermagem – CEPE (COFEN, 2017), que estabelece como dever profissional: "Prestar assistência de Enfermagem livre de danos decorrentes de imperícia, negligência ou imprudência".

A imprudência é definida como uma atitude positiva, um agir sem a cautela e a atenção necessárias, com afoitamento ou inconsideração. É uma conduta arriscada, perigosa e impulsiva (MIRABETE; FABBRINI, 2021).

No cotidiano da enfermagem, a **imprudência** pode ocorrer, por exemplo, quando um enfermeiro delega indevidamente ao técnico ou auxiliar de enfermagem a execução de uma atividade privativa. Nesse caso, tanto quem delega quanto quem assume a tarefa são responsáveis pela ação ou pelo resultado dessa.

A **negligência** é compreendida como inatividade, a inércia do profissional, causando resultado lesivo. Nessa modalidade de culpa, o profissional não age devido a preguiça, desleixo, desatenção ou displicência. São exemplos de negligência a aplicação de bolsa térmica em um paciente sem a verificação da temperatura da água, o que pode ocasionar queimaduras, e a falha no preparo ou na administração de medicamentos.

A **imperícia** consiste na falta de conhecimento técnico no exercício da profissão, na atuação de um profissional que não leva em consideração o que sabe ou deveria saber. No caso da enfermagem, a realização de um procedimento técnico sem o devido conhecimento ou experiência ocorre, por exemplo, ao substituir uma medicação prescrita por outra supostamente similar, sem conhecê-la suficientemente para efetuar essa substituição, o que pode ocasionar algum tipo de risco ou dano ao paciente.

O art. 186 do Código Civil prevê textualmente: "aquele que, por ação ou omissão voluntária, negligência ou imprudência, violar direito e causar dano a outrem, ainda que exclusivamente moral, comete ato ilícito". A obrigação de reparação de danos está prevista também no art. 951, quando "no exercício de atividade profissional, por negligência, imprudência ou imperícia, causar a morte do paciente, agravar-lhe o mal, causar-lhe lesão, ou inabilitá-lo para o trabalho" (BRASIL, 2002).

De acordo com o CEPE, art. 51 (COFEN, 2017), "responsabilizar-se por falta cometida em suas atividades profissionais, independentemente de ter sido praticada individual ou em equipe, por imperícia, imprudência ou negligência, desde que tenha participação e/ou conhecimento prévio do fato". Com isso, é possível que a reparação do dano causado seja extensiva aos profissionais da equipe, que tenham participação e/ou conhecimento da ocorrência que causou o dano, havendo, portanto, nexo de causalidade entre o dano e os profissionais envolvidos. Ademais, se houver lesão física ou outro dano, o paciente poderá ser indenizado com relação às despesas do tratamento e dos lucros cessantes, que correspondem ao valor que a vítima deixou de auferir enquanto esteve convalescente. Se da ofensa resultar lesão, pela qual o ofendido não possa exercer seu ofício ou profissão, com diminuição da capacidade laboral, a indenização incluirá pensão correspondente à importância do trabalho do qual ficou inabilitado ou da depreciação que ele sofreu. Essas situações encontram-se assinaladas no art. 949 do Código Civil (BRASIL, 2002).

O Código Civil determina ainda a obrigatoriedade da reparação por dano decorrente do exercício profissional inadequado, sem distinção de categoria ou nível de qualificação, podendo o ressarcimento ser exigido do profissional ou da instituição.

RESPONSABILIDADE PENAL

Conceitualmente, a responsabilidade penal consiste no dever jurídico de responder pela ação delituosa que recai sobre o agente imputável, ou seja, aquele que pode legalmente responder pelos próprios atos. No exercício da enfermagem, o profissional está sujeito à responsabilidade penal quando infringir norma de direito público penal. Entretanto, é possível que, ao fazer isso, o profissional transgrida também as normas cíveis, tornando-se obrigado a responder duplamente – civil e penalmente.

A Constituição Federal estabelece os requisitos para o exercício de qualquer profissão ao enunciar, no art. 5º, inciso XIII, que "é livre o exercício de qualquer trabalho, ofício ou profissão, atendidas as qualificações que a lei estabelecer". Nesse sentido, o profissional de enfermagem precisa estar atento ao fato de que a responsabilidade legal está implícita em qualquer ação de enfermagem, pois o Código de Ética prevê que cabe a ele "assegurar ao cliente uma assistência livre de danos decorrentes de imperícia, negligência ou imprudência" e "avaliar criteriosamente sua competência técnica, científica, ética e legal, e somente aceitar encargos ou atribuições quando capaz de desempenho seguro para si e para outrem".

No campo da responsabilidade penal, o Código Penal determina, no art. 136, que "expor a perigo a vida ou a saúde de pessoa sob sua autoridade, guarda ou vigilância, para fim de educação, ensino, tratamento ou custódia, quer privando-a de alimentação ou cuidados indispensáveis", caracteriza crime de maus-tratos, o que permite a exigência de reparação pecuniária.

Na mesma linha, o art. 64 do CEPE proíbe ao profissional de enfermagem "Provocar, cooperar, ser conivente ou omisso diante de qualquer forma ou tipo de violência contra a pessoa, família e coletividade, quando no exercício da profissão" (COFEN, 2017). Por conseguinte, o profissional que tomar conhecimento de um suposto crime durante o exercício de sua função (p. ex., lesões corporais em um paciente decorrentes de maus-tratos) deve relatar o fato a quem de direito para tomar as devidas providências legais e eventualmente enunciar o ocorrido às autoridades competentes, além de registrar o que observou e as condutas adotadas pela instituição no prontuário do paciente. Caso não tome nenhuma providência e se omita diante do fato, o profissional poderá ser acusado de cumplicidade ou conivência com quem cometeu o crime, seja este outro profissional da área da saúde, um familiar ou cuidador contratado pela família da vítima.

Outro fator que tem grande impacto nas atividades de enfermagem são os problemas relativos ao registro no prontuário do paciente. Trata-se do crime de falsidade ideológica, que consiste em alterar a ideia de um documento ou seu conteúdo sem alterar sua forma material. Pode ser praticado por omissão do profissional, por não anotar o que deveria ser anotado, ou por comissão, ao inserir ou fazer inserir uma informação falsa ou diferente da que deveria ser registrada.

O art. 299 do Código Penal define como crime de falsidade ideológica "omitir, em documento público ou particular, declaração que dele devia constar, ou nele inserir ou fazer inserir declaração falsa ou diversa da que devia ser escrita, com o fim de prejudicar direito, criar obrigação ou alterar a verdade sobre fato juridicamente relevante". Prevê a penalidade de reclusão de 1 a 5 anos e multa, se o documento for público; e de 1 a 3 anos, se o documento for particular.

O prontuário do paciente constitui um tipo de documento particular, no qual o pessoal de enfermagem deve registrar todas as ações realizadas. Outros exemplos de documento particular são os relatórios de consultoria, auditoria, resultado de pesquisa ou parecer técnico-científico.

Assim, se o profissional de enfermagem registrar ou mandar que se registre informação falsa ou diversa da que deveria constar no prontuário, simplesmente alterando a verdade sobre um fato relevante, já estará cometendo crime de falsidade ideológica. Se o registro alterado se referir à condição ou ao estado do paciente, ou à assistência de enfermagem prestada, essa anotação poderá, eventualmente, tornar-se fato jurídico em razão de intercorrências, acidentes ou denúncia.

Todas essas questões relativas ao aspecto penal precisam ser consideradas pelo enfermeiro ao delegar uma função de enfermagem à sua equipe de trabalho. Ao responder pelos atos de outrem, o indivíduo assume a responsabilidade delegando uma tarefa ou função para outra pessoa. Portanto, quem delega uma função responsabiliza-se, e quem recebe a incumbência deve prestar contas do que fez, pois também responde pelos atos e assume a parcela de responsabilidade correspondente (OGUISSO; SCHMIDT, 2018).

Assim, o enfermeiro pode ser convocado a responder pelos atos do outro profissional de enfermagem a ele subordinado, quando de tais atos resultarem quaisquer danos ao paciente.

A delegação de atividade de um profissional a outro é comum e frequente nas equipes de enfermagem. Ao escalar um técnico ou auxiliar de enfermagem, ou mesmo outro colega da mesma categoria, para executar determinadas ações técnicas, como medicação, controle de sinais vitais, medidas de conforto e higienização, o enfermeiro está, de fato, delegando atividades de enfermagem; logo, tornar-se-á corresponsável pela prática daquelas ações.

Por essa razão, o enfermeiro precisa avaliar a competência técnica e a capacidade legal do outro profissional antes de delegar uma tarefa. Por sua vez, quem recebe uma incumbência ou atribuição também pode recusar-se a executá-la em razão de a atividade extrapolar seu grau de competência legal, como um direito assegurado.

A questão da coautoria é um princípio relevante na prática de atos ilícitos, com previsão específica no art. 29 do Código Penal: "quem, de qualquer modo, concorre para o crime incide nas penas a este cominadas, na medida de sua culpabilidade".

Segundo Bittencourt (2021), há coautoria quando mais de uma pessoa, ciente e voluntariamente, participa da mesma infração penal. Há, então:

> [...] convergência de vontades para um fim comum, aderindo uma pessoa à ação de outra, sem que seja necessário prévio ajuste entre elas. Nesse caso, se existir o ajuste, será uma coparticipação dolosa ou intencional; não existindo o objetivo do fim comum, mas sendo possível e previsível aos copartícipes, será um tipo de coautoria culposa.

O art. 47 do CEPE prescreve que o profissional deve "Posicionar-se contra, e denunciar aos órgãos competentes, ações e procedimentos de membros da equipe de saúde, quando houver risco de danos decorrentes de imperícia, negligência e imprudência ao paciente, visando a proteção da pessoa, família e coletividade" (COFEN, 2017). Esse ponto merece destaque, porque o profissional pode ser acusado legalmente de cumplicidade ou coautoria em delito (crime ou contravenção) praticado por profissionais de áreas afins.

Antes do Código de Defesa do Consumidor (BRASIL, 1990), cabia ao paciente lesado demonstrar com provas a culpa do profissional. Atualmente, com a inversão do ônus da prova, prevista nesse Código, cabe ao profissional ou à instituição de saúde provar que o cuidado ou o tratamento realizado era tecnicamente correto e que estava indicado às necessidades do paciente e ao contexto de cada caso.

Entretanto, mesmo antes da vigência do Código de Defesa do Consumidor, a presunção de culpa do profissional já existia em alguns casos, como nas cirurgias plásticas, na transfusão de sangue e na execução de radiografias, assim como a presunção de culpa das instituições de saúde pelos atos de seus colaboradores, especialmente pessoal de enfermagem, como estipula o Código Civil, art. 932, inciso III, ao determinar que são também responsáveis pela reparação civil: "o empregador por seus empregados e prepostos, no exercício do trabalho que lhes competir ou em razão dele".

Por fim, cabe ponderar que o profissional envolvido em uma ocorrência prejudicial ao paciente poderá responder, civil e penalmente, mesmo quando desconhecer a previsão legal sobre o ato praticado, pois o art. 21 do Código Penal estabelece que o "desconhecimento da lei é inescusável", o que reforça a necessidade de o profissional ter conhecimento e manter-se atualizado acerca da extensão das responsabilidades civil e penal inerentes à profissão (MATTOZINHO; FREITAS, 2021).

Contudo, a responsabilidade profissional vai além da estrita observância do CEPE e da legislação que regulamenta o exercício da profissão, dependendo igualmente de uma atuação consciente, norteada pela clareza acerca da importância da sua função e do engajamento aos preceitos éticos e legais que fundamentam sua carreira.

GESTÃO E RESPONSABILIDADE

A Resolução nº 509/2016, do Conselho Federal de Enfermagem, dispõe sobre "Anotação de Responsabilidade Técnica pelo Serviço de Enfermagem, bem como estabelece as atribuições do Enfermeiro Responsável Técnico" (COFEN, 2016).

O enfermeiro responsável técnico (RT) é o profissional de enfermagem de nível superior, nos termos da Lei nº 7.498, de 25 de junho de 1986, e do Decreto nº 94.406, de 08 de junho de 1987, que tem sob sua responsabilidade planejamento, organização, direção, coordenação, execução e avaliação dos serviços de Enfermagem, a quem é concedida, pelo Conselho Regional de Enfermagem, a Anotação de Responsabilidade Técnica – ART (BRASIL, 1986; BRASIL, 1987).

A ART pelo serviço de enfermagem é o ato administrativo decorrente do poder de polícia vinculado, no qual o Conselho Regional de Enfermagem, na qualidade de órgão fiscalizador do exercício profissional, concede ao enfermeiro RT, a partir do preenchimento de requisitos legais, licença para atuar como liame entre o serviço de enfermagem da empresa/instituição e o Conselho Regional de Enfermagem. Visa facilitar o exercício da atividade fiscalizatória em relação aos profissionais de enfermagem.

O enfermeiro RT tem como atribuições: cumprir e fazer cumprir todos os dispositivos legais da profissão de enfermagem; manter informações necessárias e atualizadas de todos os profissionais de enfermagem que atuam na empresa/instituição; e realizar o dimensionamento de pessoal de enfermagem conforme o disposto na Resolução Cofen vigente, informando, de ofício, ao representante legal da empresa/instituição e ao Conselho Regional de Enfermagem. O enfermeiro RT deve também informar situações de infração ao Conselho Regional de Enfermagem, tais como: ausência de enfermeiro em todos os locais onde são desenvolvidas ações de enfermagem durante algum período de funcionamento da empresa/instituição; profissional de enfermagem atuando na empresa/instituição sem inscrição ou com inscrição vencida no Conselho Regional de Enfermagem; profissional de enfermagem atuando na empresa/instituição em situação irregular, inclusive quanto a inadimplência perante o Conselho Regional de Enfermagem, bem como aquele afastado por impedimento legal; pessoal sem formação de enfermagem exercendo atividades da área na empresa/instituição; profissional de enfermagem exercendo atividades ilegais previstas na Legislação do Exercício Profissional de Enfermagem, no CEPE e no Código Penal Brasileiro.

Cabe ainda ao enfermeiro RT intermediar, junto ao Conselho Regional de Enfermagem, a implantação e o funcionamento da Comissão de Ética de Enfermagem, colaborar com todas as atividades de fiscalização do Conselho Regional de Enfermagem e atender a todas as solicitações ou convocações que lhe forem demandadas pela Autarquia (COFEN, 2016).

O trabalho do enfermeiro na área gerencial exige conhecimentos e competências que o habilitem a participar dos processos decisórios e assumir papel relevante no direcionamento das políticas de recursos humanos nas instituições (DANTAS; FREITAS, 2018). O processo de trabalho gerencial é complexo e requer desses enfermeiros intensa responsabilidade nas tomadas de decisão, pois essas podem repercutir em diversos níveis e áreas organizacionais.

Por ser a dinâmica do trabalho gerencial muito intensa e diversa, o gerente precisa de um conjunto de competências que o permita conduzir todas as atividades, de forma a auxiliar a organização a alcançar seus objetivos. Se a necessidade de identificação de competências para o preenchimento de um cargo gerencial fosse ignorada, seria impossível para uma organização selecionar, treinar e desenvolver gerentes de uma maneira adequada à realidade. Assim como em todo trabalho ou função, um indivíduo precisa preencher requisitos mínimos para atuar como um gerente de forma satisfatória (MACHADO; DUSI; CUSTÓDIO, 2020).

O gerente de enfermagem é responsável pela organização do serviço de enfermagem, cabendo a ele o estabelecimento de: manual de normas e rotinas, manual de procedimentos técnicos, protocolos, regimento de enfermagem, dimensionamento de pessoal de enfermagem, escala de enfermagem e formação de comissões de ética e de educação continuada, tudo a fim de propiciar condições de trabalho adequadas aos profissionais, visando à segurança dos pacientes assistidos.

Ademais, é imprescindível o envolvimento do enfermeiro RT na gerência de enfermagem, no apoio às iniciativas de formação e no favorecimento da atuação das comissões de ética de enfermagem, assim como sua ação conjunta ao setor de educação continuada, para a minimização do risco de infrações éticas e orientação desses profissionais sobre sua responsabilidade por ações decorrentes de culpa.

O pessoal de enfermagem se depara com condições de trabalho que nem sempre são seguras, tanto para o profissional quanto para o paciente, o que exige um olhar crítico a respeito da responsabilidade das instituições de saúde.

Estudo recente de Souza *et al.* (2021) sobre "a experiência oculta do profissional de enfermagem processado por erro" destaca a necessidade de atuação dos Conselhos de fiscalização de Enfermagem no tocante ao apoio, tanto emocional quanto jurídico, aos profissionais de enfermagem envolvidos em situações de judicialização por erros cometidos no exercício da enfermagem. Segundo esse estudo:

O Conselho Federal e o Conselho Regional de Enfermagem, como órgãos responsáveis pela normatização e fiscalização da enfermagem, não possuem obrigação legal de subsidiar ao profissional assistência jurídica, função atribuída ao sindicato. Entretanto, verifica-se que pode não ser clara no imaginário dos trabalhadores de enfermagem a diferença de atuação dos órgãos, sugerindo a necessidade de melhor divulgação de suas atividades. Ademais, conjectura-se acerca da possibilidade de os conselhos serem eles que integram a categoria profissional e o sistema judicial, dando suporte à primeira, de modo a permitir análises mais amplas e com enfoque educativo, em detrimento do olhar punitivo (SOUZA *et al.*, 2021).

Vale ressaltar que ainda é muito presente nas organizações de saúde, a nosso ver, o caráter punitivo, em vez de educativo, no tratamento do erro cometido pelos profissionais de enfermagem, o qual, geralmente, é resultado de culpa e não dolo. Assim, o envolvimento dos Conselhos de classe, em níveis federal e estaduais, e das organizações de saúde, especialmente na figura do enfermeiro RT, deve priorizar a mudança de uma cultura punitiva, em face da ocorrência de erros na assistência de enfermagem, para uma ênfase educativa e transformadora da realidade do erro, considerando-se o fato de que o erro é sistêmico nas organizações e, logo, a responsabilidade em lidar com o erro é de todos (MATTOZINHO; FREITAS, 2021).

RESPONSABILIDADE INSTITUCIONAL EM FACE DA PRECARIZAÇÃO DO TRABALHO EM ENFERMAGEM

No âmbito da enfermagem, a força de trabalho encontra-se diversificada e não se dá de modo homogêneo. Em uma mesma unidade de trabalho, os pacientes recebem assistência com procedimentos de baixa a alta complexidade, o que requer do enfermeiro maior discernimento para avaliar, criteriosamente, a própria competência técnica e legal. Nesse contexto, inclui-se a função gerencial do profissional, a fim de garantir a distribuição de ações de acordo com as competências e as corresponsabilidades da equipe e das instituições de saúde.

Um estudo realizado por Baraldi (2005) destacou a presença de vínculos empregatícios (formal e informal) e jornadas de trabalho superiores a 45 horas semanais, refletindo modelos de gestão peculiares às práticas neoliberais. Esses resultados possibilitaram uma leitura crítica das instituições, as quais impõem, por vezes, atribuições eminentemente administrativas aos enfermeiros em detrimento do cuidado ou da assistência direta. Isso também reflete, em parte, a precarização do trabalho, pois quanto menores os gastos com provimento de recursos humanos de enfermagem, maior será o ganho financeiro da instituição.

Outro estudo pioneiro acerca da precarização do trabalho afirma que a sobrecarga de serviço decorrente do duplo vínculo e os baixos salários, determinados pela conjuntura político-econômica, também têm repercutido no sucateamento do setor saúde (RIBEIRO; SOUZA; SILVA, 2014).

O modelo administrativo burocrático imprime, em geral, características no trabalho de modo parcelar, devido à maneira como é realizada a distribuição de pessoal de enfermagem, desconsiderando as características do trabalho, o papel do enfermeiro e as tensões entre o assistir e o gerenciar. Esse tipo de modelo dificulta o trabalho em equipe, impedindo o compartilhamento de funções como se elas fossem excludentes. As condições de trabalho estão relacionadas com os recursos humanos, o material e a infraestrutura, e as formas de regulação, entre outros aspectos organizacionais que podem causar desgaste ao trabalhador quando inadequadas (GELBCKE, 2002).

É notável a persistência do modelo gerencial neoliberal em desvalorizar o trabalho dos profissionais de saúde mediante a precarização do seu trabalho, principalmente impondo condições precárias de trabalho tanto no quantitativo quanto no qualitativo. Isso repercute em qualidade, segurança e saúde de quem cuida e de quem é cuidado.

Segundo Ribeiro, Souza e Silva (2014):

> [...] algumas instituições públicas mantêm seu quadro de pessoal com múltiplas formas de vínculos empregatícios e, consequentemente, diferentes remunerações entre os trabalhadores que possuem a mesma formação, condição esta que pode interferir diretamente no rendimento destes, trazendo o sentimento de desmotivação, o que compromete a qualidade dos serviços realizados. Nessa condição, o trabalhador não se vê motivado à elaboração de projetos inovadores em suas instituições e nem procura cursos ou especializações para seu aprimoramento, tornando-se insatisfeito e mal remunerado ou sem perspectiva de crescimento.

Christófaro (2015) destaca o cenário atual de despolitização da categoria: "estamos despolitizando o trabalho na área de enfermagem, desqualificando politicamente a área e nos tornando um prato cheio para a dominação".

Muito do ambiente de trabalho reflete-se diretamente nas relações, e muitas delas deixam de ser cooperativas e mais participativas, quebrando a sinergia e a integração da equipe.

O que pode dificultar ainda mais a confiança e o crescimento das pessoas envolvidas com atividades profissionais é a falta de possibilidades de conhecer e de construir um novo significado para o seu projeto profissional. Indivíduos que trabalham sem autoestima e autonomia podem apresentar sentimentos contraditórios e difusos de inadequação, insegurança, falta de propósito e sentido para a vida, levando-os ao estresse emocional. Isso pode causar falta de energia e vitalidade física, ocasionando enfermidades de ordem física ou psicoemocional.

A gestão do processo de trabalho nas instituições de saúde tem se transformado em processo de precarização da atividade profissional do enfermeiro, aumentando riscos, que perpassam pela desmotivação, para manter-se na profissão. Nesse contexto, muitos profissionais de enfermagem passam a cursar outras faculdades em diferentes áreas do saber.

Para Vasquez (2015), "o que se vê é a banalização da vida no capitalismo, exigindo uma estética de competência que não pode passar pela sensibilidade. É uma lógica perversa, que exige, além da competência, a inteligência emocional. Estamos falando de um mundo de trabalho cruel e sem piedade".

Yumi e Nicolas (2015) consideram que:

> [...] a dinâmica das relações de trabalho na economia globalizada leva a maioria das grandes empresas a não fazer mais contratação direta dos seus empregados. Trata-se do fenômeno da terceirização na prestação de serviços, da qual a própria Administração Pública lança mão quando faz a contratação de empresas prestadoras de serviços.

Os autores também afirmam:

> [...] é certo que vivemos sobre os efeitos da globalização econômica; entretanto, há necessidade de se garantir aos trabalhadores um mínimo existencial, o que reclama a proteção aos direitos trabalhistas previstos na Constituição de 1988. Não se pode aceitar a precarização das condições de trabalho e da própria vida do trabalhador sob o argumento de diminuição de custos dos detentores dos meios de produção.

Também é certo que trabalhadores mais capacitados e com melhores condições de trabalho resultam em menos acidentes de trabalho e em maior eficiência e produtividade; no caso de empresa que atua no setor privado, potencializa os lucros. Assim, é necessário o equilíbrio entre os pilares da economia trabalhista – o capital e o trabalho.

Para que os impactos causados por todas essas questões sejam menos nocivos à equipe de enfermagem, pode-se mudar o modo de resolução dos problemas de gestão, a partir de uma comunicação humanizada (que integra ideias, trabalha as diferenças, olha para as relações de trabalho visando ao equilíbrio) e com abertura de espaço à criatividade e ao fortalecimento de novos vínculos, que permitam maior conhecimento e interação da equipe.

Para mudar a situação, é desejável que os profissionais de enfermagem atuem na saúde com competência, confiança e segurança, buscando construir coletivamente uma consciência política e transformadora da realidade. Espera-se que a equipe de enfermagem dialogue com o gestor, mesmo que isso o desagrade, para lembrá-lo da própria função e das responsabilidades que competem a cada membro da equipe. É certo respeitar os direitos dos pacientes, mas os profissionais também querem ser respeitados no direito de poderem prestar cuidados com dignidade, realizando procedimentos de enfermagem com eficácia e segurança sem se sentirem vulneráveis diante do trabalho.

Nessa perspectiva, o enfermeiro deve aprender a fazer escolhas e a tomar decisões com conhecimento técnico-científico, mas também com base nos próprios critérios, reconhecendo suas competências e seus valores.

CONSIDERAÇÕES FINAIS

É dever do profissional de enfermagem agir com base em princípios éticos, para a preservação dos interesses, dos direitos e da segurança do paciente. Ao descumpri-los, ele incorre em: ter de reparar, indenizar ou ressarcir pelo dano provocado a alguém (responsabilidade civil); ser penalizado por danos, lesões físicas ou maus-tratos causados a outras pessoas (responsabilidade penal); e ser punido eticamente por uma infração cometida (responsabilidade ética).

Nesse sentido, impõe-se a todo profissional de enfermagem o compromisso de conhecer o que rege sua conduta profissional e pessoal, tendo em mente que a atualização deve ocorrer de maneira continuada. Para tanto, ele deve contar com as instituições e os órgãos de classe que favoreçam o seu aprimoramento, bem como participar de eventos profissionais que proporcionem reflexões sobre questões específicas ligadas à sua responsabilidade ética e legal.

BIBLIOGRAFIA

BARALDI S. **Supervisão, flexibilização e desregulamentação no mercado de trabalho**: antigos modos de controle, novas incertezas nos vínculos de trabalho da enfermagem. [Tese] – Universidade de São Paulo, São Paulo, 2005.

BITTENCOURT, C. R. **Tratado de Direito Penal**. Parte Especial. 15. ed. São Paulo: Saraiva, 2021. v. 4.

BRASIL. **Código civil**. 53. ed. São Paulo: Saraiva, 2002.

BRASIL. **Decreto-lei nº 94.406, de 8 de junho de 1987**. Regulamenta a Lei nº 7.498, de 25 de junho de 1986, que dispõe sobre o exercício da enfermagem, e dá outras providências. Disponível em: http://www.planalto.gov.br/ccivil_03/decreto/1980-1989/d94406.htm. Acesso em: 16 out. 2022.

BRASIL. **Lei nº 7.498/1986**. Dispõe sobre a regulamentação do exercício da enfermagem e dá outras providências. Disponível em: http://www.planalto.gov.br/ccivil_03/leis/l7498.htm. Acesso em: 16 out. 2022.

BRASIL. **Lei nº 8.078, de 11 de setembro de 1990**. Dispõe sobre a proteção do consumidor e dá outras providências. Disponível em: http://www.planalto.gov.br/ccivil_03/leis/l8078.htm. Acesso em: 04 jun. 2015.

CHRISTÓFARO, M. A. C. Associação Brasileira de Enfermagem – Seção Bahia. **4º SITEn debate precarização e propõe politização da enfermagem**. Coren, BA, 2015. Disponível em: http://ba.corens.portalcofen.gov.br/4º-siten-debate-precarizacao-e-propoe-politizacao-da-enfermagem_15881.html. Acesso em: 16 out. 2022.

CONSELHO FEDERAL DE ENFERMAGEM (COFEN). **Resolução Cofen nº 509/2016**. Normatiza as condições para Anotação de Responsabilidade Técnica pelo Serviço de Enfermagem e define as atribuições do enfermeiro Responsável Técnico. Cofen, 2016. Disponível em: http://www.cofen.gov.br/resolucao-cofen-no-05092016-2_39205.html. Acesso em: 14 jul. 2021.

CONSELHO FEDERAL DE ENFERMAGEM (COFEN). **Resolução Cofen nº 564/2017**. Cofen, 2017. Disponível em: http://www.cofen.gov.br/resolucao-cofen-no-5642017_59145.html. Acesso em: 16 out 2022.

DANTAS, C. C.; FREITAS, G. F. **Processos éticos de enfermagem no Estado do Rio de Janeiro**. Chisinau (Moldavia): Ed. Novas Edições Acadêmicas, 2018.

DINIZ, M. H. **Curso de direito civil brasileiro**: responsabilidade civil. 29. ed. São Paulo: Saraiva, 2018. v. 7.

GELBCKE, F. L. **Interfaces dos aspectos estruturais, organizacionais e relacionais do trabalho de enfermagem e o desgaste do trabalhador**. [Tese] – Universidade Federal de Santa Catarina, Santa Catarina, 2002.

MACHADO, M. C. S.; DUSI, C. S. C. O.; CUSTÓDIO, J. C. D. O trabalho do gerente e o modelo de gestão de Henry Mintzbert: uma análise das competências gerenciais. **Revista GETS**, Sete Lagoas, v. 3, edição especial, p. 178-197, 2020.

MATTOZINHO, F. C. B.; FREITAS, G. F. Análise de processos éticos: tipos penais no exercício da enfermagem. **Acta Paulista de Enfermagem**, v. 34, eAPE00243, 2021.

MIRABETE, J. F.; FABBRINI, R. N. **Manual de direito penal**. 35. ed. São Paulo: Atlas, 2021. v. 1.

OGUISSO, T.; SCHMIDT, M. J. **O exercício da enfermagem**: uma abordagem ético-legal. 3. ed. Rio de Janeiro: Guanabara Koogan, 2018.

OGUISSO, T.; SCHMIDT, M. J.; FREITAS, G. F. Ética e Bioética na Enfermagem. Teoria e prática. *In*: OGUISSO, T.; SCHMIDT, M. J. (orgs.). **O exercício da enfermagem**: uma abordagem ético-legal. 5. ed. Rio de Janeiro: Guanabara Koogan, 2018. p. 135-143.

OKIMURA, E. Y; OLIVEIRA, N. M. M. N. Terceirização: aspectos da precarização da relação formal de emprego e enfoques sobre a responsabilidade da Administração Pública em face da nova redação da Súmula n. 331 do TST. **Revista Magister de Direito do Trabalho**, Porto Alegre, v. 8, n. 48, p. 76-98, maio/jun. 2012.

REPARAÇÃO. *In*: AULETE digital. 2021. Disponível em: https://www.aulete.com.br/reparação. Acesso em: 16 out. 2022.

RESPONSABILIDADE. *In*: AULETE digital. 2021a. Disponível em: https://www.aulete.com.br/responsabilidade. Acesso em: 16 out, 2022.

RESPONSABILIDADE. *In*: MICHAELIS – Dicionário Brasileiro da Língua Portuguesa. 2021b. Disponível em: https://michaelis.uol.com.br/moderno-portugues/busca/portugues-brasileiro/responsabilidade/. Acesso em: 16 out. 2022.

RIBEIRO, A. C.; SOUZA, J. F.; SILVA, J. L. A precarização do trabalho no SUS na perspectiva da enfermagem hospitalar. **Cogitare Enfermagem**, v. 19, n. 3, p. 569-575, 2014.

SOUZA, V. S. *et al.* A experiência oculta do profissional de enfermagem processado por erro. **Revista da Escola de Enfermagem da USP**, v. 55, e03668, 2021.

VASQUEZ, P. S. Associação Brasileira de Enfermagem – Seção Bahia. SITEn debate precarização e propõe politização da enfermagem. **Coren**, BA, 2015. Disponível em: http://ba.corens.portalcofen.gov.br/4º-siten-debate-precarizacao-e-propoe-politizacao-da-enfermagem_15881.html. Acesso em: 16 out. 2022.

Índice Alfabético